U0295257

Fibula

Transplantation & Reconstruction
Surgical Techniques

腓骨移植重建
外科技术

主编 张春林 张长青 郭 卫
主审 曾炳芳 林建华

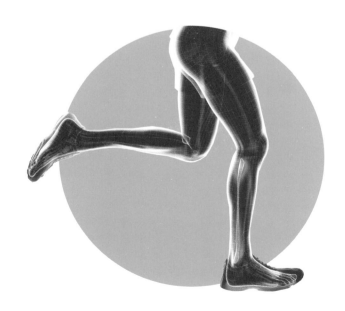

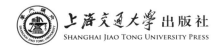
上海交通大学出版社
SHANGHAI JIAO TONG UNIVERSITY PRESS

内 容 提 要

本书分总论和各论两篇。其中总论介绍腓骨移植技术的历史和发展，腓骨的解剖和血供，腓骨的截取方法，腓骨移植方法，术后监测和并发症的预防及处理。各论介绍腓骨移植重建上肢骨缺损、下肢骨缺损、足部骨缺损、骨盆骨缺损、股骨头保髋治疗、脊柱骨缺损、颌面骨缺损等。全书不仅涵盖临床常见的创伤性骨缺损、缺血性骨坏死、先天性骨缺损，更包括因骨肿瘤切除而导致的大段骨缺损应用腓骨移植重建。编者们均为国内外骨科各领域经验丰富的临床专家。

相信本书能够对骨科医师及相关领域的医务工作者在临床实践中应用腓骨移植技术提供有效的帮助和参考。

图书在版编目（CIP）数据

腓骨移植重建外科技术 / 张春林，张长青，郭卫主编 . —上海：上海交通大学出版社，2020
ISBN 978-7-313-23058-4

Ⅰ.① 腓…　Ⅱ.① 张…　② 张…　③ 郭…　Ⅲ.① 腓骨—移植术（医学）　Ⅳ.① R687.3

中国版本图书馆 CIP 数据核字〔2020〕第 043669 号

腓骨移植重建外科技术
FEIGU YIZHI CHONGJIAN WAIKE JISHU

主　　编：张春林　张长青　郭　卫

出版发行：上海交通大学出版社　　　　　　地　　址：上海市番禺路 951 号
邮政编码：200030　　　　　　　　　　　　电　　话：021-64071208
印　　制：上海锦佳印刷有限公司　　　　　经　　销：全国新华书店
开　　本：889mm×1194mm　1/16　　　　印　　张：12.75
字　　数：289 千字
版　　次：2020 年 4 月第 1 版　　　　　　印　　次：2020 年 4 月第 1 次印刷
书　　号：ISBN 978-7-313-23058-4
定　　价：198.00 元

版权所有　侵权必究

告读者：如发现本书有印装质量问题请与印刷厂质量科联系
联系电话：021-56401314

编委会名单

主　编

张春林　同济大学附属上海市第十人民医院

张长青　上海交通大学附属第六人民医院

郭　卫　北京大学人民医院

主　审

曾炳芳　上海交通大学附属第六人民医院

林建华　福建医科大学第一附属医院

编　委（按姓氏笔画排序）

Francis John Hornicek　David Geffen School of Medicine at UCLA

王　臻　空军军医大学西京医院

朱庆棠　中山大学第一附属医院

江　淮　安徽省六安市人民医院

李大森　北京大学人民医院

李　靖　空军军医大学西京医院

汤小东　北京大学人民医院

林有德　台湾长庚纪念医院

柴益民　上海交通大学附属第六人民医院

顾立强　中山大学第一附属医院

姬　涛　北京大学人民医院

董　扬　上海交通大学附属第六人民医院

韩　培　上海交通大学附属第六人民医院

蔡锦方　解放军第 960 医院

蔡晓冰　同济大学附属上海市第十人民医院

魏福全　台湾长庚纪念医院

参　编（按姓氏笔画排序）

Akash　A．Shah〔美〕　Howard Y．Park〔美〕

王发圣　朱昆鹏　朱忠胜　汪文博　吴卫平

吴小三　邢志利　张雷　陈国景　陈佳

邱耀宇　沈赞　杨建涛　胡剑平　施龙

郑力峰　徐佳　姬传磊　曹中侃　黄轶刚

梅炯　谢昀　蔡涛

序

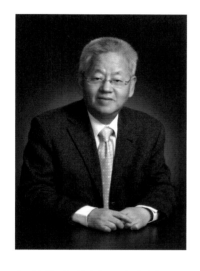

结构性骨缺损自始至终是骨科医生面临的巨大难题。一代代骨科先贤为此进行了不断的探索。从传统的结构性自体骨、异体骨，到羟基磷灰石、生物玻璃等骨替代物，再到目前不断涌现的 3D 打印材料，为骨科医生提供了强大的武器。但是，结构性骨重建的"活力"是最具挑战性的课题。

20 世纪 70 年代，显微外科技术兴起，推动了以吻合血管的腓骨移植技术的发展，使得植骨由"死骨"进入"活骨"的新纪元。随着吻合血管腓骨移植技术的不断改进、提升，其应用范围不断扩展，在股骨头坏死、严重创伤性骨缺损、骨感染、骨肿瘤、先天畸形等多个领域的拓展，取得了良好的临床效果和社会效益。

本书的编著者均是相关领域的专家，他们对我国在腓骨移植这一领域的创立、应用和发展进行了系统地回顾、总结，彰显出我国显微外科专家在该领域取得的突出成就。编者们从临床实践和经验总结出发，理论与实践并重，图文并茂，翔实介绍了不同部位的腓骨移植重建手术方法和操作步骤，有很强的实用价值和学术意义。相信《腓骨移植重建外科技术》一书的出版，必将进一步推动我国腓骨移植技术的发展。

在本书即将付梓之际，我谨向全体作者以及为该技术的拓展与实践做出巨大贡献的骨科同道致以诚挚的敬意，感谢他们所做出的努力和贡献，也希望广大读者给与批评和指正，使本书再版时更趋完美。

中国工程院院士　邱贵兴
2020 年 1 月 18 日

Preface

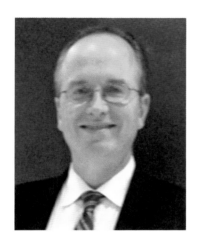

The reconstruction of large segment bone defect is one of the most difficult orthopedic reconstruction. Fibula autograft transplantation is an effective technique to solve this issue. As early as 1905, Huntington T W described a technique of fibular transposition and mentioned the advantages of utilizing the fibula as graft. Then, fibula transplantation began to usher in clinical application. In the past half century, reconstruction of large segment bone defect with fibula transplantation has entered a rapid development period, and the fields of its application has been expanded, covering trauma, infection, tumor, congenital disease, vascularized femur head necrosis, maxillofacial surgery, plastic surgery.

Ideal reconstruction fillers for large segment bone defect should include the following characteristics: osteoinduction, osteoconduction, and biocompatibility. The treatment of large bone defects requires not only good filling, but also effective mechanical support and good blood supply. Autogenous bone grafts are currently the gold standard for evaluating the performance of bone grafts due to their good bone conductivity, bone inductance and biocompatibility. Autogenous fibula grafts, especially those with vascularized fibula grafts, as the leading autogenous fibula grafts, become the preferred choice for reconstruction of large bone defects. Furthermore, in the adults, it can reach a width of 1.5 to 2cm and a length of 35cm, 25-30 cm of which can be harvested for free grafting. The fibula is dually vascularized through its endosteal and periosteal vessels. The unique morphologic characteristics and blood supply of the fibula allow considerable versatility in the use of the fibular flap for reconstruction of skeletal and soft tissue.

The authors of the book *Surgery of Fibular Autograft Transplantation and Reconstruction* are all clinical experts with rich experience on fibula autograft transplantation for reconstruction of skeletal and soft tissue. With great enthusiasm and meticulous academic spirit, they make great efforts to collect their cases, recall their experience and lessons learned, write down the history, present and future of fibular autograft reconstruction in order to share their knowledge with the readers for promoting and broadening the application of this technique. This book collects and compiles detailed cases, including trauma, infection, tumor, congenital disease, vascularized femur head necrosis and many other aspects. The book provides with a step-by-step learning process through detailed surgical techniques and theoretical summary from expert's perspective. Autogenous fibula transplantation is a constantly updated technique, which is not only applied in the field of orthopedic defect reconstruction, but also applied in the reconstruction of maxillofacial surgery and plastic surgery. It is hoped that the publication of this book can benefit more and more surgeons who are engaged in bone reconstruction, promote this technique, and contribute to the development of orthopedic reconstruction technique.

Enjoy your book tour!

Francis J. Hornicek
Jan 18, 2020

前　言

　　2014 年，中华医学会第十六届骨科学术会议召开的"腓骨游离移植 40 周年庆典"论坛给了我们很大的触动。会上，来自世界顶级专家们报道了各自创新应用腓骨游离移植技术重建因骨肿瘤、严重创伤、感染、骨不连、股骨头坏死等原因造成的大段骨缺损技术，让我有了整理、总结我国腓骨移植重建技术领域相关工作的想法和念头，分享、传播这一经典技术的魅力，让"老技术"焕发新生机。

　　众所周知，20 世纪后半叶，是显微外科技术发展及腾飞的 50 年。1975 年，Ian Taylor 在《修复重建外科杂志》上报告了利用吻合血管的腓骨进行游离移植修复四肢长骨的大段骨缺损，开创了显微骨修复的新篇章。之后，经过全世界显微外科医生的不断探索，此类手术可以用于治疗人体几乎所有部位的复杂性骨缺损、骨坏死。其中意大利显微外科专家 Marco Innocenti 使用吻合血管的腓骨近端骨骺生长板移植重建肢体的的生长潜能，也获得了重大成就。我国学者在腓骨移植重建方面做出了积极贡献，积累了丰富的经验。但至今我国尚无全面系统介绍腓骨移植重建外科技术的专著。游离腓骨移植重建能提供持久、真正的生物学重建方法。在人工假体、异体骨、灭活再植骨等重建材料非常丰富的今天，腓骨移植重建技术仍然有其独特的治疗优势。我们应该将腓骨移植重建技术始终放在治疗大段骨缺损手术方法的备选之列。为了较系统总结我国腓骨移植外科技术的方法和经验，我们邀请到了具有丰富临床经验的专家编撰此书。旨在与同道分享经验，共同提高。

　　全书分总论和各论两篇，从实际应用出发，结合大量典型病例照片，对每一种术式的适应证、禁忌证、手术步骤、注意事项等做了详细的介绍，力求使本书能成为临床医师开展腓骨移植手术的重要参考书目之一。希望本书能够助力临床推广应用腓骨移植重建外科技术，造福更多患者。

　　腓骨移植重建外科技术应用领域和部位广泛，由于我们学识水平有限，难免有片面、不足之处，恳请广大专家、读者多提宝贵意见，以便再版时补充完善。

编者

2020年1月18日

目　录

第1篇　总　论 ⋯⋯⋯⋯⋯⋯⋯⋯⋯⋯ 001

第1章　腓骨移植的发展 ⋯⋯⋯⋯⋯⋯ 003

　1.1　长骨节段性缺损的修复 ⋯⋯⋯⋯⋯ 004

　1.2　骨肿瘤切除后骨缺损的重建 ⋯⋯⋯ 005

　1.3　先天性胫骨假关节和感染性骨不连接的治疗 ⋯⋯ 005

　1.4　关节端骨缺损的重建 ⋯⋯⋯⋯⋯⋯ 006

　1.5　腓骨移植在脊柱矫形融合中的应用 ⋯⋯ 007

　1.6　腓骨移植在骨盆环重建中的应用 ⋯⋯ 008

　1.7　腓骨移植治疗股骨头缺血性坏死的新技术 ⋯⋯ 009

　1.8　下颌骨缺损的重建 ⋯⋯⋯⋯⋯⋯⋯ 010

　1.9　展望 ⋯⋯⋯⋯⋯⋯⋯⋯⋯⋯⋯⋯ 010

第2章　腓骨的解剖和血供 ⋯⋯⋯⋯⋯ 013

　2.1　大体形态解剖 ⋯⋯⋯⋯⋯⋯⋯⋯⋯ 013

　2.2　血供和周围毗邻组织 ⋯⋯⋯⋯⋯⋯ 014

第3章　带血管蒂腓骨取骨方式 ⋯⋯⋯ 016

　3.1　Urbaniak 法 ⋯⋯⋯⋯⋯⋯⋯⋯⋯ 016

　3.2　张长青改良法（旋转式带血管蒂游离腓骨切取法）⋯⋯ 017

　3.3　Wood 改良法 ⋯⋯⋯⋯⋯⋯⋯⋯⋯ 021

　3.4　小结 ⋯⋯⋯⋯⋯⋯⋯⋯⋯⋯⋯⋯ 023

第 4 章　腓骨移植方法简述 ·························· 025

　　4.1　腓骨移植方法分类 ·························· 025

　　4.2　腓骨移植的固定方式 ························ 029

第 5 章　术后监测和并发症的预防和处理 ············ 036

　　5.1　术后监测 ································· 036

　　5.2　并发症的预防和处理 ······················ 037

第 2 篇　各　论 ······················· 041

第 6 章　腓骨移植重建上肢骨关节缺损 ·············· 043

　　6.1　肱骨近端肿瘤切除后重建 ··················· 043

　　6.2　桡骨远端肿瘤切除后重建 ··················· 049

　　6.3　上肢创伤性骨缺损重建（腓骨骨瓣）·········· 059

　　6.4　先天性桡侧纵列缺如重建 ··················· 065

第 7 章　腓骨移植重建下肢骨缺损 ·················· 072

　　7.1　股骨近端骨肿瘤切除后重建 ················· 072

　　7.2　股骨干创伤性骨不连重建 ··················· 078

　　7.3　股骨中段和（或）干骺端骨肿瘤切除后重建 ···· 085

　　7.4　胫骨近端骨肿瘤切除后重建（腓骨复合异体骨）······ 094

　　7.5　胫骨远端骨肿瘤切除后重建 ················· 101

　　7.6　胫骨远端骨肿瘤切除后重建——同侧双节段腓骨移植 ··· 116

　　7.7　下肢创伤性骨缺损重建（腓骨骨瓣）·········· 123

　　7.8　带血管游离腓骨移植修复足跟缺损 ··········· 134

第 8 章　腓骨移植重建股骨头 ……………………………… 144

　　8.1　股骨头缺血性坏死重建 …………………………… 144

　　8.2　股骨颈骨不连重建 ………………………………… 150

第 9 章　骨盆重建 …………………………………………… 155

　　9.1　骨盆肿瘤切除后重建 ……………………………… 155

　　9.2　骨盆环肿瘤切除后重建 …………………………… 162

第 10 章　腓骨移植重建脊柱骨缺损 ……………………… 171

　　10.1　适应证 …………………………………………… 171

　　10.2　禁忌证 …………………………………………… 171

　　10.3　术前准备 ………………………………………… 172

　　10.4　手术要点及过程 ………………………………… 172

　　10.5　手术注意事项 …………………………………… 173

　　10.6　并发症 …………………………………………… 173

　　10.7　术后处理及随访 ………………………………… 173

　　10.8　经典病例 ………………………………………… 174

第 11 章　腓骨移植重建颌面骨缺损 ……………………… 180

　　11.1　适应证 …………………………………………… 180

　　11.2　禁忌证 …………………………………………… 181

　　11.3　术前准备 ………………………………………… 181

　　11.4　手术过程 ………………………………………… 181

　　11.5　腓骨皮瓣植入重建下颌骨缺损 ………………… 183

　　11.6　手术注意事项 …………………………………… 185

　　11.7　并发症 …………………………………………… 186

　　11.8　术后处理及随访 ………………………………… 187

　　11.9　预后 ……………………………………………… 187

　　11.10　经典病例 ……………………………………… 188

第1篇 总 论

003   第 1 章 腓骨移植的发展

013   第 2 章 腓骨的解剖和血供

016   第 3 章 带血管蒂腓骨取骨方式

025   第 4 章 腓骨移植方法简述

036   第 5 章 术后监测和并发症的预防和处理

第 1 章

腓骨移植的发展

腓骨形态细长，向上延伸成四方形的腓骨头，通过上胫腓关节与胫骨相连，向下延伸成扁平的外踝，与胫骨远端一起夹着距骨形成踝关节。切取腓骨用于移植时，除了其远端1/4 必须保留以维持踝关节的稳定性之外，其余部分均可用作植骨材料。在成年人，一次甚至可以切取长达 26cm 的腓骨用于移植。

腓骨移植重建的临床应用历史悠久漫长 [1]，据 DeBoer 研究，第 1 例腓骨移植是 17世纪由 Job van Meekeren 完成的 [2]。1905 年，Huntington TW 第 1 次报道采用将腓骨中段带血管蒂平移的方法填补胫骨节段性骨缺损并取得成功。自此，腓骨带血管移植开始进入临床应用 [3]。20 世纪 60 年代，随着显微器械和显微外科技术的发展，显微外科先驱Jacobson J 在显微镜下进行动物微小血管的吻合，使移植骨具有良好的血液循环，开创了从"死骨"到"活骨"移植的新纪元 [4]。20 世纪 70 年代是吻合血管骨移植的高速发展期。1974 年，Ueba T 和 Fujikawa J 完成了世界上首例吻合血管的腓骨瓣移植 [5]。陈中伟等率先在中国开展腓骨瓣游离移植的临床应用 [6]，1979 年报道了应用吻合血管腓骨移植治疗先天性胫骨假关节的手术技术和临床效果 [7]。半个世纪以来，腓骨移植的临床应用进入了快速发展期，应用范围不断扩展，涵盖创伤、感染、肿瘤、先天性疾病、股骨头坏死的治疗等诸多方面。

技术上，根据腓骨的营养血管分布，临床上一般都以腓动静脉为蒂切取并移植腓骨的中段，但如果需要移植包括近端骨骺在内的腓骨近段而且长度不长，就得以胫前血管的分支为蒂进行吻合血管的游离移植。当然，若骨缺损的长度需要移植包括腓骨中段在内的近端腓骨，用腓动静脉做蒂就足够了，不必让腓骨近端拥有独立的血管蒂 [8]。为了有效观察移植腓骨的血液循环，1984 年，Yoshimura M 等 [9] 就提出在进行吻合血管的游离腓骨移植时，将一块皮肤岛通过筋膜蒂连在腓骨的肌袖上一起移植，监测这个皮瓣的血液循环就能间接了解移植腓骨的血供，可以确实保证移植腓骨有接近正常的血液供应，直至完全成活，与宿主骨连接。如果有合并存在的软组织缺损需要修复，可以进行吻合血管的腓骨皮瓣游离移植。供养皮瓣的血管源自腓动静脉，位于比目鱼肌和腓骨长短肌的肌间隔之内。有鉴于此，皮瓣与腓骨之间的相对位置比较固定，皮瓣只能沿腓骨的长轴进行适当的旋转,临床应用时要求皮肤缺损部位的轴线与骨缺损的中轴平行[10]。随着显微解剖学的进展,发现从腓动静脉出发,有穿支血管供养皮瓣,使得临床上有可能切取腓骨连同穿支血管及其供养的皮瓣,移植时皮瓣就能做相当程度的旋转,以修复相应的皮肤缺损,甚至可以用于同时修复尺骨和桡骨的节段性缺损及合并的皮肤缺损[11]。如果在切取腓骨骨皮瓣时保留腓动脉至小腿后外侧的穿支,就可以增加皮瓣的切取面积,同时增加皮瓣的旋转灵活性,显著增加其修复的范围和适应证。Wang 等[12]将以腓动脉为蒂的腓肠神经营养血管皮瓣与同样血管蒂的腓骨进行复合游离,形成新型嵌合组织瓣,一期修复前臂大面积复合组织缺损,其中游离腓骨长度最长达 16.5cm,最大皮瓣切取面积为 25cm²,均获得满意的临床疗效。

带血管蒂的游离腓骨移植作为一项成熟且应用广泛的技术,目前已帮助广大临床医生解决了很多修复局部组织缺损以及恢复残肢肢体功能的问题。本章以疾病为基础,立足临床实际问题,着重阐述带血管蒂游离腓骨移植的临床应用及发展前景。

1.1　长骨节段性缺损的修复

长骨的节段性骨缺损在临床上较为常见,发生的原因包括先天性缺如、直接和间接的创伤性缺损、慢性骨髓炎或骨病及肿瘤骨段切除等。长骨节段性骨缺损临床处理较为棘手,而吻合血管的游离腓骨移植则是常用的修复方式。腓骨形态笔直、质地坚硬,是修复长骨节段性缺损的理想选择。固定也比较便捷,用于修复肱骨干、胫骨干骨缺损时,甚至可以将腓骨两端嵌入长骨的髓腔,用螺钉贯穿固定,贴切又可靠;用于修复尺桡骨节段性缺损时,由于骨干的直径相当,对合后施以钢板、螺钉内固定,操作简单有效。不带血管的游离腓骨移植固然简单易行不受技术条件限制,但移植的腓骨没有血供,需要经过漫长的爬行替代的过程才能逐渐实现修复缺损的最终目的,肢体制动的时间很长不说,还常发生移植骨吸收的现象,导致手术失败,骨缺损修复无望。吻合血管的游离骨移植可以有效地克服这个弊端,因为吻合血管使移植腓骨的血液循环得以重建,它与宿主骨之间的连接就像正常的骨折愈合过程,在合适固定的条件下能够得到有效的重建。1975 年,Taylor 等[13]率先报道,应用吻合血管的游离腓骨移植的技术成功地修复了创伤治疗失败后遗留下来的胫骨大段骨缺损。该方法使得移植骨爬行替代转化为类似于普通骨折的愈合过程,既缩短了治疗过程,又增加了治疗成功的概率,更标志着腓骨移植进入新的历史阶段。为了治疗不同部位的骨缺损,许多学者对吻合血管游离腓骨移植的方式和构建进行了改进和革新。例如,对于股骨节段性骨缺损,由于腓骨的外径远不如股骨,单根腓骨的强度不足以替代股骨的负重功能,即便移植成活,肢体也不能独立负重行走。Toh S 等[14]于 1988 年报道了单侧腓骨双折移植修复股骨缺损的方法:以腓动静脉为蒂切取腓骨,在腓动静脉血管蒂保留完整的前提下,将取下的腓骨截成两段,再折叠成双股,移植在受区修复股骨的缺损,取得成功。文献上相继出现应用这种方法修复股骨缺损的报道。不过,在所有病例中,股骨缺损的绝对长度都比较短。为了修复长度较大、用单侧游离腓骨双折的方式无法修复的股骨缺损,于仲嘉[15]提出了双侧游离腓骨组合移植的技术。他以腓动静脉为蒂切取双侧游离腓骨，将一根腓骨上下颠倒与另一根腓骨并排放置，将一根腓骨的腓动静脉的近端分别与另一根腓骨的动腓静脉的远端吻合，使两根腓骨彼此连接形成以后可由一根腓骨的腓动静脉做共同血管蒂的组合体，移植在股骨，修复股骨骨纤维结构不良骨段切除后遗下的自股骨大转子至股骨中段长达 22cm 的股骨缺损，取得满意效果。这个方法在临床上成为修复股骨大段缺损的有效治疗手段 [16]。

1.2　骨肿瘤切除后骨缺损的重建

1980 年，Enneking WF 等 [17] 报道了 40 例应用自体皮质骨段移植修复肿瘤切除后骨缺损的临床效果。33 例患者接受双侧腓骨移植，7 例接受单侧腓骨移植。肱骨、股骨和同侧腓骨不完整的胫骨缺损者采用双骨移植，桡骨和同侧腓骨完整的胫骨缺损者采用单骨移植。结果优良的有 30 例，一般的有 7 例，差的有 3 例；12 个月之内骨愈合的有 25 例，20 个月之内愈合的有 2 例，12 例需要在骨不连接的部位进行松质骨二次移植才获得骨愈合；40 个病例中，骨愈合之后发生应力性骨折的有 18 例，15 例骨折后愈合：其中 6 例未做治疗而愈合（实际上是随访发现时骨折已经愈合）、7 例行外固定、2 例做了植骨，2 例虽经各种治疗均未奏效终告不连接。可见不带血管的腓骨移植虽然能够修复肿瘤骨切除后遗留的节段性骨缺损，但骨愈合时间长，且并发症不小。1993 年，Capanna R 等 [18] 介绍了复合重建的概念：应用同种异体骨与吻合血管蒂的游离腓骨移植一起进行复合重建。异体骨提供骨量、早期力学支撑以及对腓骨的保护；吻合血管的腓骨移植促进了异体骨与宿主骨之间的愈合，提供中、远期的力学支撑。这种组合重建的方式，取长补短达到最大限度地恢复功能和降低并发症的目的。近 20 年来，相继出现许多不同组合生物重建的方法及其疗效的报道，在组合方法和手术适应证方面均有所拓展。巴氏灭活瘤骨、照射灭活瘤骨与带血管腓骨移植复合成为重要的生物组合重建方式。完整切除肿瘤骨段，将其灭活，再和自体带血管移植的腓骨复合，进行重建时不需要移植异体骨，成为 Capanna 复合技术的可靠替代方法 [19-21]。国内李靖等 [22] 报道，采用吻合血管的自体腓骨游离移植与异体骨移植复合对 19 例恶性骨肿瘤切除后的长段骨缺损进行重建，取得了满意的临床疗效。

1.3　先天性胫骨假关节和感染性骨不连接的治疗

先天性胫骨假关节的原因不明，出生后不久发生胫骨骨折，其特点是胫骨难愈性骨不连。1979 年，陈中伟等 [6] 报告，通过手术切除胫骨假关节处硬化的骨端，直至有正常血供处，同时切除引起骨折的胫骨向前弓起的软组织纤维索，完全松解之后，应用吻合血管移植的腓骨桥接胫骨的残端，进行重建。移植的腓骨与正常的胫骨端愈合，有效地治疗先天性胫骨假关节。自此以后，相继有许多学者进行了这方面的研究。欧洲小儿矫形外科学会 EPOS 的多中心研究对 170 例患儿采用该方法治疗，首次治愈率为 72.0%，总治愈率为 94.0%，认为该方法是临床治疗该疾病的最佳治疗方式 [23]。

骨不连，特别是感染性骨不连，与慢性骨髓炎一样是临床治疗的难题；彻底清除感染骨段或死骨是治疗的基础，但由此带来的大段骨缺损的重建是治疗的关键，带血管蒂的腓骨移植是解决这一难题的重要方法。具有良好血运的移植骨不但可以修复骨缺损，还可以增强受区的抗感染能力，减少了感染复发和再次感染的风险。胫骨是骨不连和骨髓炎的好发部位，对于胫骨大段缺损可采取健侧腓骨进行吻合血管的游离移植。在儿童病例，也可以采用同侧腓骨带血管蒂平行移位修复与其相邻的胫骨缺损。由于儿童膜性成骨的能力比较强，移植的腓骨与胫骨连接之后，在负重应力的刺激下会逐渐增粗，直至完全代偿胫骨的负重功能。和吻合血管的游离腓骨移植相比，同侧腓骨移位避免了吻合血管，手术难度相对比较小，而治愈的成功率比较高，并且缩短了手术时间。1981 年，Chach PB 等[24] 报道，用同侧腓骨移位的方法治疗了 11 例因创伤继发感染所致的胫骨骨缺损，结果 10 例获得成功。

1.4　关节端骨缺损的重建

肢体长骨关节端骨缺损，修复时需要重建有关节面的骨端，这在上肢长骨关节端骨肿瘤患者中显得尤为必要。腓骨的近端与胫骨形成上胫腓关节，生理上是个微动关节，连同近端一起移植腓骨，对肢体的功能影响极为轻微，而腓骨小头比骨干膨大，外形上酷似肱骨头和桡骨远端，尤其是它的胫腓关节面和桡腕关节面解剖形态更加接近，使腓骨近端很自然地成为移植修复肱骨近端和桡骨远端切除后遗留的肱骨和桡骨缺损、重建盂肱关节和桡腕关节的最佳供骨。上肢的肱盂关节、桡腕关节基本上是非负重关节，重建后的关节只要较为稳定，有一定功能要求，手部功能是不受影响的。因此，在处理涉及肱骨头及桡骨远端的骨肿瘤时，临床上广泛应用带腓骨头移植重建肱盂关节及桡腕关节的方法来修复瘤段切除后所遗留的关节缺损。Lawson TL[25] 早在 1952 年就采用腓骨近端移植的方法重建桡骨远端骨巨细胞瘤切除所造成的骨缺损，当然那个年代做的是不带血管的腓骨移植。Weiland AJ[26] 则更进一步，他在 1977 年率先报道采用带血管蒂移植一段 10cm 长的游离腓骨替代恶性骨巨细胞瘤侵犯的桡骨远端。

腓骨头有较大面积的关节面，用于修复肱骨近端骨缺损并重建盂肱关节时，不仅可以起支撑作用，还能为肩袖的修复提供附着点，使肩关节功能明显改善。1959 年，Clark K[27] 报道了一例肱骨近端巨细胞瘤切除术后移植腓骨近段进行修复和重建的病例，首开先河。1999 年，Wada T 等[28] 报道，在对肱骨近端骨肿瘤进行瘤段切除之后，切除相应长度的带血管蒂的腓骨，将腓骨头悬吊于肩峰之上，重构盂肱关节，腓骨干与残存肱骨进行固定后吻合腓动脉与旋肱动脉，从而重建上肢结构。然而，由于腓骨较肱骨而言直径较细，强度较弱，术后存在继发性骨折的风险，因此，Mimata 等[29] 提出利用吻合血管的双排腓骨移植来重建肱骨瘤段切除后的骨缺损。

胫骨远端恶性骨肿瘤的保肢是一个临床难题，不同于下肢的髋、膝关节，踝关节附近皮肤菲薄，肌肉覆盖少，血运较差，加之可能发生假体松动、疲劳断裂等并发症，限制了人工假体的应用。应用腓骨进行重建成为临床一个更好的选择。1981 年，Tomita K 等[30]

报道了 1981—1987 年用带血管蒂游离腓骨移植的方法治疗了 5 例胫骨恶性肿瘤患者，其中有 2 例是胫骨远端。为了获得安全的肿瘤边界，只留下腓肠肌、胫后血管神经束，完整切除肿瘤，但保留胫骨的踝关节面，将带血管的腓骨植入缺损区域，远近端分别用螺钉固定腓骨，腓骨血管蒂与胫前血管吻合以重建血液循环，同时用跨踝关节的外固定支架固定12 周。在移植腓骨的两端植入自体松质骨以缩短骨长入的时间，增加腓骨愈合后的强度。Yu ZJ[31] 介绍了一个左侧胫骨下端外伤性缺损成功将带血管的游离腓骨植入进行修复重建的病例。患者外伤后左侧胫骨下段包括关节端完全缺损合并软组织缺损，但同侧腓骨是完整的。重建时，在胫骨近端的近侧平面将同侧腓骨截断，以腓动静脉为蒂切取健侧腓骨中段，长度与同侧截断后的腓骨远段相同，移至左腿内侧，分别用两根腓骨架住胫骨近端和距骨两侧，进行融合；创面用背阔肌肌皮瓣覆盖，将右侧腓骨的血管蒂与背阔肌肌皮瓣的血管蒂上的分支，即旋肩胛动静脉吻合，背阔肌肌皮瓣的肩胛下血管作为肌皮瓣与腓骨的共同血管蒂与受区血管吻合，重建血液循环。术后恢复顺利，左下肢功能完全获得重建，只是踝关节被融合了。张春林等 [32] 用类似技术处理胫骨远端肿瘤切除后遗留的骨端缺损。不同的是，他们不移植健侧腓骨，而是根据胫骨恶性肿瘤整块（en block）切除的平面，相应截断同侧腓骨，以腓动静脉为蒂将腓骨近段切取下来，移至小腿内侧，分别用腓骨架住胫骨近端和距骨两侧，移植的同侧近段腓骨的血管蒂分别与胫前血管吻合，重建血液循环。这样，不仅保留了患恶性肿瘤的肢体，还使其功能得以重建，而不移植健侧腓骨，把手术的伤害降到最低，减少患者痛苦，值得借鉴。

1.5　腓骨移植在脊柱矫形融合中的应用

前方支撑植骨是脊柱后凸畸形普遍接受的治疗方法，但植骨部位承受很高的压应力。1985 年，Hubbard L 等 [33] 报道一个创伤后胸腰段后凸畸形的病例，用带血管游离移植的腓骨支撑前方植骨的部位，由于带血管蒂的腓骨具有良好的血供及骨细胞活性，应力作用下可自我塑形，能够与宿主骨进行良好的整合，较单纯游离腓骨移植具有较大的优势。1989 年，Sumiura S[34] 报道了 6 例颈椎前路带血管蒂腓骨移植的病例，认为对于大于 3 个椎间隙的椎体融合，带血管蒂腓骨移植优势明显。吻合血管游离腓骨移植在脊柱后凸畸形的矫正中得到很好的应用，但其脊柱肿瘤切除后重建和脊椎骨髓炎病例中应用的报道还不多，仅少数学者进行了有限的探索。1997 年，Asazuma T 等 [35] 用带血管蒂腓骨植骨融合治疗神经纤维瘤病颈椎后凸畸形，获得了满意的疗效；1999 年，Wright N M 等 [36] 报告，一位患寰椎脊索瘤的 15 岁女孩接受肿瘤根治性切除，后路关节融合、前侧用带血管蒂移植的腓骨支撑，然后行放射治疗，结果术后 4 个月植骨成功整合。作者因此认为用带血管移植的骨骼行多节段颈椎融合的效果更好，而且理论上更能够耐受治疗剂量的放射线。2006 年，Erdmann D 等 [37] 报道，4 例脊柱前路植骨融合术后因细菌感染形成脊椎慢性骨髓炎而导致手术失败，作者在根除感染后用带血管蒂游离移植的腓骨做脊柱融合取得成功，认为吻合血管的游离腓骨移植不仅在脊柱畸形的矫正或脊椎肿瘤切除后的重建中大有用处，而且可以用作因脊椎细菌性骨髓炎而导致的脊柱前路手术失败的一个挽救措施。Chen ZC 等 [38] 将吻合血管游离腓骨移植的适应证扩大到脊柱骨折的创伤领域，1998 年他们报告了一例第 3 腰椎爆裂性骨折常规植骨融合失败，后经带血管腓骨移植治疗取得成功的病例。他们认为腓骨形状笔直、骨质坚硬，带血管游离移植腓骨是脊柱融合的理想选择；提出如果常规植骨脊柱融合失败，或者髂骨移植不适合、受区条件差，要求带血管植骨时，治疗上应该选择吻合血管的游离腓骨移植；甚至断言，应用他们报告的技术进行吻合血管的腓骨骨皮瓣移植，适用于任何部分脊柱的重建。2001 年，Meyers AM 等 [39] 在报告一个腰椎 4 级滑脱行前路融合失败的病例，通过后路用带血管游离移植腓骨支撑植骨治疗，获得骨性融合。手术在全麻下进行，通过后路行 L4-S1 减压，取下带血管蒂的腓骨，置于 L5-S1 之间形成的空间内，其血管蒂与臀上动静脉吻合，后侧融合部位用自体髂骨植骨加强，术后用髋人字石膏管型固定。术后 2 年随访时骨移植完全整合，腰椎没有任何向前滑脱的征象。

1.6 腓骨移植在骨盆环重建中的应用

腰骶段感染或肿瘤骨切除可能造成巨大的节段性骨缺损，全骶骨切除术和累及骶髂关节的近端骶骨–骶髂关节切除都明显破坏了骨盆环的稳定性。为恢复接近正常的下肢立线和力量的传导，需要对骨盆环进行重建。与利用同种异体骨重建全骶骨切除术后骨盆环完整性相比，带血管蒂的腓骨移植具有较好的抗感染和促进骨愈合的能力。Moran S L 等 [40] 就对骶骨肿瘤采用带血管蒂游离腓骨结合钉棒系统进行重建，取得了良好的临床疗效。

骨盆环的完整性和髋关节的稳定性是下肢功能的基础，因此，骨盆肿瘤切除术后骨盆环的生物学重建显得尤为重要，带血管或不带血管的腓骨移植是目前常用的骨重建方法 [41]。不过，带血管自体腓骨移植进行重建的技术要求高，操作相对复杂、耗时长，并有较大的供区损伤；而不带血管的自体腓骨移植对供区的损伤小、手术操作便捷，加上移植受区是骶髂部位，血供较丰富，并且有良好的软组织包盖，因此仍然有人推荐用不带血管的自体腓骨移植治疗较大的骨盆环缺损。临床上，带或不带血管的自体腓骨移植依然是骨盆 I 区肿瘤切除后重建骨盆环连续性最常用的方法，移植的自体腓骨与骶骨及残存的髂骨融合后可达到生物重建的效果 [42]。2000 年，Nagoya S 等 [43] 报道 4 例髋臼周围恶性肿瘤分别行半骨盆全部或大块切除，但都用带血管腓骨游离移植进行髋关节融合和骨盆环重建，结果 1 例死亡，3 例平均随访 32 个月没有复发。术后 4 至 14 个月，移植骨牢固愈合，患肢短缩不到 2cm，患者没有疼痛并能独立行走。国内俞光荣等 [44] 对 4 例患者骨盆髋臼肿瘤患者应用腓骨移植进行重建，其中 1 例为吻合血管的游离腓骨，术后功能评分满意。

1.7 腓骨移植治疗股骨头缺血性坏死的新技术

股骨头缺血性坏死是临床常见病，高发于青壮年人群，在病程的早期阶段，治疗的主要目的是改善股骨头的血液循环，避免股骨头塌陷，延迟人工关节置换的时间。经过长期的临床应用，吻合血管的游离腓骨移植治疗青壮年早期股骨头坏死能够取得较好的临床疗效。1981 年，Judet H 等 [45] 最早报道了吻合血管的腓骨移植治疗股骨头坏死的手术技术。1995 年，Urbaniak JR 等 [46] 设计了新的腓骨移植治疗股骨头坏死的手术方式，采用 Watson-Jones 入路，显露股骨转子和旋股外侧动静脉，在 C 型臂 X 线机透视下由股骨转子部向股骨头坏死区方向用专用器械清理坏死骨，直到股骨头关节面下 3~5mm。坏死骨清理完成后，从股骨转子部切取松质骨，通过专用植骨器置入死骨清除后遗留的空腔内。最后，将带血管腓骨的远端置入股骨头内，用克氏针固定腓骨并吻合血管。此法由于不切开髋关节囊，保护了关节功能的完整性。大样本的长期随访结果显示，利用该方法，股骨头坏死保髋有效率为 82.7%[47]。Urbaniak 术式的局限性在于供骨区骨量有限，清理股骨头坏死灶的手术也存在一定困难，坏死灶难以彻底清除。张长青教授等 [48] 对 Urbaniak 术式进行了改良，经外侧入路切取腓骨，先截断腓骨再暴露和游离血管蒂，从而简化手术、缩短切取腓骨的时间；髋部手术则经前方入路，在阔筋膜张肌和缝匠肌之间进入，部分切断并牵开股直肌返折头，在股骨颈前方纵行切开髋关节囊，在股骨颈开槽，宽度以能容纳腓骨为度，在骨槽的延伸线上，通过外侧切口在大转子外侧壁钻孔，插入磨钻，在直视下用它彻底清除股骨头病灶内的坏死组织，在股骨颈的槽内置入腓骨，用股骨颈开槽时获得的皮质松质骨填充股骨头坏死区清理后形成的空腔；腓骨的血管蒂与旋股外侧动脉的升支吻合，血管排列顺畅，降低了腓骨血管蒂扭转导致移植腓骨发生循环障碍的可能。手术后前 5 年间 48 例患者 56 侧髋关节平均随访 16 个月的初步结果表明，应用这种技术治疗股骨头缺血坏死可以避免或推迟坏死的进展，是一个有价值的治疗方法 [49]。2013 年该团队 [50] 又报告了应用改良的技术治疗的一组 407 例（578 侧髋）吻合血管游离腓骨移植治疗股骨头缺血坏死平均随访 5 年的中期结果，用 X 线评估股骨头的情况，改善者，即股骨头坏死区完全或部分为活骨所替代的有 195 髋，占 33.7%，没有改变的有 331 髋，占 57.3%，而股骨头坏死进一步发展发生股骨头塌陷或关节间隙狭窄的有 52 髋，占 9.0%。另外有 20 例患者的 23 侧髋关节做了全髋关节置换手术，占 4.0%。当然，远期的结果还有待进一步观察。

股骨头缺血性坏死的原因很多，股骨颈骨折是其中之一，尤其是骨折后骨不连者更容易发生。临床上十分关注股骨颈骨折不愈合的治疗，对中年以下的患者更为重视，因为老年患者行人工髋关节置换多能接受，功能重建效果较好。对年轻患者能保留股骨头无疑要比假体置换更值得向往。手术治疗的方法有截骨改变骨折线的角度求得愈合、不带血管的常规植骨、带肌肉蒂骨移植和吻合血管的骨移植。2002 年，LeCroy CM 等 [51] 报告了在 1984-1998 年间采用吻合血管游离腓骨移植治疗股骨颈骨折内固定术后骨不连的病例，该组病例共 22 名患者，平均年龄 28.7 岁，平均随访 84.7 个月。结果 20 例骨折愈合，1 例术后 4 个月做髂骨植骨，另 1 例术后 6 个月做了带肌肉蒂骨移植。所有病例骨愈合时间 3~23 个月，平均 9.9 个月。13 例发生股骨头坏死，但 22 例患者中 20 例患者股骨头远期得到保留，Harris 评分平均 78.9 分。无独有偶，2010 年 Jun X[52] 也报道了在 2000 年 11 月至 2005 年 12 月间用改良的吻合血管游离腓骨移植治疗股骨颈骨折不连接的一组 26 个病例，患者平均年龄 41.4 岁，随访 12~63 个月，平均 29.3 个月。结果 24 例股骨颈骨折愈合，愈合时间 3~9 个月，平均 5.3 个月，髋关节功能良好，Harris 评分平均 87.9 分；1 例术后 2 年发生股骨头坏死，做了全髋关节置换，另 1 例术后就发生感染而宣告失败。基于以上结果，提出吻合血管游离腓骨移植是治疗中青年患者股骨颈骨折不连接的有效方法的结论是可信的。

1.8 下颌骨缺损的重建

1989 年，Hidalgo[53] 首次报道带血管蒂的腓骨组织瓣游离移植修复下颌骨缺损，后来该方法在下颌骨的修复重建中得到广泛应用。其优点在于：第一、可携带皮岛和肌肉，可同时修复软硬组织缺损；第二、腓骨瓣骨量充足，可提供 20~26cm 的长度；第三、供区并发症较少，对肢体功能影响小等。但在实际手术时仍存在腓骨塑形难度大、手术耗时长等问题。

1.9 展望

随着显微外科技术的发展，腓骨截取技术的不断提高，吻合血管游离腓骨移植的临床应用早已远远超过修复各种原因导致的大段骨缺损的基本治疗。尽管手术重建的方法技术及临床疗效仍需进一步研究，但学者们仍在不断地进一步扩大其适应证是不争的事实。有理由相信，腓骨移植应用技术的创新和相关基础研究的深入和突破，吻合血管游离腓骨移植技术将展现出更大的应用价值和魅力，惠及更多患者。

参 考 文 献

[1] Bumbasirevic M,Stevanovic M,Bumbasirevic V, et al. Free vascularised fibular grafts in orthopaedics[J].Int Orthop, 2014, 38(6): 1277-1282.

[2] Boer HD. Early research on bone transplantation[M]. In, Aebi M, Ragazzoni P. editors. Bone Transplantation. Berlin: Springer-Verlag; 1989, 7-19.

[3] Huntington TW. Ⅵ Case of bone transference. Use of a segment of fibula to supply a defect in the tibia[J]. Ann Surg, 1905, 41(2): 249-251.

[4] Jacobson J . Microsurgery in anastomosis of small vessels[C] Surg Forum. 1960.

[5] Ueba Y, Fujikawa S. Nine year follow up in free fibular graft in neurofi bromatosis: A case report and literature review[J]. J Orthop Trauma Surg, 1983, 26: 5595.

[6] 陈中伟, 于仲嘉, 王琰 . 带血管游离腓骨移植 30 例报告 [J]. 上海医学 ,1979, 2(5): 1-4.

[7] Chen CW, Yu ZJ, Wang Y. A new method of treatment of congenital tibial pseudoarthrosis using free vascularised

fibular graft: a preliminary report[J]. Ann Acad Med Singapore, 1979, 8(4): 465-473.

[8] 曾炳芳，眭述平，姜佩珠，等 . 大段骨与大面积皮肤复合缺损的显微外科修复 [J]. 上海医学，1999, 22(3): 134-136.

[9] Yoshimura M, Shimamura K, Iwai Y, et al. Free vascularized fibular transplant. A new method for monitoring circulation of the grafted fibula[J]. J Bone Joint Surg Am, 1984, 65(9): 1295-1301.

[10] Yu Zhongjia. Microvascular surgery of the extremities[M]. Berlin Heidelberg, Springer-Verlag and Shanghai Scientific and Technical Publisher, 1993, 13-20.

[11] Chai YM, Wang CY, Zeng BF, et al. Peroneal artery perforator chimeric flap for reconstruction of composite defects in extremities[J]. Microsurgery. 2010, 30(3): 199-206.

[12] Wang CY, Chai YM, Wen G, et al. One-stage reconstruction of composite extremity defects with a sural neurocutaneous flap and a vascularized fibular graft: a novel chimeric flap based on the peroneal artery[J]. Plast Reconstr Surg, 2013, 132(3): 428e-437e.

[13] Taylor GI, Miller GD, Ham FJ. The free vascularized bone graft. A clinical extension of microvascular techniques[J]. Plast Reconstr Surg, 1975, 55(5): 533-544.

[14] Toh S, Harata S, Ohmi Y, et al. Dual vascularized fibula transfer on a single vascular pedicle: a useful technique in long bone reconstruction[J]. J Reconstr Microsurg, 1988, 4(3): 217-221.

[15] Yu ZJ. Combined transplantation of free tissues[J]. Plast Reconstr Surg, 1987, 79(2): 222-236.

[16] 眭述平，曾炳芳，于仲嘉 . 吻合血管游离双侧腓骨组合移植修复股骨大段缺损 [J]. 中华显微外科杂志，2003, 26(2):101-103 .

[17] Enneking WF, Eady JL, Burchardt H. Autogenous cortical bone grafts in the reconstruction of segmental skeletal defects[J]. J Bone Joint Surg Am, 1980, 62(7): 1039-1058.

[18] Capanna R , Bufalini C , Campanacci M . A new technique for reconstructions of large metadiaphyseal bone defects [J]. Orthopedics and Traumatology, 1993, 2(3):159-177.

[19] Mottard S, Grimer RJ, Abudu A, et al. Biological reconstruction after excision, irradiation and reimplantation of diaphyseal tibial tumours using an ipsilateral vascularised fibular graft[J]. J Bone Joint Surg Br, 2012, 94(9): 1282-1287.

[20] Noguchi M, Mizobuchi H, Kawasaki M, et al. An intramedullary free vascularized fibular graft combined with pasteurized autologous bone graft in leg reconstruction for patients with osteosarcoma[J]. J Reconstr Microsurg, 2008, 24(7): 525-530.

[21] Muramatsu K, Ihara K, Hashimoto T, et al. Combined use of free vascularised bone graft and extracorporeally-irradiated autograft for the reconstruction of massive bone defects after resection of malignant tumour[J]. J Plast Reconstr Aesthet Surg, 2007, 60(9):1013-1018.

[22] 李靖，王臻，郭征，等 . 带血管腓骨复合异体骨修复长骨肿瘤切除后骨缺损 [J]. 中华骨科杂志，2011, 31(6): 605-610.

[23] 张自明，牛之彬，刘振江，等 . 欧洲小儿矫形外科学会对先天性胫骨假关节研究的进展 [J]. 中华小儿外科杂志，2002, 23(4):357-359.

[24] Chacha PB, Ahmed M, Daruwalla JS. Vascular pedicle graft of the ipsilateral fibula for non-union of the tibia with a large defect. An experimental and clinical study[J]. J Bone Joint Surg Br, 1981, 63-B(2): 244-253.

[25] Lawson TL. Fibular transplant for osteoclastoma of the radius[J]. J Bone Joint Surg Br, 1952, 34-B(1): 74-75.

[26] Weiland AJ, Daniel RK, Riley LH Jr. Application of the free vascularized bone graft in the treatment of malignant or aggressive bone tumors[J]. Johns Hopkins Med J, 1977, 140(3): 85-96.

[27] Clark K. A case of replacement of the upper end of the humerus by a fibular graft reviewed after twenty-nine years[J]. J Bone Joint Surg Br, 1959, 41-B(2): 365-368.

[28] Wada T1, Usui M, Isu K, et al. Reconstruction and limb salvage after resection for malignant bone tumour of the proximal humerus[J]. J Bone Joint Surg Br, 1999, 81(5): 808-813.

[29] Mimata Y, Nishida J, Sato K, et al. Glenohumeral arthrodesis for malignattumor of the shoulder girdle[J]. J Shoulder Elbow Surg, 2015, 24(2): 174-178.

[30] Tomita K, Ikeda K, Tsuchiya H,et al. Vascularized Bone Graft for Limb Salvage Surgery of Malignant Bone Tumor[M]. Springer Japan, New Developments for Limb Salvage in Musculoskeletal Tumors: 1989, 347-351.

[31] Yu ZJ. Microvascular surgery of the extremities[M]. Berlin Heidelberg Springer-Verlag and Shanghai Scientific and Technical Publisher: 1993, 393-394.

[32] Zhang C, Zeng B, Zhu K, et al, Limb salvage for malignant bone tumours of distal tibia with dual ipsilateral vascularized autogenous fibular graft in a trapezoid-shaped array with ankle arthrodesis and preserving subtalar joint[J]. Foot Ankle Surg, 2019, 25(3): 278-285.

[33] Hubbard LF, Herndon JH, Buonanno AR. Free vascularized fibula transfer for stabilization of the thoracolumbar spine : a case report[J]. Spine (Phila Pa 1976), 1985, 10(10): 891-893.

[34] Sumiura S. Free vascularized fibula graft applied to anterior body fusion of the cervical spine-clinical and experimental study[J]. Nihon Seikeigeka Gakkai Zasshi, 1989, 63(4): 308-319.

[35] Asazuma T, Yamagishi M, Nemoto K, et al. Spinal Fusion Using a Vascularized Fibular Bone Graft for a Patient with Cervical Kyphosis Due to Neurofibromatosis[J]. J Spinal Disord, 1997, 10(6): 537-540.

[36] Wright NM, Kaufman BA, Haughey BH, et al. Complex cervical spine neoplastic disease: reconstruction after surgery by using a vascularized fibular strut graft[J]. J Neurosurg, 1999, 90(1 Suppl):133-137.

[37] Erdmann D, Meade RA, Lins RE, et al. Use of the microvascular free fibula transfer as a salvage reconstruction for failed anterior spine surgery due to chronic osteomyelitis[J]. Plast Reconstr Surg, 2006, 117(7): 2438-2445.

[38] Chen ZC, Fan KF, Wu WC, et al. Fusion of the lumbar spine with a free vascularized fibular bone graft: case report[J]. Changgeng Yi Xue Za Zhi, 1998, 21(4): 463-468.

[39] Meyers AM, Noonan KJ, Mih AD, et al. Salvage reconstruction with vascularized fibular strut graft fusion using posterior approach in the treatment of severe spondylolisthesis[J]. Spine (Phila Pa 1976), 2001, 26(16):1820-1824.

[40] Moran SL, Bakri K, Mardini S, et al. The use of vascularized fibular grafts for the reconstruction of spinal and sacral defects[J]. Microsurgery, 2009, 29(5): 393-400.

[41] Krieg AH, Lenze U, Gaston MS, et al. The outcome of pelvic reconstruction with non-vascularised fibular grafts after resection of bone tumours[J]. J Bone Joint Surg Br, 2010, 92 (11): 1568-1573.

[42] Leung PC. Reconstruction of the pelvic ring after tumour resection[J]. Int Orthop, 1992, 16(2):168 - 171.

[43] Nagoya S, Usui M, Wada T,et al. Reconstruction and limb salvage using a free vascularised fibular graft for periacetabular malignant bone tumours[J]. J Bone Joint Surg Br, 2000, 82(8): 1121-1124.

[44] 俞光荣, 蔡宣松, 梅炯, 等. 髋臼周围原发性肿瘤切除后一期腓骨移植重建[J]. 中国修复重建外科杂志, 2004, 18(3): 241-242.

[45] Judet H, Gilbert A, Judet J. Revascularization of the femoral head for avascular necrosis (author's transl) [J]. Rev Chir Orthop Reparatrice Appar Mot, 1981, 67(3): 261-266.

[46] Urbaniak JR1, Coogan PG, Gunneson EB, et al. Treatment of osteonecrosis of the femoral head with free vascularized fibular grafting. A long-term follow-up study of one hundred and three hips[J]. J Bone Joint Surg Am, 1995, 77(5): 681-694.

[47] Urbaniak JR, Harvey EJ. Revascularization of the femoral head in osteonecrosis[J]. J Am Acad Orthop Surg, 1998, 6(1): 44-54.

[48] 张长青. 改良吻合血管游离腓骨移植治疗股骨头缺血性坏死的手术技术[J]. 中国修复重建外科杂志, 2005, 19(9): 692-696.

[49] Zhang C, Zeng B, Xu Z, et al. Treatment of femoral head necrosis with free vascularized fibula grafting: a preliminary report[J]. Microsurgery, 2005, 25(4): 305-309.

[50] Gao YS, Chen SB, Jin DX, et al. Modified surgical techniques of free vascularized fibular grafting for treatment of the osteonecrosis of femoral head: results from a series of 407 cases[J]. Microsurgery, 2013, 33(8): 646-651.

[51] LeCroy CM, Rizzo M, Gunneson EE, et al. Free vascularized fibular bone grafting in the management of femoral neck nonunion in patients younger than fifty years[J]. J Orthop Trauma, 2002, 16(7):464-472.

[52] Jun X, Chang-Qing Z, Kai-Gang Z, et al. Modified free vascularized fibular grafting for the treatment of femoral neck nonunion[J]. J Orthop Trauma, 2010, 24(4): 230-235.

[53] Hidalgo DA. Fibula free flap: a new method of mandible reconstruction [J]. Plast Reconstr Surg, 1989, 84(1):71-79.

（曾炳芳）

第 2 章

腓骨的解剖和血供

2.1　大体形态解剖

腓骨是位于胫骨后外侧并和胫骨并列的细长骨骼，配合胫骨承重，双腿正常站立时腓骨承重约为体重的 1/6（胫骨承重 5/6）。腓骨分为一体两端，上端膨大为腓骨头，呈四方形，与胫骨近端外侧形成上胫腓关节，腓骨头下方缩窄为腓骨颈再延续为干；下端由干延伸形成扁平的外踝，与胫骨近端外侧形成下胫腓关节。腓骨下段 1/4（8~12cm）对下胫腓关节的稳定起重要作用，腓骨移植切取时应予以保留，维持踝关节的结构和稳定。（见图 2-1）

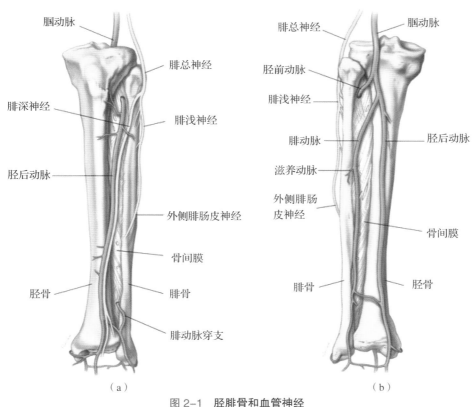

图 2-1　胫腓骨和血管神经
（a）为正面观，（b）为侧面观

2.2 血供和周围毗邻组织

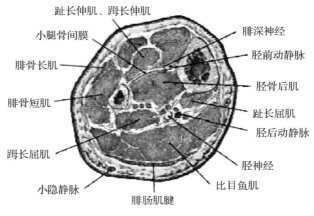

图 2-2 小腿横断面

腓动脉是腓骨的主要供血血管,由胫后动脉上部发出后,经胫骨后肌的浅面,斜向下外,沿腓骨的内侧下降至外踝上方浅出,分布于腓骨及附近诸肌、外踝和跟骨外侧面,绕过外踝下方,移行为外踝后动脉,参与外踝动脉网的构成。腓动脉有 2 条伴行静脉,回流至胫后静脉。腓动脉发出滋养动脉和节段性肌肉骨膜血管供应腓骨干,前者供应腓骨皮质内侧的一半,甚至 2/3,后者供应骨皮质的其他部分(见图 2-1,图 2-2)。

在腓动脉的径路上,前外侧是腓骨,前方和内侧是胫骨后肌,后方是姆长屈肌,腓动脉在这些结构包绕形成的腔隙中下行,沿途向腓骨发出 1~3 支滋养动脉,斜形穿过滋养孔进入腓骨髓腔,滋养孔位于腓骨内侧骨嵴上。在髓腔内,滋养动脉分成一个升支和一个比较粗大的降支。所以,带血管移植的腓骨最好以其中部为中心,这样可得到最大的血供支持(见图 2-1)。

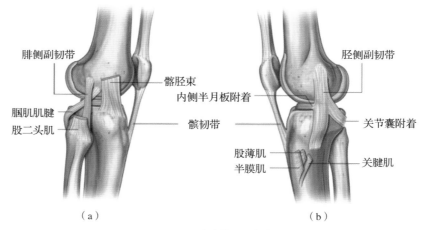

图 2-3 膝关节周围韧带
(a)为外侧面观,(b)为内侧面观

膝关节外侧副韧带自股骨外上髁斜形向下附着在腓骨头并且越过上胫腓关节，股二头肌腱在腓骨柱状突起的前方止于腓骨小头部分附着于胫骨外踝上（见图 2-3）。在临床上，如果需要连同腓骨头一起移植腓骨时，在手术中剥离过的膝关节外侧副韧带和股二头肌腱均应重新固定在胫骨外踝或邻近致密的结缔组织上。

腓总神经在腘窝上角发自胫神经，在腘窝外侧壁沿股二头肌内缘深面和腓肠肌外侧头之间，至腓骨头下方绕腓骨颈，即经腓骨长肌深面由后向外向前沿腓骨颈蜿蜒，穿过腓骨长肌在腓骨小头上的起点与腓骨体之间的狭窄间隙，再穿过腓骨长肌，分为腓浅和腓深神经（见图 2-1，图 2-4）。

腓骨的毗邻肌肉包绕附着在腓骨的前、外、后方。前面由内向外依次是胫骨前肌、姆长伸肌、趾长伸肌，三肌起于胫骨近外侧面，腓骨前面和胫腓近端之间的骨间膜前面，向下肌腹渐细，移行为肌腱。有时趾长深肌在踝部分出第 3 腓骨肌止于第 5 趾骨底。腓骨外侧面为腓骨长短肌，均起自腓骨外侧面。腓骨长肌起于腓骨小头外侧面及腓骨干外侧面上 1/3，腓骨短肌起自腓骨干外侧下 1/3，腓骨长肌部分遮盖腓骨短肌。在腓骨后侧面，比目鱼肌的外侧头起自腓骨头和腓骨体大约上 1/3，姆长屈肌腱的起点在腓骨干大约下 2/3。胫骨后肌的部分肌纤维起自腓骨干的后面（见图 2-2，图 2-4）。

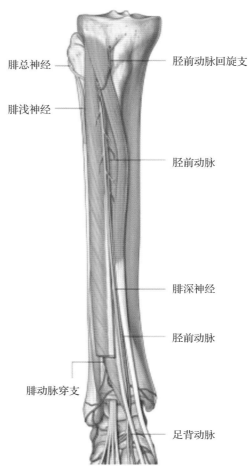

左侧标注（由上至下）：腓总神经、腓浅神经、腓深神经、腓动脉穿支

右侧标注（由上至下）：胫前动脉回旋支、胫前动脉、胫前动脉、足背动脉

图 2-4　胫腓骨和腓神经分支

参 考 文 献

[1] 丁文龙, 刘学政. 系统解剖学 [M].9 版. 北京：人民卫生出版社，2018.

[2] 崔慧先, 李瑞锡. 局部解剖学 [M].9 版. 北京：人民卫生出版社，2018.

[3] 高秀来. 系统解剖学 [M].9 版. 北京大学医学出版社.

[4] LWW 解剖学精要图谱（卷 1）[M]. [美] 本·潘斯基，托马斯·格斯特著. 欧阳均，主译. 北京：北京科学技术出版社，2015.

[5] Bayne C,Bishop AT,Shin AY. Technique of Harvest of the Free Vascularized Fibula[J]. Tech Hand Surg, 2014;18: (181–188).

（张春林　施　龙）

第 3 章

带血管蒂腓骨取骨方式

20 世纪 70 年代，自从带血管腓骨移骨移植重建术被引入国内以来，游离腓骨移植的应用在严重创伤或骨肿瘤切除后对重建长骨节段缺损成为积极的选项。带血管的腓骨来源确切，可根据手术需要或术者经验，切取同侧或对侧腓骨；同时，移植术后宿主骨与带血管的腓骨之间的骨性愈合为类似于正常骨折愈合的生物学成骨，而非爬行替代。因此，带血管的腓骨移植在修复创伤及肿瘤瘤段切除术后大段骨缺损中发挥着越来越重要的作用。对于带血管蒂腓骨的取骨方式，也随着经验的积累和时代的发展而逐渐进步。现分别介绍如下。

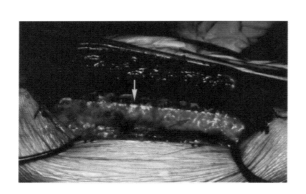

图 3-1　切口定位和标记

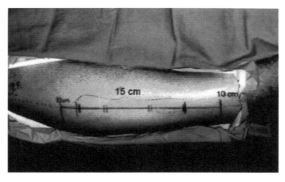

图 3-2　腓骨上保留骨膜和部分肌肉的附着点
（大理石技术）

黄色箭头示前侧肌间隔，蓝色箭头示腓骨

3.1　Urbaniak 法

（1）体位：仰卧位，手术侧臀部垫高，膝关节微屈，髋关节轻微屈曲并内收，或者侧卧位，患肢在上，体位架支撑躯干和骨盆。大腿近端置止血带，术前充气提供清晰手术野。

（2）切口：沿小腿外侧和后侧肌间室的自然沟做 15cm 长切口，上缘为腓骨头远端 6cm，下缘达外踝上 10cm。（见图 3-1）

（3）显露和取材：切开皮肤，达深筋膜表面，适当游离两侧皮肤皮下组织，确认小腿三头肌和腓骨肌之间的间隙，切开深筋膜，钝性分离至腓骨。用组织剪紧靠腓骨切断腓骨肌在腓骨上的附着，再把腓骨肌拉向前方，注意保留腓骨骨膜和 1~2mm 的肌肉附着（见图 3-2）。由于腓总神经在腓骨头后缘绕腓骨颈到腓骨前方，穿过腓骨长肌分为浅、深支，手术操作时，不要过度暴露腓骨近端，保护腓总神经，同时应紧贴腓骨操作，避免损伤

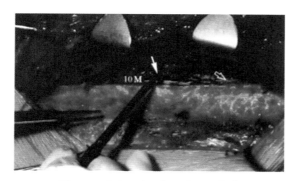

图 3-3　用尖手术刀切开小腿骨筋膜

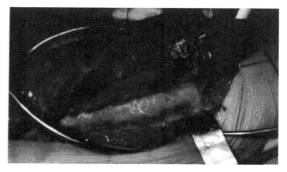

图 3-4　在远近端分离，结扎并且切断腓动静脉后，在撑开器的保护下截断腓骨

腓浅神经。

从近端开始，靠近腓骨切断趾长伸肌和蹬长伸肌在腓骨上的附着部，暴露骨间膜，用手术刀靠近骨间膜在腓骨上的附着部纵向切开，直视下切断胫后肌在腓骨上的附着部（见图 3-3）。分开后侧肌间隔，暴露后方肌肉（比目鱼肌近端，蹬长屈肌肌肉部远端），在蹬长屈肌肌肉部远端暴露腓血管的远端蒂，用直角钳把血管和腓骨后缘分开后结扎血管（分别结扎动静脉），切断。再沿腓骨后缘向近端在比目鱼肌深

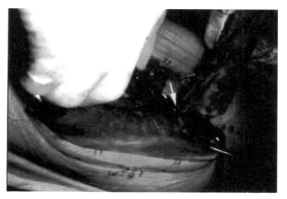

图 3-5　用血管夹（黄色箭头）夹住近端血管蒂后，取下腓骨，应保证有 4~5cm 长的血管蒂

面显露腓血管近端血管蒂，结扎血管（分别结扎动静脉），切断。远近端血管结扎离断完毕后在撑开器的保护下截取腓骨，应保证至少 4~5cm 长的血管蒂（见图 3-4，3-5），截断远近端腓骨后轻柔旋转腓骨连同腓血管从蹬长屈肌和比目鱼肌中解脱。

止血，冲洗切口，置引流，逐层关闭切口。

3.2　张长青改良法（旋转式带血管蒂游离腓骨切取法）

（1）体位：仰卧位，膝关节屈曲内收位，膝枕支撑固定，大腿近端置止血带，术前充气提供清晰手术野（见图 3-6）。

（2）切口：取小腿中上 1/3 处外侧切口，切口起自腓骨头远端 3~4cm，沿腓骨纵轴线向外踝方向延伸，约 12~15cm（见图 3-7）。

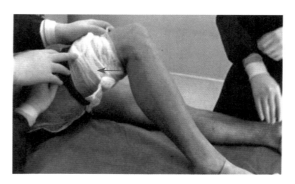

图 3-6　手术体位
（←）示充气止血带

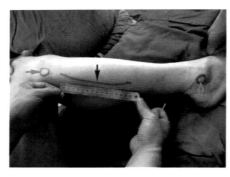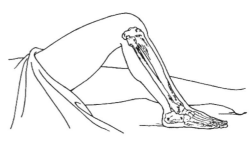

图 3-7　小腿切口标线

（➤）示腓骨头，（↑）示外踝，（↓）示皮肤切口线

（3）显露和取材：切开皮肤、皮下后暴露深筋膜，沿腓骨长短肌和小腿三头肌间隙切开，分离肌间隙（见图 3-8），牵开后暴露腓骨骨质，自远端向近端用组织剪沿腓骨剪断腓骨长短肌的肌膜和在腓骨外侧的肌肉附着（注意保留骨膜和 1~2mm 肌肉）（见图 3-9），可清晰显露腓骨外侧面，将腓骨肌拉向前方，紧贴腓骨操作，注意勿损伤腓浅神经（见图 3-10）。分别在远近端确定腓骨截断点。一般自腓骨头下 5cm 处向下切取 6~8cm 长的腓骨。于截骨处呈十字型切开骨膜，用两把骨膜剥离器在腓骨前后做骨膜下剥离，将腓骨前后的软组织、肌肉以及内侧的腓动静脉推向内侧，使两把骨膜剥离器在腓骨内侧相遇。用这两把骨膜剥离器保护周围软组织，同时轻柔旋转，使其与腓骨之间产生空隙，沿此空隙套入小直角钳，将线锯由腓骨外侧、后侧、内侧顺序引出，先后锯断腓骨远近端（见图 3-11），然后，用两把巾钳分别夹取腓骨两断端，向外侧牵开（见图 3-12）。从近端开始，靠近腓骨依次切开小腿前肌间隔，趾长伸肌和姆长伸肌在腓骨上的附着部后，显露骨间膜（见图 3-13）。在保持腓骨向外侧的牵张力下，贴近腓骨纵向切开骨间膜在腓骨上的附着部，有明显的减张松弛感。继续向外后方牵拉腓骨，切断胫后肌在腓骨后表面的附着（见图 3-14）。自远向近，逐层解剖，直到显露胫后血管和腓血管，可清晰显露腓动脉和伴行两侧的腓静脉，再向内侧即为胫后神经和胫后动静脉，注意不要把腓动静脉和胫后动静脉混淆。分离并钳夹腓血管远端后（见图 3-15），暂不结扎，轻柔牵拉腓骨和切断的腓动静脉近端，沿腓动静脉内侧锐性分离，结扎肌支和胫后血管的交通支。在腓骨远端保留 2~3cm 的腓血管蒂，钳夹、切断后作为受体血管备用（见图 3-16）。再自远向近，切断姆长屈肌、小腿三头肌在腓骨上的附着，注意要略微远离腓骨，保留 1cm 宽的肌肉，因腓血管和腓骨的营养血管就包含在靠近腓骨的肌肉中。找到腓血管近端，钳夹，切断，取下带血管蒂的游离腓骨后，立即用肝素生理盐水冲洗腓动脉，防止血管内凝血，用温盐水纱布包裹备用。

缝扎和双重结扎腓动静脉的远近端，止血，冲洗切口，置引流，逐层关闭切口。

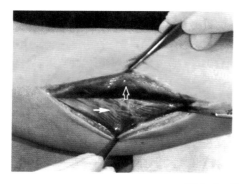
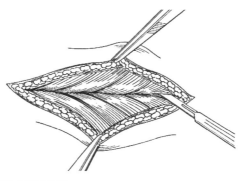

图 3-8　锐性分离腓骨肌
（➡）与小腿三头肌（⬆）的肌间隙

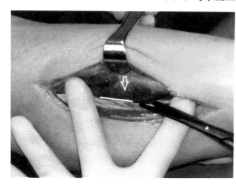
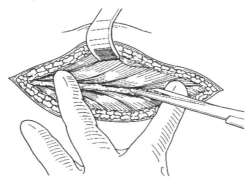

图 3-9　剪断腓骨肌
（⬇）在腓骨上的附着点

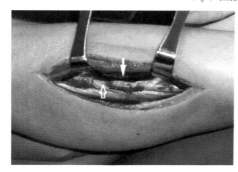
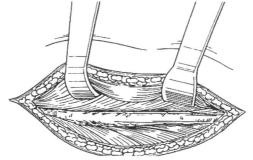

图 3-10　暴露腓骨外侧面
（⬇）示腓骨肌，（⬆）示腓骨外侧面

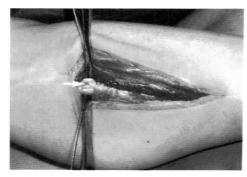
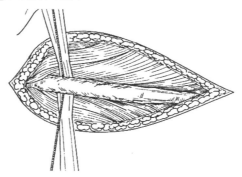

图 3-11　用线锯锯断腓骨
（➡）示腓骨截骨部位

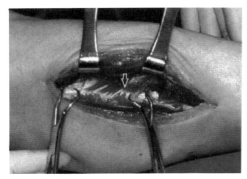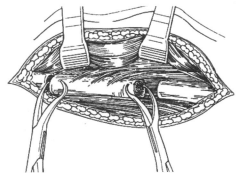

图 3-12　向外侧牵拉腓骨
（⇩）显露小腿前群肌

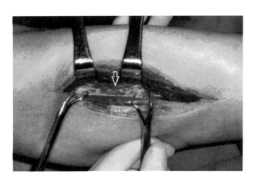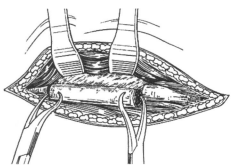

图 3-13　显露小腿骨间膜（⇩）

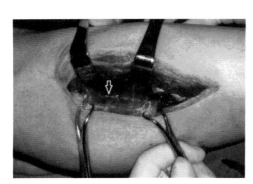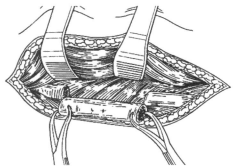

图 3-14　切开骨间膜，显露小腿后群肌腓骨段附着

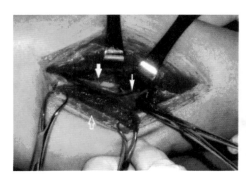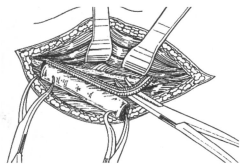

图 3-15　分离腓血管的远端
（⬇）示腓骨，（⬇）示胫后血管神经束

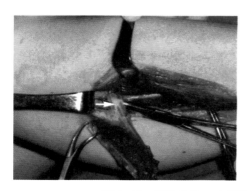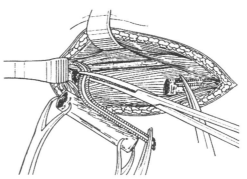

图 3-16　保留 2~3cm 血管蒂后，钳夹，切断腓血管的近端

3.3　Wood 改良法

（1）体位：患者取仰卧位，腓骨侧臀部垫高，小腿内旋。取另一块垫置于足下，在膝关节维持屈曲的状态时保护足部远端。大腿近端上气压止血带或者无菌止血带。

（2）切口：止血带充气后，在腓骨中间 1/3，外侧面做一纵向切口，切口深达皮下组织，抬起两侧皮瓣，此时见腓骨长肌腱（见图 3-17）。

（3）显露和取材：腓骨长肌腱后可见脂肪条纹，脂肪条纹位于比目鱼肌和腓骨长肌之间，起点就在腓骨的中 1/3，向上提起腓骨长肌腱，将比目鱼肌向后压（见图 3-18）。比目鱼肌下见蹬长屈肌肌腹，覆盖腓骨后表面。此时需特别小心，保证不要切到蹬长屈肌，因为腓动脉穿行此肌肉。

继续向近端分离，将比目鱼肌从腓骨上分离。如需要取比目鱼肌皮瓣，则将腓动脉比目鱼肌支结扎并切断。腓动脉深入肌肉，所以要在蹬长屈肌近端边缘定位腓动脉（见图 3-19）。仔细抬高骨后方，以避免切断腓骨时造成额外损伤。期间，可看到腓骨血管的各种解剖变异。

在腓骨颈可见腓总神经，将腓骨外侧肌肉剥离拉开，并抬起近端腓骨骨膜上肌肉，以免损伤腓总神经。（见图 3-20）。

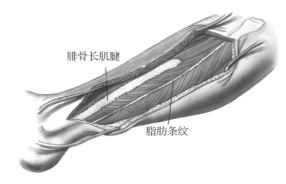

图 3-17　切开皮肤后，分离扩大两侧皮瓣，可见腓骨肌和比目鱼肌间的脂肪条纹

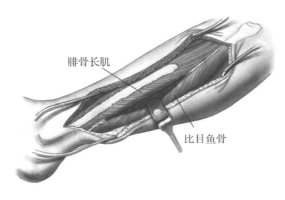

图 3-18　脂肪条纹起点就在腓骨的中 1/3，向上提起腓骨长肌腱，将比目鱼肌向下压

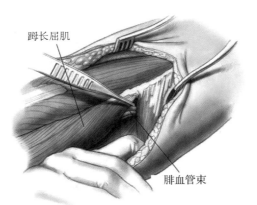

蹈长屈肌

腓血管束

图 3-19　腓动脉深入肌肉，所以要在蹈长屈肌
近端边缘寻找腓动脉

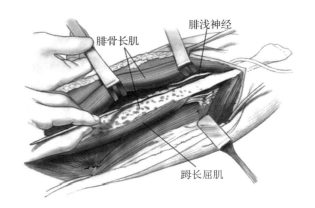

腓骨长肌

腓浅神经

蹈长屈肌

图 3-20　剥离腓骨长肌
注意保护腓浅神经，保留蹈长屈肌的附着

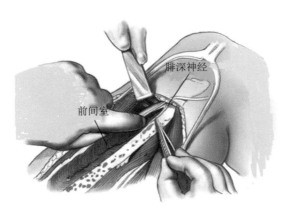

腓深神经

前间室

图 3-21　胫前肌抬起，仔细分离，
寻找深部腓总神经

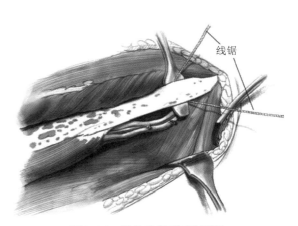

线锯

图 3-22　腓骨下分离至腓骨颈，
拉钩撑开，线锯截骨

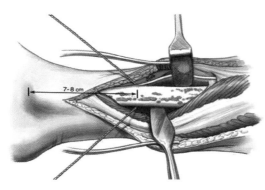

7~8 cm

图 3-23　远端截骨，腓骨远端
留 7~8cm 以保证外踝的稳定性

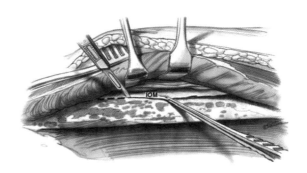

图 3-24　向外旋转腓骨，锐性切
开腓骨上骨间膜

　　将胫前肌抬起，分离近端到骨膜下直到暴露腓总神经（见图 3-21）。此时抬起此处肌肉，可在内侧看到骨间膜和胫前动脉。

　　仔细保护神经血管结构，用 Gigli 线锯锯开要取出腓骨块的近远端（见图 3-22），腓骨远端留 7~8cm 以保证外踝稳定性（见图 3-23）。锐性切开骨间膜（见图 3-24）。

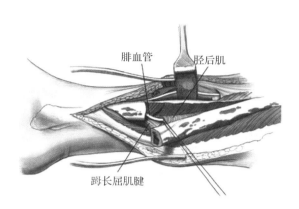

图 3-25 腓动脉远端暴露，结扎后切断

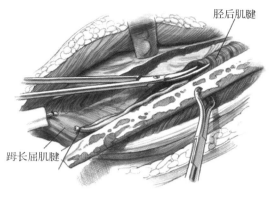

图 3-26 小心切断腓动脉上的胫后肌，仔细结扎或者双极灼烧穿皮支血管

锯断腓骨和切断骨间膜使得腓骨向后回缩。借此我们可以看到胫后肌和蹈长屈肌间的腓动脉远端，在此处结扎。在结扎残端保留长线标记，方便辨认和分离血管（见图 3-25）。因为胫后肌由远端向近端分离，所以腓动脉可进一步暴露（见图 3-26），肌支进行结扎。

继续分离，直到只有血管蒂和蹈长屈肌附着在腓骨上，在屈肌腱在腓骨的附着点上小心切断，注意不要损伤腓动脉。分

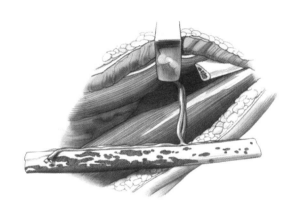

图 3-27 腓骨截骨段完全游离

离腓动脉至其胫动脉的分叉处，腓骨上只留腓动脉蒂（见图 3-27）。并行的动静脉用血管钳夹闭，或者结扎切断，松止血带，使得腿部止血的同时，骨获得血供。小腿部放两根负压引流管，一根放在蹈长屈肌和比目鱼肌之间，另一根放在皮下。使用可吸收缝线将蹈长屈肌缝至腓骨肌，皮肤分层缝合关闭。

3.4 小结

Urbaniak 法是 20 世纪 70 年代开始的带血管蒂腓骨截骨技术，手术切口长，需按解剖层次暴露腓动静脉血管远近端再做截骨，而 Wood 法和旋转式带血管蒂游离腓骨切取法均较之有改良，前法仍需先暴露近端血管神经后再截骨，后者旋转式手术切口自腓骨头下 4~6cm 处起始，小腿外侧小切口（熟练后最短只需 6~8cm）进入后暴露腓骨外侧面，先行切断腓骨，逐层旋转解剖腓骨长短肌、蹈长伸肌及趾长伸肌、胫骨后肌。由于腓骨血管在腓骨内后侧，腓骨切断后，血管神经易于显露，手术视野清晰，可有效避免神经损伤，亦可清晰判断进入腓骨滋养动脉的位置，可最大限度地减少切取腓骨的长度，从而缩短手术时间，降低手术的创伤及术后并发症的发生率。

参 考 文 献

[1] 丁文龙,刘学政.系统解剖学 [M].9 版.北京:人民卫生出版社,2018.

[2] 高秀来.系统解剖学 [M].3 版.北京:北京大学医学出版社,2013.

[3] 崔慧先,李瑞锡.局部解剖学 [M].3 版.北京:人民卫生出版社,2018.

[4] 汪华侨,金昌洙.局部解剖学 [M].3 版.北京:北京大学医学出版社,2013.

[5] 邱贵兴,戴尅戎.骨科手术学 [M].3 版.北京:人民卫生出版社,2007.

[6] 张长青,曾炳芳,王坤正.吻合血管的游离腓骨移植 [M].上海:上海科学技术出版社,2005.

[7] 本·潘斯基,托马斯·格斯特.LWW 解剖学精要图谱(卷 1)[M].欧阳均,主译.北京:北京科学技术出版社,2015.

[8] Bayne C,Bishop AT,Shin AY. Technique of Harvest of the Free Vascularized Fibula[J]. Tech Hand Surg, 2014;18: (181–188).

第4章

腓骨移植方法简述

近年来，如何修复由于各种感染、创伤、肿瘤、骨髓炎手术清创以及各种先天性疾病所导致的骨缺损，已成为临床治疗难点和热点之一 [1]。临床上，修复骨缺损的方法众多，目的是填补缺损，恢复连续性和稳定性。综合国内外治疗方法，归纳有以下4类：自体骨移植；同种异体骨、异种异体骨移植；Ilizarov 技术；骨组织工程技术 [2]。传统的大段植骨术常因移植骨无血供，愈合时间漫长，且大多数出现不同程度骨质吸收，不能满足四肢长管状骨对负重、旋转功能的要求而限制了其在临床的使用。在显微重建修复外科领域，目前已有50种以上带不同血管蒂的骨瓣、骨膜瓣应用于临床。经典且应用较成熟的有腓骨瓣、髂骨瓣、肋骨瓣等 [3]。对于闭合性外伤或肿瘤、单纯骨髓炎、大段骨缺损等软组织条件良好的患者，应用各种骨瓣与内外固定联合治疗，可取得较好疗效；而对于较严重的外伤、恶性肿瘤大面积软组织清扫术后、严重软组织感染并骨髓炎清创术后骨缺损患者，应用各种骨瓣联合肌肉、皮瓣等软组织修复骨及软组织缺损，也已取得良好效果。本章就腓骨移植治疗骨缺损的方法作一概述。

4.1　腓骨移植方法分类

4.1.1　不带血管蒂的腓骨移植

当游离腓骨不保留血管，或移植供区不进行血管吻合时，移植骨中的大部分细胞会即刻死亡，因此移植的腓骨实际上是"死骨"。游离腓骨中含有皮质骨和松质骨，在供区的愈合过程略有不同。松质骨由骨小梁构成，排列不规律，结构疏松呈海绵状，其生物学活性来自这些小梁结构表面覆盖的、组织相容性良好的成骨细胞及其前体细胞，它们是供区骨血管和骨前体细胞长入的良好支架。松质骨中的红骨髓还带来了移植骨自身骨前体细胞和骨诱导物质，因此具有强大的成骨活性，通过爬行替代，易于被血管化，可以很快与宿主受区融合 [4-5]。

游离自体松质骨植入宿主体内以后，与宿主的融合同化过程，可分为5个时期。

（1）骨移植术后局部迅速出现出血和炎症反应，由于已阻断了自身的血供，移植骨中绝大部分细胞坏死，包括骨小梁陷窝中的骨细胞。

（2）早期即有移植骨周围宿主的大量毛细血管、成骨细胞以及前体细胞沿着骨松质的多孔隙结构向移植骨中心浸润，破骨细胞也从血液中生成。移植骨中毛细血管的浸润即表示骨吸收的开始。

（3）在毛细血管侵入移植骨的进程中，成骨细胞在其已死骨小梁表面释放骨样组织，这些骨样组织将死骨包绕。

（4）被骨样组织包绕在其中的死骨，逐渐被破骨细胞吸收，并被宿主成骨细胞重新合成的新骨所代替，这一过程为移植骨再塑型，可持续数月。

（5）移植骨与宿主骨结合呈流线型机械支撑结构，此为骨松质移植愈合过程的终末期，在 6 个月时已经开始形成，全部完成约需 1 年时间。

游离自体骨皮质移植可提供给宿主骨结构性支撑，但由于骨皮质结构致密，缺乏孔隙，宿主的毛细血管在早期很难进入移植骨内部。此外，游离移植后皮质骨中的细胞难以存活，因此自身无成骨作用，再血管化又比移植松质骨慢得多。皮质骨的愈合需要供区的破骨细胞在骨皮质内部形成许多吸收腔隙，使原有的中央管扩大，然后才能经历与松质骨相同的移植过程。因此，皮质骨与宿主骨的机械融合期，比松质骨要长得多，有的患者甚至无法实现完全的爬行替代[6]。

4.1.2　带血管蒂的腓骨移植

带血管蒂的自体骨移植在供区的愈合，与骨折的修复有着类似的经过。骨移植过程中，再血管化、骨再生及骨端融合是三个密切相关的生物学事件。其中，再血管化是最初的环节，对骨再生骨愈合的生物学方式和效果产生决定性影响。由于吻合血管的自体移植骨自身带有血运，可保证 90% 以上的骨细胞具有活性。在愈合过程中，不需要受区向移植骨内生长血管；与游离自体骨移植需要骨传导后骨吸收，继而新骨再形成过程有明显不同，不需要经过爬行替代即与受区骨融合。骨移植后的再塑型类似于正常骨，符合 Wollf 定律[7]。更重要的是，带血管蒂的移植骨与供区即刻建立血管化联系，使其能够获得与供区一致的神经、体液调节系统，较快地纳入一致的生理反馈机制中。

4.1.3　复合组织瓣腓骨移植

四肢骨折及其周围皮肤肌肉组织缺损的病例多为高能量损伤，致残率高，治疗常需要覆盖创面的同时修复骨与皮肤软组织缺损。这种骨缺损常常是大段的骨缺损（ ≥ 6cm 骨缺损）；不带血供的自体骨移植由于不带血供，修复需要长时间的"爬行替代"过程，往往不能满足长段骨缺损的修复要求；分期移植骨往往治疗过程较长，手术次数多，患者难以接受；异体骨移植修复由于存在排异反应，常导致手术效果不满意。

随着对腓骨基础及临床解剖学研究的深入，人们发现供应腓骨血供的腓动静脉血管束末端可发出皮支或穿支来营养腓外侧皮肤，故带血供的腓骨移植可以和腓外侧皮瓣组合成仅吻合一组血管束的腓骨复合组织瓣[8]，它是带血管蒂的腓骨移植的延伸。显微外科技术可将机体其他部位的骨骼及覆盖其上的皮瓣一次性整体移植至受区，血运丰富及具有较强抗感染能力的骨复合组织瓣移植至受区骨缺损断端，直接与受区的骨骼产生愈合，避免了缓慢的"爬行替代"的愈合过程，从而缩短了病程。

将复合组织瓣腓骨移植应用在上肢骨与软组织缺损的优点有以下[9]。

（1）腓骨复合组织瓣外形匹配。腓骨形态直，质地硬与前臂的尺、桡骨差别不大，可取长度够用，最长取骨长度可达 26cm，最宽皮瓣切取可达小腿的一半，可以一次性修复上臂、前臂的骨骼及皮肤联合缺损，缩短治疗周期，有助于恢复肢体功能。

（2）由于移植的腓骨段有丰富血供，使其具有强大的成骨能力，愈合快，可以大大缩短骨愈合时间，早期的骨愈合可以进一步减少肌肉萎缩及肌肉废用，也有利于上肢功能的早期康复。

（3）腓动脉与前臂的桡动脉、尺动脉直径接近，一般只需吻合一组血管即能保障腓骨骨瓣和腓侧皮瓣的成活，并且皮瓣可以作为术后观察移植腓骨段的血液循环情况最可靠的监测方法。

（4）对于合并有前臂动脉损伤的尺、桡骨及软组织缺损，复合组织瓣腓骨移植可同时修复双骨缺损，对改善手部的血液供应也有一定作用。

肖文德[10]等应用混合式外固定架与带血管蒂游离腓骨移植治疗创伤性股骨大段骨缺损 7 例，术后随访 10~56 个月，移植腓骨均存活，并获得良好的骨性愈合，术后平均10 个月可负重行走。有学者采用带血管蒂的腓骨瓣移植及锁定钢板内固定治疗胫骨骨缺损骨不连 11 例，结果全部病例均骨性愈合，开始骨痂生长 1~2 个月，骨折愈合时间为8~12 个月，小腿功能恢复较满意[11]。将复合组织瓣腓骨移植应用于修复下肢（特别是小腿）骨与软组织缺损，经过远期随访，取得了可靠的临床疗效，证明了复合组织瓣腓骨移植的以下优势。

（1）腓骨复合组织皮瓣游离移植可对胫骨骨折与皮肤软组织缺损进行一期重建与修复，而且皮瓣可作为移植的腓骨术后血供最为可靠的监测方式[12]。

（2）在大多数情况下，单纯地吻合一组血管就能保障移植的腓骨段与小腿外侧皮瓣的成活。

（3）在胫骨长节段粉碎性骨折及骨缺损的临床处理上，移植来的腓骨既有骨折的固定与支撑作用，也可以作为活骨移植充填骨折后遗留的骨缺损，避免了传统骨移植所必须经过的"爬行替代"过程。这种带有血管的骨移植还具有较强的抗感染能力。

（4）因腓骨形态笔直、质地坚硬，为长的管状骨，能够贴切地嵌入股骨和胫骨的骨髓腔，具有较强的支撑强度，在下肢骨折恢复正常长度与轴线后，移植的腓骨相当于一枚骨性"髓内钉"，起到内固定的作用。

（5）复合组织瓣的腓骨移植具有较强的适应能力，通过下肢的逐渐负重，随着应力的刺激，移植的腓骨可逐渐增粗并胫骨化，并可部分代替原有胫骨的强度[13]。

复合组织瓣腓骨移植是带血管腓骨移植的延伸与突破，这种复合组织瓣腓骨移植可用于一期修复四肢骨缺损合并周围软组织缺损[14-15]，可取得良好的临床疗效。

4.1.4 复合组织瓣腓骨移植的改进与发展

　　腓骨复合组织瓣是肢体复合组织损伤治疗中的可靠选择，复合组织瓣中的骨瓣和皮瓣分别由腓动脉和腓动脉的穿支供应，每个穿支可以供应成活一定面积的皮肤；对于中小面积的皮肤软组织缺损合并骨缺损，可以通过单个穿支血管的复合组织瓣进行修复，而大面积的皮肤软组织缺损合并骨缺损，单个穿支血管不能确保皮瓣的完全成活。根据文献报道[16]，腓骨皮瓣中的皮瓣面积最大 22cm×10cm~25cm×14cm，为了确保皮瓣成活的血供，在临床上多采用多个穿支的设计，但是这会降低皮瓣的旋转活动度，使得皮瓣的修复失去了灵活性，限制了皮瓣的使用范围。因此，有些学者改进了现有的复合组织瓣腓骨移植技术[17-18]，设计出了组合腓肠神经的营养血管皮瓣的腓骨嵌合复合组织瓣，应用到了临床中并取得了较满意的疗效。这种改良后的腓骨复合组织瓣通过腓动静脉将穿支蒂腓肠神经营养血管皮瓣和腓骨瓣组合起来，借助腓肠神经营养血管网，扩大了单穿支的供氧范围，利用穿支蒂腓肠神经营养血管皮瓣引入腓骨皮瓣中，代替了传统的腓动脉穿支皮瓣，扩大了原有的传统的腓骨骨皮瓣的软组织覆盖范围，经过回顾性研究发现，这种皮瓣的平均面积达 25cm×13cm，术后皮瓣存活良好；这种嵌合的复合组织瓣，皮瓣和腓骨瓣之间仅仅通过腓动静脉相连，极大地增加了皮瓣和骨瓣之间的活动度；而且穿支蒂腓肠神经营养血管皮瓣可进行180°的旋转，可以灵活适应受区创面缺损的治疗需求，骨缺损的修复和软组织的缺损的修复不再受限于同一方向，可以大大提高腓骨复合组织瓣的使用范围[19]。

　　高能量所致的小腿复合组织缺损常合并大面积的皮肤软组织缺损，大段骨缺损及血管缺损，一次性要修复皮肤软组织、骨、血管缺损，临床上治疗相当棘手。单纯一些大的常用的皮瓣，如股前外侧皮瓣游离移植，或者比较常用腓骨骨皮瓣都难以满足复合组织缺损修复的需求，有学者[20]将股前外侧血流桥接（flow-through）皮瓣联合腓骨骨皮瓣应用在小腿复合组织缺损的临床治疗中，通过血管桥接及骨段移植修复血管缺损及骨缺损，为肢体远端及骨（皮）瓣提供血供，提出了这种串联皮瓣是修复小腿大面积复合组织缺损较理想的方法。股前外侧血流桥接皮瓣在 1997 年由 Koshima 等[21]首次提出，股前外侧血流桥接皮瓣以旋股外侧动脉降支为主干血管，这种皮瓣具有可切取的面积大、主干血管解剖位置稳定、血管口径粗、血管蒂长、供区相对隐蔽的特点，其循环的重建方式较传统皮瓣使受区恢复了更接近生理状态下的血流动力学水平，故适合四肢皮肤软组织缺损伴主干血管损伤创面的修复与重建。腓骨为多源性血供，血供丰富，腓血管蒂贯穿于腓骨瓣的全长，其两端血管均可进行血管吻合，且腓血管与旋股外侧动脉的降支管径相差不大，有利于相互吻接，故腓骨瓣可携带皮肤、骨段形成复合组织瓣与股前外侧血流桥接皮瓣串联吻合，能够在修复皮肤组织缺损的同时桥接胫前（后）动脉及修复胫骨缺损。此外，由于两组织瓣血管的管腔比较粗大，串联吻合后其血流动力学改变较少。当然这种串联皮瓣对术者显微吻合技术要求高，手术时间较长，血管损伤严重的病例吻合口血栓形成的概率大大增加，但这种手术方式也不失为是对腓骨移植复合组织瓣的一种延伸和拓展。

　　骨瓣除了可联合自身组织，还可联合人工假体等材料。对于近关节处的骨缺损，直接应用人工假体替代缺损，术后功能恢复效果比传统植骨后关节融合更佳。Jones 等[22]应用腓骨瓣联合硅胶关节垫片修复巨细胞瘤导致环指掌骨根治性切除所致的骨缺损，术后 4~5 年未见巨细胞瘤复发，且环指保持良好的活动功能。随着材料科学及组织工程学的发展，更多的人工假体材料应用于临床，联合自身骨瓣及皮（肌）瓣治疗骨缺损将有更好的应用前景。

4.2　腓骨移植的固定方式

4.2.1　直接固定

腓骨移植后，通过内固定方式将移植物与受区进行直接连接，明显增加了两者在生物力学上的稳定性，但是不可避免的是，内固定物不同程度地破坏了供体的血供。

4.2.1.1　钢板、螺钉结合内固定

在骨折、骨不连的治疗中，钢板是应用最为广泛的内固定，同样适用于移植腓骨的内固定中（见图 4-1）。将游离的腓骨作为髓腔内的支架，不但增加了螺钉的抓力，将双皮质螺钉变成了四皮质螺钉，还能促进愈合和提升机械稳定性。对于肱骨干的骨折、骨缺损治疗，把肱骨髓腔用铰刀扩髓后，将游离腓骨插入髓腔中，外侧在常规方法置入钢板，在双侧靠近骨折端，至少用一枚螺钉来固定传统肱骨＋腓骨的四层皮质结构[23]（见图 4-2）。通过钢板和螺钉的组合应用，钢板和螺钉直接固定了腓骨和肱骨，皮质骨使骨折部位的结构即刻形成了一个稳定的整体。髓内腓骨支撑作为一种内部夹板，在骨折部位提供稳定性，并增加螺钉抓力。

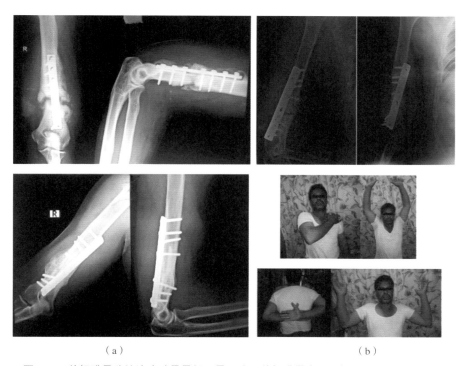

（a）　　　　　　　　　　　　　　　（b）

图 4-1　单根腓骨移植治疗肱骨骨折、骨不连，单根腓骨由"钢板＋螺钉"直接固定

引自：Kashayi-Chowdojirao Sreekanth,Vallurupalli Aashish,Chilakamarri Vijay Krishna, et al. Role of autologous non-vascularised intramedullary fibular strut graft in humeral shaft nonunions following failed plating [J].J Clin Orthop Trauma,2017;8(Suppl 2):S21-S30.

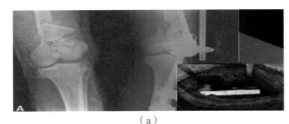

（a）

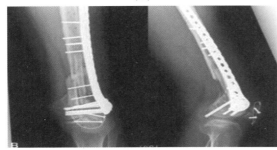

（b）

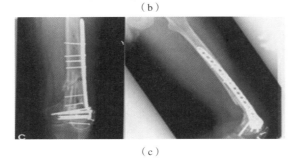

（c）

图4-2 并列的双腓骨移植治疗股骨远端骨折、骨缺损，双根腓骨由"钢板＋螺钉"直接固定

引自：Lin Kai-Cheng,Tarng Yih-Wen,Hsu Chien-Jen, et al. Free non-vascularized fibular strut bone graft for treatment of post-traumatic lower extremity large bone loss [J].Eur J Orthop Surg Traumatol,2014,24: 599-605.

但也有可能破坏骨内膜和骨膜的血液供应，在植入移植物时发生医源性骨折。

而对于骨缺损而言，尤其是下肢长骨，如股骨胫骨，可选取双根腓骨进行移植[24]（见图4-3），同样引用"钢板＋螺钉"的方案，将受植区和移植腓骨固定为一个完整的整体，单根螺钉可以穿过一共6层皮质。更

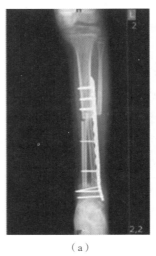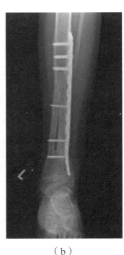

（a）　　　　　　（b）

图4-3 并列的双腓骨移植治疗胫腓骨远端骨折、骨缺损，双根腓骨由"钢板＋螺钉"直接固定

引自：Niethard Maya,Tiedke Carmen,Andreou Dimosthenis, et al. Bilateral fibular graft: biological reconstruction after resection of primary malignant bone tumors of the lower limb.[J].Sarcoma, 2013: 205832.

为简便的是，应用于胫骨、股骨骨折的解剖型钢板可以作为复位控制长度和角度的模板。

4.2.1.2 克氏针/弹性髓内钉固定

对于小儿四肢骨干的缺损，由于其髓腔小，对腓骨髓腔适当扩髓，可以利用腓骨天然的髓腔结构，将克氏针置入腓骨髓腔内进行固定，其摩擦力足够应对旋转和轴向的应力[25]。虽然克氏针固定的稳定性不如之前几个固定方式，但是因为不破坏干骺端，能最小限度保持移植区的血运，故也有在小儿骨科中独特的优势。在应用克氏针的时候，应注意尽可能使用长的克氏针来增加稳定性，克氏针穿过骨骺也不会对生长产生影响，一端可穿出皮肤，便于二期拔出克氏针（见图4-4）。

与克氏针相比，弹性髓内钉在治疗儿童长骨骨干骨折时具有以下优势：生物相容性好，双股弹性髓内钉的张力提供了更好的稳定性，同样对骨骺的生长没有影响。但是弹性髓内钉的使用年龄限制在3~15岁。考虑到这些特点，Oner Mithat[26]在儿童肱骨干的嗜酸性肉芽肿的切除后利用游离血管化腓骨移植（free Vascularized fibular graft，FVFG）技术重建，就采用了弹性髓内钉固定的方式。置入方式和常规骨折治疗相同，术

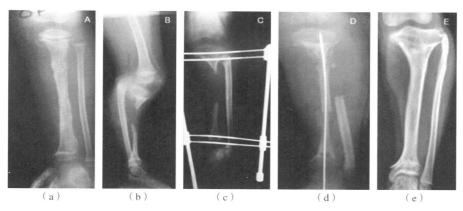

（a） （b） （c） （d） （e）

图 4-4 移植腓骨治疗小儿胫骨大段缺损，克氏针髓腔内固定

引自：Patwardhan Sandeep,Shyam Ashok K,Mody Rustom Adi, et al. Reconstruction of bone defects after osteomyelitis with nonvascularized fibular graft: a retrospective study in twenty-six children[J].J Bone Joint Surg Am, 2013, 95: e56, S1.

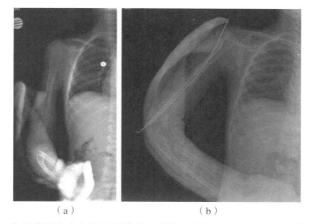

（a） （b）

图 4-5 移植腓骨治疗小儿肱骨肿瘤，弹性髓内钉髓腔内固定 + 石膏托外固定

引自：Oner Mithat,Yurdakul Emre,Guney Ahmet. The treatment of eosinophilic granuloma of the humerus with nonvascularized fibular graft and elastic nail [J].J Pediatr Orthop B, 2013, 22: 388-391.

后辅助石膏托固定，随访 4 年重建效果满意（见图 4-5）。在小儿骨折、骨病治疗中不失为一种替代克氏针的方案。

4.2.2 间接固定

内固定并不直接进入作为移植物的腓骨内，并不破坏供体的血供，但需要采用其他间接并巧妙的方式对移植物进行固定，否则移植骨达不到一定的稳定性，同样会导致移植失败。

4.2.2.1 桥接钢板

对于一些非髓腔内移植腓骨的患者，腓骨两端骨性支撑强度足够，若移植区负重强度小，可选择桥接钢板的方式，钢板上的螺钉并不直接固定游离腓骨，仅固定受区骨块。颈椎椎体次全切除中应用游离腓骨，考虑到上下端椎体的终板下骨质的支撑力以及头部在颈椎产生的应力不大，可应用桥接钢板的方式，减少对游离腓骨膜、血运的进一步破坏[27]。在大多数颈椎前路重建的病例中，需要大量的骨块和（或）长段骨，并且需要较高的抗压强度。腓骨轴向强度较好，在俯卧位、仰卧位和侧卧位中取出腓骨均不受限，不影响颈

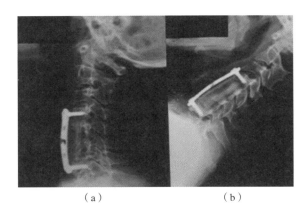

图 4-6 腓骨段移植在颈椎前路椎体切除中应用，结合钛板桥接内固定

引自：Addosooki Ahmad Ibraheem, Alam-Eldin Mohamed, Abdel-Wanis Mohamed El-Sayed, et al. Anterior Cervical Reconstruction Using Free Vascularized Fibular Graft after Cervical Corpectomy [J]. Global Spine J, 2016, 6: 212-219.

椎前路的手术。相比较钛网碎骨支撑植骨，FVFG 技术在颈椎路次全切除中也有其独特的优势（见图 4-6）。

4.2.2.2 桥接外固定支架

在绝大多数学者关于应用外固定支架的报道中，高能量暴力造成的大段骨缺损合并缺损区软组织的严重损伤 / 缺损，是让术者选择这一固定方式的理由。在 FVFG 中，外固定有下列优点：对骨的血运破坏小；对软组织覆盖的要求低，可结合皮瓣转移或 VSD 创面修复等多种软组织修复重建技术；是具有感染高风险或已存在感染的情况下的最佳选择；结合 Ilizarov 外固定支架，可以二期进行骨搬运和畸形矫正 [28]（见图 4-7）。值得注意的是，单根腓骨移植于四肢骨干缺损，常常导致干骺端和骨干骨缺损尺寸与移植的腓骨干和形状不匹配。上肢应用中由于所需承受力量较小，基本可忽视，下肢力量负荷大，应用单根腓骨需谨慎考虑，同时需认真评估拆除外固定支架的时间。

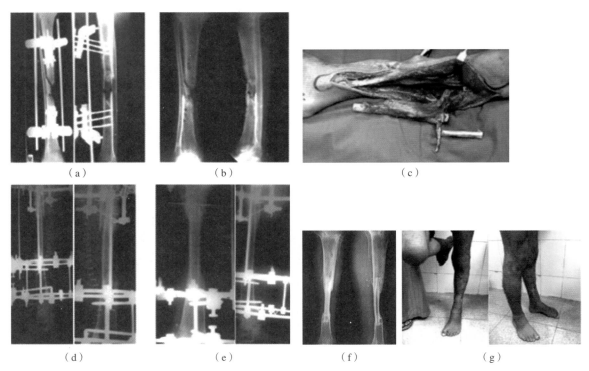

图 4-7 单根腓骨移植结合外固定支架固定治疗胫骨骨折术后骨不连

引自：Semaya Ahmad El-Sayed, Badawy Ehab, Hasan Mohammad, et al. Management of post-traumatic bone defects of the tibia using vascularised fibular graft combined with Ilizarov external fixator [J]. Injury, 2016, 47: 969-975.

4.2.2.3　桥接髓内钉

在应用游离腓骨联合髓内钉治疗四肢大段骨缺损时，髓内钉作为一种桥接固定的方式，间接地固定游离腓骨，腓骨置于缺损段的髓内钉外，并不直接固定于髓内钉上。在这种治疗方式中，髓内钉以另外一种相对稳定的方式来应用，可以说是一种类似内置的外固定支架桥接两端的方式来稳定腓骨。但是远端宽大的髓腔加上缺损部位髓腔固定的缺失，会导致髓内钉稳定性下降。并且在肢体远端固定不稳定的情况下，置入远端交锁钉的难度提高，内外翻、内外旋的控制难度进一步加大[29]。值得注意的是，未控制感染的骨缺损、感染风险大的骨缺损是应用髓内钉的绝对禁忌证。这也使得髓内钉的应用范围主要集中在骨病、骨肿瘤等无菌性骨缺损的治疗中。

4.2.2.4　腓骨自身作为骨钉/骨栓

在一些非骨缺损病例的治疗中，例如股骨颈骨折、四肢长骨髓腔性病变，由于骨性结构的完整性未被破坏，无须担心移植区的骨折/内固定断裂，腓骨自身所具备的强度和生物学活性，可以直接作为固定置入区的有活力的骨钉结构来应用。相比较直接用螺钉内固定而言，腓骨制作的"骨钉"尽管在绝对强度上不如金属螺钉，但是在结合金属内固定物的前提下，腓骨骨钉强度足以满足支撑的需求，而且能够具有金属内固定物无可比拟的愈合能力，若结合血管重建技术，更能额外提供血运支持，增加移植区骨的血运。

Elgeidi Adham[30] 在一系列股骨颈骨折的治疗中，在应用动力髋螺钉的同时，在股骨颈内钻孔，将游离腓骨敲击进孔腔，作为一个骨钉应用。相比较常见的腓骨移植而言，作为骨钉的腓骨，不仅仅要求在截断面的两端骨性愈合，也要求在圆柱的环绕面和移植区融合。为了增加腓骨侧面的融合效果，可利用 2.5mm 的钻头钻孔，在腓骨表面每间隔 2cm 钻一枚孔。腓骨置入深度应达到股骨头软骨下骨（见图 4-8）。众所周知，股骨颈骨折常见并发症就是骨折不连接及股骨头坏死导致的关节面塌陷。应用该方法可以在血运重建发生前将结构塌陷最小化，同时增加骨量和血运的支持，在腓骨上做的钻孔有助于早期骨性骨愈合，同时也作为骨折部位血运重建的通道。

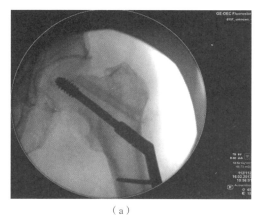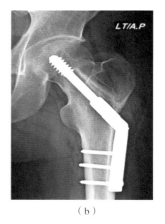

（a）　　　　　　　　　　　　（b）

图 4-8　游离腓骨段作为"骨钉"直接固定于股骨颈

引自：Elgeidi Adham,El Negery Abed,Abdellatif M Serry, et al. Dynamic hip screw and fibular strut graft for fixation of fresh femoral neck fracture with posterior comminution [J] .Arch Orthop Trauma Surg 2017, 137: 1363-1369.

除了 DHS 结合腓骨骨钉治疗股骨颈骨折，更为广大骨科医生选择的空心拉力螺钉在治疗股骨颈骨折的时候，同样可以结合腓骨骨钉，并可以选择腓骨骨钉替代掉一枚至两枚空心拉力螺钉[31]（见图 4-9）。相对于三枚空心拉力螺钉，应用腓骨结合螺钉，而由于骨诱导作用，腓骨移植物可以提供额外的稳定性以及促进骨再生。移植腓骨的环钻形状提供了额外的抗旋转稳定性。在移植腓骨上钻孔有利于移植物和受体结合，并作为血管再通的通道，在无血管和（或）骨质疏松的股骨头中，软骨下放置腓骨移植物可以将股骨颈结构的塌陷概率最小化，直到发生再血管化。钻取的骨片可以作为内植骨填充物。

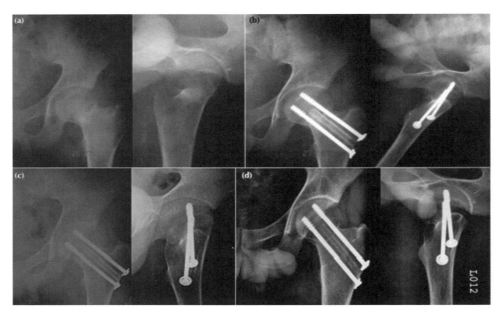

图 4-9　腓骨段结合两枚空心拉力螺钉治疗股骨颈骨折
引自：Pal Chandra Prakash,Kumar Binod,Dinkar Karuna Shankar, et al. Fixation with cancellous screws and fibular strut grafts for neglected femoral neck fractures [J].J Orthop Surg (Hong Kong), 2014, 22: 181-185.

参 考 文 献

[1] Bhattacharyya A1, Jha AK, Kumar S, et al. Outcome of different modalities of surgical management of chronic osteomyelitis of calcaneum[J]. J Indian Med Assoc, 2012,110(11):825-826.

[2] 秦泗河. 突破骨不连与骨缺损治愈的瓶颈 [J]. 中国骨伤,2013,26(4):267-270.

[3] Sparks DS, Saleh DB, Rozen WM, et al. Vascularised bone transfer: History, blood supply and contemporary problems[J]. J Plast Reconstr Aesthet Surg, 2017,70(1):1-11.

[4] de Boer HH, Wood MB. Bone changes in the vascularised fibular graft. The Journal of bone and joint surgery[J]. British volume, 1989,71(3):374-378.

[5] Khosla S, Westendorf JJ, Mödder UI. Concise review: Insights from normal bone remodeling and stem cell - based therapies for bone repair[J]. Stem cells, 2010,28(12):2124-2128.

[6] Ehrlich PJ, Lanyon LE. Mechanical strain and bone cell function: a review[J]. Osteoporosis international, 2002, 20;13(9):688-700.

[7] Robling AG, Castillo AB, Turner CH. Biomechanical and molecular regulation of bone remodeling[J]. Annu. Rev. Biomed. Eng. 2006, 8:455-498.

[8] Zhen P, Hu YY, Luo ZJ,et al. One-stage treatment and reconstruction of Gustilo Type III open tibial shaft fractures with a vascularized fibular osteoseptocutaneous flap graft[J]. J Orthop Trauma, 2010,24(12):745-751.

[9] 宋杰，杨胜相，焦利斌，等. 游离腓骨皮瓣移植修复四肢复合组织缺损七例 [J]. 中华显微外科杂志,2016,39(2):163-165.

[10] 肖文德，郭东明，姬广林，等. 混合式外固定架与带血管蒂游离腓骨移植治疗创伤性股骨大段骨缺损 [J]. 中国骨与关节损伤杂志，2013,28(6) :563-564.

[11] 由宏博，丁洪忠，李志宏. 11 例带血管蒂的腓骨瓣移植及锁定钛板内固定治疗胫骨骨缺损骨不连的临床分析 [J]. 中国实用医药,2013,8(4) :129.

[12] Gopal S, Giannoudis P V, Murray A, et al. The functional outcome of severe, open tibial fractures managed with early fixation and flap coverage[J]. J Bone Joint Surg Br, 2004,86:861-867.

[13] 王培吉，董启榕，秦建忠，等. 吻合血管折叠式腓骨皮瓣修复大段胫骨及皮肤软组织缺损 [J]. 中华显微外科杂志.2007，30 :264-266, 后插 262,

[14] Jupiter J B, Gerhard H J, Guerrero J, et al. Treatment of segmental defects of the radius with use of the vascularized osteoseptocutaneous fibular autogenous graft[J]. J Bone Joint Surg Am，1997,79:542-550.

[15] Chen, Z. W. & Yan, W. The study and clinical application of the osteocutaneous flap of fibula[J]. Microsurgery,1983,4:11-16.

[16] Wei F C, Seah C S, Tsai Y C, et al. Fibula osteoseptocutaneous flap for reconstruction of composite mandibular defects[J]. Plast Reconstr Surg. 1994,93:294-304; discussion 305-296.

[17] 杨伟超,徐佳,汪春阳,等 . 组合腓肠神经营养血管皮瓣的腓骨嵌合皮瓣治疗创伤性复合组织缺损 [J]. 中华创伤骨科杂志 ,2018,20,671-674,

[18] Wang C Y, Chai Y M, Wen G & Han, P. One-stage reconstruction of composite extremity defects with a sural neurocutaneous flap and a vascularized fibular graft: a novel chimeric flap based on the peroneal artery[J]. Plast Reconstr Surg. 2013,132:428e-437e,

[19] Pignatti M,Ogawa R,Hallock GG,et al. The "Tokyo" consensus on propeller flaps[J]. Plast Reconstr Surg. 2011,127 :716-722,

[20] 徐柯烽，高顺红，于志亮 . 股前外侧 flow-through 皮瓣联合腓骨 (皮) 瓣修复小腿复合组织缺损 [J]. 中华整形外科杂志，2017,33 :335-339.

[21] Koshima I, Umeda N, Moriguchi T, et al. A full-thickness chondrocutaneous flap from the auricular concha for repair of tracheal defects[J]. Plast Reconstr Surg, 1997,99(7):1887-1893.

[22] Jones NF, Dickinson BP, Hansen SL. Reconstruction of an entire metacarpal and metacarpophalangeal joint using a fibular osteocutaneous free flap and silicone arthroplasty[J]. J Hand Surg Am, 2012,37(2):310-315.

[23] Kashayi-Chowdojirao Sreekanth,Vallurupalli Aashish,Chilakamarri Vijay Krishna, et al. Role of autologous non-vascularised intramedullary fibular strut graft in humeral shaft nonunions following failed plating.[J].J Clin Orthop Trauma, 2017,8(Suppl 2):S21-S30.

[24] Lin Kai-Cheng,Tarng Yih-Wen,Hsu Chien-Jen, et al. Free non-vascularized fibular strut bone graft for treatment of post-traumatic lower extremity large bone loss[J].Eur J Orthop Surg Traumatol, 2014,24: 599-605.

[25] Niethard Maya,Tiedke Carmen,Andreou Dimosthenis, et al. Bilateral fibular graft: biological reconstruction after resection of primary malignant bone tumors of the lower limb[J].Sarcoma, 2013, 2013: 205832.

[26] Patwardhan Sandeep,Shyam Ashok K,Mody Rustom Adi, et al. Reconstruction of bone defects after osteomyelitis with nonvascularized fibular graft: a retrospective study in twenty-six children[J].J Bone Joint Surg Am, 2013, 95: e56,

[27] Addosooki Ahmad Ibraheem,Alam-Eldin Mohamed,Abdel-Wanis Mohamed El-Sayed, et al. Anterior Cervical Reconstruction Using Free Vascularized Fibular Graft after Cervical Corpectomy[J] .Global Spine J, 2016, 6: 212-219.

[28] Semaya Ahmad El-Sayed,Badawy Ehab,Hasan Mohammad, et al. Management of post-traumatic bone defects of the tibia using vascularised fibular graft combined with Ilizarov external fixator[J] .Injury, 2016, 47: 969-975.

[29] Cashin Megan,Coombs Christopher,Torode Ian,A-Frame free Vascularized Fibular Graft and Femoral Lengthening for Osteosarcoma Pediatric Patients[J] .J Pediatr Orthop, 2018, 38: e83-e90.

[30] Elgeidi Adham,El Negery Abed,Abdellatif M Serry, et al. Dynamic hip screw and fibular strut graft for fixation of fresh femoral neck fracture with posterior comminution.[J] .Arch Orthop Trauma Surg, 2017, 137: 1363-1369.

[31] Pal Chandra Prakash,Kumar Binod,Dinkar Karuna Shankar, et al. Fixation with cancellous screws and fibular strut grafts for neglected femoral neck fractures[J] .J Orthop Surg (Hong Kong), 2014, 22: 181-185.

（林建华　谢　昀　王发圣　邱耀宇　郑力峰）

第 5 章

术后监测和并发症的预防和处理

带血管蒂的腓骨移植成功的关键在于吻合血管的通畅，血管通畅率高主要依靠精细的缝合针线、手术器械和精湛熟练的缝合技术。但是从临床和实验中的观察来看，即使术中血管吻合良好，血管腔内血液通畅，但在后期仍可因感染、血管痉挛及血栓形成而致移植手术失败。因此，术后积极进行抗血栓、抗痉挛、抗感染的"三抗"治疗是预防吻合血管的组织移植手术失败的重要因素。带血管蒂的腓骨移植手术成功的关键是在术前、术后处理和术中操作方面。例如，周密的术前设计供区和受区的良好准备，细致切取移植组织，彻底切除病变组织，组织移植后位置的协调，血管吻合的无创操作级无菌技术等。术者必须十分重视上述各个环节，忽视其中任何一个，都可能造成手术失败[1]。对于腓骨瓣移植，可通过皮肤颜色、温度以及局部的充盈情况来判断吻合血管是否通畅。多普勒血管超声检查有助于监测血栓的发生，及时作出血管阻塞的鉴别诊断，快速判断是动脉危象还是静脉危象，再分清是血管痉挛或是血栓形成。一旦出现血管危象，必须马上探查，及早处理[2]。

5.1　术后监测

所有患者必须在术后根据严格和既定的程序治疗和监测。在术后第一个 5 天内密切监测重要征象和皮瓣活力。给予高容量林格氏液以保证通过吻合血管的高流量和预防血栓形成（高于平时维持量 1.5 倍）。总的高容量液体保持 3 天，在后续的 2 天里逐渐减量至正常保留容量。

腓骨瓣移植后的骨端可以直接愈合，避免传统的爬行替代，因此判断并保证其血运良好是手术成功的关键。要降低组织移植的失败率，术后及时监测血供、早期发现血管危象就显得异常重要。血供监测方法众多，传统的移植组织血供监测方法包括观察皮瓣的颜色、温度、肿胀、弹性、毛细血管充盈和皮瓣针刺后的出血试验等，虽然存在主观因素的差异，却是临床上常用的简单有效的判断血供的方法[3]。具体如下：

（1）皮肤颜色观测：分为苍白、淡红、红润、暗红、紫红、紫 6 个等级，颜色偏淡、偏白为动脉供血不足，颜色偏紫为静脉回流不畅。

（2）皮肤张力观测：分为低、略低、正常、略高、高 5 个等级，张力低为动脉供血不足，张力高为静脉回流障碍。

（3）毛细血管回流充盈时间观测：分为慢、略慢、正常、略快、快 5 个等级，慢为动脉供血不足，快为静脉回流障碍。

（4）经皮氧分压测定：以百分比表示血氧饱和度。

（5）血管超声多普勒检测：探测动脉血管脉动与静脉血流啸叫，断定动脉中有无血流。

此外，还有组织 pH 值测定、骨扫描、微光分光光度计、氢离子清除技术、组织瓣温度测定、动态 CT、荧光素测定、结合数字化监测等方法，但是这些监测方法不仅仪器装配复杂、价格昂贵，而且技术要求较高，难于连续、无创地监测，这在临床上限制了其使用 [4-5]。

体表皮瓣移植术后可通过观察颜色、温度及肿胀情况来判断血管吻合的通畅性，但这些方法在腓骨瓣移植术后观察血供效果欠佳。小腿外侧皮肤与腓骨的血供同源于腓动脉，移植腓骨瓣以腓动脉及其伴行静脉为血管蒂；所以需监测皮岛的血供与腓骨的血供同源，若皮岛血供障碍，则移植腓骨也会发生血供障碍 [6]。监测皮岛是一外置的、与深部游离移植组织瓣的血供同源的体表小皮瓣，在吻合血管腓骨移植中，移植腓骨同时携带与其血供同源的小腿外侧微型皮瓣，术后通过临床观察其颜色、肿胀程度、毛细血管充盈和皮岛针刺后出血情况等直观指标，能连续、实时、重复地监测深层带血管腓骨的血供，及时发现腓骨的血管危象。一般术前使用多普勒血流探测仪于腓骨后缘测定并标记响声大、靠近腓骨后缘的皮动脉点。通常位于小腿中段，以最响亮处为中心，以腓骨后缘 1.5cm 为轴线，设计一个 5cm×3cm 的梭形皮瓣。皮岛与腓骨血供同源于腓动、静脉，通过直接观察皮岛的血供变化，可实时监测腓骨瓣血运 [7-8]。

此外，需监测移植骨愈合情况。骨愈合征象的放射学评估是系列平片。在上肢常常在 4~5 个月后可见骨愈合，在下肢是 5~7 个月。受区肢体常需限制活动 3 个月（上肢用支具固定，下肢用石膏固定），在发现骨愈合的影像学证据之后允许部分负重，推荐逐渐的肢体负重直至可以完全负重。

5.2　并发症的预防和处理

5.2.1　抗血栓

吻合血管的移植组织失败，多数是由于血管内有血栓形成。血栓形成是移植组织失败的主要原因。血栓形成的原因主要有血管壁的损伤、血液凝固性改变和血流动力学改变。

动脉血栓形成时，皮瓣颜色逐渐苍白或呈蜡黄色，皮缘不出血，毛细血管回流现象欠佳或消失以及皮温下降（低于周围正常 2~3℃）。血栓若发生在静脉，则皮色暗红，边缘出血（血呈暗红色），毛细血管充盈反应正常或加快，皮瓣肿胀有水疱以及皮温下降并低于周围正常皮温 2~3℃。

血栓的预防需要做到以下几点。

（1）轻柔剥离血管外膜。

（2）细心保护移植组织的血管。

（3）选择受区好的血管。

（4）精细正确的血管吻合术。

（5）抗凝治疗。

肝素预防深静脉血栓，每日2次抽血监测血容量和电解质，保持血红蛋白90~100g/L，使血液黏滞性最小和最大限度减少吻合血管血栓样状态。术后10日行^{99m}Tc骨扫描（ECT）和单光子发射型CT（SPECT）检查以评估皮瓣活力[1]。

吻合血管时，血管内膜损伤越重血栓的发生率就越高。在血栓形成及抗凝治疗的动物实验中观察到，当血管内膜挫伤达到剥脱程度时，其血栓发生率高达75%。但在同样血管条件下，如采用抗凝治疗，可使血栓发生率下降至13.6%。这说明抗凝治疗在预防血栓方面是有作用的。因此，抗凝药的使用，在某些情况下是必要的。但必须指出，凡准备做抗凝治疗者，术中必须彻底结扎止血，特别是毛细血管的渗血处应一一处理。在抗凝治疗过程中，需要有化验监测，监测凝血全套指标。对平时出血倾向或有其他脏器出血者，如溃疡病、食管静脉曲张或月经过多症等，不应使用抗凝治疗[9]。

5.2.2　抗痉挛

血管痉挛是常见的并发症之一。痉挛后血管通畅性将受影响，并能继发血栓形成，可使管腔完全阻塞。血管痉挛的临床表现为移植组织突然变成苍白，毛细血管充盈反应迟钝，皮温下降。一旦发生这种现象，应及时进行处理。引起血管痉挛的原因主要有以下两点：一是神经性痉挛，为交感神经兴奋所致，常由疼痛、寒冷等因素引起；二是肌肉性痉挛，为血管壁层的平滑肌纤维高度收缩所致，常由手术中对血管外膜的分离，血管受牵拉、创伤等机械性刺激和术后炎症对血管壁的化学性刺激以及固定不充分的骨断端的刺激等引起[10]。

针对以上原因，术后应采取下列抗痉挛措施：

（1）注意止痛：术中麻醉效果应满意，术后适时给予止痛药，伤肢石膏托制动、体位舒适，减少患者躁动。

（2）纠正血容量不足，予以输液输血维持血压，增加血流速度。

（3）手术操作应轻柔，避免对血管牵拉及损伤，骨与关节的固定要妥当。

（4）保温。最好保持室温在25℃为宜，需要时可放置电热毯或适当温度的热水袋，以提高局部温度。

（5）应用解痉药：常用的有交感神经拮抗药和平滑肌松弛药，前者如罂粟碱、普鲁卡因、氯丙嗪等，后者为烟酸肌醇酯、妥拉苏林、烟酸等。这些药物可选择1~2种应用，必要时可在血管的近侧段内直接注射。罂粟碱口服剂量每天200~250g，分2~3次服用，其3%盐酸罂粟碱溶液可做皮下注射，每次30~60mg，每6小时1次。静脉注射应缓慢进行或慎用，以免全身血管床迅速扩张，血压和心输出量不能维持在正常水平，加之对心脏有抑制传导作用，减低兴奋性，故可出现心室纤维颤动，甚至心跳骤停而死亡。由于抗凝疗法可发生一些并发症，许多学者不主张应用，特别是肝素的并发症较多，掌握不好弊多利少。在临床多采用右旋糖酐-40 并用小剂量阿司匹林治疗。

（6）手术探查：对顽固性血管痉挛（有时不易与血管栓塞鉴别）应及时进行手术探查。显露吻合段的血管，检查有无血管损伤、外膜下血肿、血管内血栓及小分支漏血等。排除这些因素后，血管周围用温生理盐水，3%~4% 硫酸镁溶液、罂粟碱溶液和 2% 利多卡因溶液外敷。必要时可用热普鲁卡因溶液注入血管做液压扩张，但对微小血管的处理要慎重。顽固性血管痉挛经上述处理后仍无效者，可切除痉挛段血管，进行静脉移植[11]。

5.2.3　抗感染

吻合血管的组织移植手术后发生感染，不仅使伤口不能一期愈合，更严重的是炎症波及血管，可引起血管持续性痉挛，血管壁发生明显炎性反应，壁层组织肿胀，引起血管闭塞，最后形成血栓，甚至可使血管壁坏死，发生吻合口破裂出血。这些不仅导致血流中断，有时还可发生败血症等，危及患者生命。

导致感染的因素有以下。

（1）手术时间长，创面长时间暴露。

（2）受区创面及移植组织止血不彻底，血肿未能充分引流，易致感染。

（3）开放损伤或感染创面清创不彻底[12]。

预防感染，应该从术前一直贯彻到创面完全愈合的全过程中。手术前的准备和手术中的无菌技术，是预防感染的关键。因吻合血管的组织移植手术时间一般较长，达 5~10 小时甚至更长，这就增加了感染的机会。为此，术后应使用广谱抗生素，对革兰氏阴性菌和阳性菌都有作用。如感染发生或创面细菌培养阳性，则应根据其敏感试验结果，进行药物更换调整。术后患者应转入特护病房，由专人观察护理，在观察血运时，应严格注意无菌操作。

除此之外，移植腓骨的应力性骨折为另一并发症，有报道称其可在高达 23% 的患者中发生[13]。下肢常见，上肢也可发生。移植腓骨的桥接钢板刚性固定或髓内钉固定可降低骨折的发生。如果移植骨有充足血供，可通过简单固定使骨折愈合。

参 考 文 献

[1] 胥少汀,葛宝丰,徐印坎 . 实用骨科学 [M]. 北京 :人民军医出版社 . 2012.

[2] 钟世镇,徐达传,丁自海 . 显微外科临床解剖学 [M]. 济南 :山东科学技术出版社,2000.

[3] 程国良 . 手指再植与再造 [M]. 北京 :人民卫生出版社 .1997.

[4] Hervás I, Floria LM, Bello P, et al. Microvascularized fibular graft for mandibular reconstruction: detection of viability by bone scintigraphy and SPECT[J]. Clin Nucl Med, 2001, 26(3):225-229.

[5] Stack BC Jr, Futran ND, Zang B, et al. Initial experience with personal digital assistant-based reflectance photoplethysmograph for free tissue transfer monitoring[J]. Ann Plast Surg, 2003, 51(2):136-140.

[6] 丛飞, 范金柱, 宋涛, 等. 带监测皮岛的游离腓骨瓣移植治疗前臂骨缺损的手术技巧及疗效观察 [J]. 中华手外科杂志, 2017, 33(4):293-296.

[7] 牟善霄, 尹纪军, 苑方昌, 等. 带监测皮岛的腓骨移植修复四肢骨缺损 [J]. 中华显微外科杂志, 2008, 31(3):216-217.

[8] 徐中和, 蔡维山, 郭奇峰. 带监测皮岛的腓骨移植 [J]. 中华显微外科杂志, 2000, 23(1):29-31.

[9] 邱贵兴, 戴克戎. 骨科手术学 [M]. 北京: 人民卫生出版社. 2016.

[10] Yoshimura M, Shimamura K, Iwai Y, et al. Free vascularized fibular transplant. A new method for monitoring circulation of the grafted fibula[J]. J Bone Joint Surg Am, 1983, 65(9):1295-1301.

[11] Arai K, Toh S, Tsubo K, et al. Complications of vascularized fibula graft for reconstruction of long bones[J]. Plast Reconstr Surg, 2002, 109(7):2301-2306.

[12] Pliefke J, Rademacher G, Zach A,et al. Postoperative monitoring of free vascularized bone grafts in reconstruction of bone defects[J]. Microsurgery, 2009, 29(5):401-407.

[13] Pacifico MD, Floyd D, Wood SH.Tibial stress fracture as a complication of free-fibula vascularised graft for mandibular reconstruction[J]. Br J Plast Surg, 2003, 56(8):832-834.

（张春林　朱昆鹏　吴卫平　沈　赞）

第 2 篇　各　论

043　第 6 章　腓骨移植重建上肢骨关节缺损

072　第 7 章　腓骨移植重建下肢骨缺损

144　第 8 章　腓骨移植重建股骨头

155　第 9 章　骨盆重建

171　第 10 章　腓骨移植重建脊柱骨缺损

181　第 11 章　腓骨移植重建颌面骨缺损

第6章

腓骨移植重建上肢骨关节缺损

6.1 肱骨近端肿瘤切除后重建

肱骨近端是骨肉瘤、高级别软骨肉瘤、尤文氏肉瘤、侵袭性良性肿瘤及骨转移性病变的第四好发部位。Malawer 等根据手术切除范围将肩胛带区肿瘤手术分为 6 型：关节内的肱骨近端切除（Ⅰ型）、部分肩胛骨切除（Ⅱ型）、关节内的全肩胛骨切除（Ⅲ型）、关节外的全肩胛骨和肱骨头切除（Ⅳ型）、关节外的肱骨及肩胛盂切除（Ⅴ型）和关节外的肱骨及全肩胛骨切除（Ⅵ型）。强调了关节外切除（Ⅳ~Ⅵ型）对于肿瘤可能侵犯关节病例的重要性。目前，对于肱骨近端肿瘤，常采用关节内的肱骨近端切除，即 Malawer Ⅰ型切除术。作为人体活动度最大的肩关节的重要组成部分，肱骨近端肿瘤切除术后造成的骨与关节的缺损是肿瘤治疗过程中的常见问题。

自 1970 年以来，随着化疗药物、医学影像学、生物材料及外科技术的迅速发展，骨肿瘤的保肢技术已日趋成熟。目前，肱骨近端恶性肿瘤切术后常用的重建方式有肱骨假体置换（PHP）、肱骨假体—异体骨复合体重建（APC）、生物学重建等。肱骨假体置换（PHP）是目前肱骨近端恶性骨肿瘤切除术后肩关节重建的常见方法之一，具有手术简单、短期功能良好的优点，但患者术后肩关节功能受限明显，同时存在关节脱位、肘关节不稳以及假体松动等可能性。此外，肱骨近端恶性骨肿瘤，如骨肉瘤、尤文氏肉瘤等常见于青少年，远期假体的使用寿命以及后期关节的翻修也是临床一大难题。反肩式人工关节置换术（RTSA）手术最初主要用于肩袖缺损的严重骨关节炎或类风湿关节炎的治疗，其特殊的生物力学结构提供了不同的肩关节活动机制，即不依赖肩袖完整性，仅依靠三角肌的力量即可使肩关节具有良好的外展、前屈及上举能力。但其术后并发症发病率较高，如假体脱位、肩关节疼痛、关节不稳等。肱骨近端骨肿瘤切除术后常见的生物学重建方法包括同种异体骨关节移植、瘤骨灭活后回植内固定、同侧锁骨翻转（CPH）重建、腓骨移植重建等。目前，最常使用的是同侧锁骨翻转重建及腓骨移植重建两种方法。同侧锁骨翻转重建骨组织来源确切，术后效果肯定，但翻转锁骨与植骨间的假关节形成及继发性骨折是目前面临的一大难点。腓骨是下肢的重要组成部分，其大约承受下肢 1/6 的重量，同时也是外踝的重要组成部分。腓骨形态较直，质地坚硬，有充足的长度可供使用。同时，腓骨移植可携带骨骺和骺端关节面，在肱骨近端肿瘤切除术后缺损重建中可恢复肱骨长度，保持肩关节的稳定性和一定的活动范围。1997 年，开罗大学国家癌症中心研究发现，游离腓骨移植是肱骨近端骨肿瘤切除术后最合适的方法之一，该方法能够在较大程度上提高切除术后肩关节的功能及稳定性，很好地保护肘关节的功能，同时，能够极大地降低术后感染、排异反应以及肿瘤复发等并发症的发生。自 1981 年开始，我国就开始利用腓骨移植的方法来修复肱骨近端骨肿瘤切除术后的缺损，重建肩关节功能。

6.1.1　适应证

（1）肱骨近端恶性骨肿瘤 Malawer Ⅰ 型切除术后的肩关节的重建。
（2）侵袭性恶性肱骨近端骨肿瘤切除术后肩关节的重建。
（3）未累及关节面的肱骨近端良性骨肿瘤切除术后瘤腔内植骨。

6.1.2　禁忌证

（1）恶性肿瘤侵袭肩关节范围较广，无法进行 Malawer Ⅰ 型切除的患者。
（2）瘤段切除后残留肱骨远端髓腔不足 2cm，无法进行内固定的患者。
（3）一般情况较差，无法耐受长时间手术的患者。

6.1.3　术前准备

基本原则与其他部位的保肢手术相同，此处不赘述。
术前检查：肱骨的全长 X 线片、CT、MRI 检查（见图 1-3），必要时行上肢血管造影检查。

6.1.4　手术要点及过程

肱骨近端恶性肿瘤的手术步骤包括瘤段切除、自体腓骨的切取以及腓骨移植重建肩关节三部分。

6.1.4.1　瘤段切除

对于肱骨近端恶性肿瘤瘤段切除，术中一般取沙滩椅位，头侧抬高 45°。肱骨近端 1/3 瘤段切除常取肩、上臂前侧切口。手术切口是从喙突开始，自三角肌和胸大肌之间进入，向两侧拉开，注意保护头静脉，即可暴露肩关节囊、肩袖及肱骨近端，显露喙肱肌及肱二头肌肌腱短头。纵行切开关节囊，然后切开止于肱骨大小结节及肱骨干近端的冈上肌、冈下肌、小圆肌、胸大肌、背阔肌和大小圆肌止点。此时应注意保护桡神经和腋窝内的神经血管束。钝性分离肱骨后方的三头肌及三角肌在肱骨上的止点，如距恶性肿瘤边缘不足 3cm，则需切除三角肌止点。最后，在结节间沟内游离出肱二头肌长头腱，整个肱骨上 1/3 段周围均被游离，用纱垫保护好周围软组织后，即可用摆锯或线锯在安全范围内完整切除肿瘤。总之，对于肿瘤位置较低或涉及区域较广的病例，常需顺延切口，切断三角肌的止点，沿着肱肌及肱二头肌间隙钝性分离，直至分离至肿瘤切除的安全区域位置。在此过程中需要时刻注意桡神经的保护。

6.1.4.2　腓骨的切取

常规方法切取同侧腓骨。在切取时需要充分游离并保护腓总神经，切取长度需比瘤段长 2cm 左右，切取范围应从腓骨头开始，并在腓骨头上保留部分股二头肌及外侧副韧带，以便利用腓骨头重建肩关节功能。切取过程中，切断的外侧副韧带需利用锚钉固定于胫骨外侧平台的下缘，术后患者下肢需要用膝托固定 6~8 周。

6.1.4.3　肩关节的重建

在完整分离切除肱骨近端肿瘤后，根据所切除的肱骨近端的长度截取相应长度的腓骨，将腓骨头植入关节盂，使腓骨头胫侧关节面正对关节盂，残留的肩关节囊及肩袖诸肌附着点缝合于相应位置的腓骨近端残留的骨膜和肌腱上，其远端插入肱骨残留髓腔 0.5~2cm，钢板或螺钉固定，三角肌止点利用锚钉固定于移植腓骨相应有张力的位置。术后肩关节需用外展石膏固定 8 周。

6.1.5　手术注意事项

（1）原发性肱骨近端肿瘤需在术前行粗针穿刺活检，明确病理诊断。建议通过肱骨外侧经三角肌进行骨穿刺活检术，应尽量避开肩关节周围重要的血管神经。

（2）肱骨近端良性肿瘤一般采用囊内刮除手术，肱骨近端恶性肿瘤一般采用大段瘤段切除手术，瘤段切除术应注意无瘤原则及避免损伤桡神经。

（3）对于良性肿瘤，应尽可能保留关节面的完整性；对于恶性肿瘤，应根据术前影像学资料，规划切除瘤段长度以及周围软组织的切除范围；若术前血管造影显示主要血管，如肱动脉、腋动脉等受到侵犯，必要时可行截肢手术。

（4）对于肱骨近端良性肿瘤，可在切除肿瘤髓腔内植骨后采用螺钉固定开窗的骨壳；对于肱骨近端恶性肿瘤，瘤段切除腓骨移植术后，远端可采用钢板螺钉实行坚强内固定。若患者肿瘤对肩袖及周围软组织侵犯较少，近端可采用生物学重建，利用肩袖的张力维持肩关节的稳定性；若肿瘤对于肩袖及周围软组织侵犯较多，则可以利用钢缆将移植腓骨悬吊于锁骨上，8 周后拔除钢缆。

（5）在利用游离腓骨重建肩关节时，腓骨的切取长度需比瘤段长 2cm 左右，切取范围应从腓骨头开始，以方便利用腓骨头代替肱骨头重建肩关节稳定性。在腓骨切除术后，外侧副韧带需要通过锚钉固定于胫骨上，以维持膝关节的稳定性。

6.1.6　并发症

（1）感染后伤口愈合不良。

（2）若肿瘤较大，则瘤段切除较长，存在桡神经损伤可能。

（3）若切除腓骨长度较长，存在腓总神经损伤可能以及踝关节或膝关节不稳可能。

（4）腓骨与肱骨愈合不良。

（5）继发性腓骨骨折。

6.1.7　术后处理及随访

治疗前及术后 3 个月采用 1993 年美国骨肿瘤学会 MSTS 功能评分系统评价肩关节功能，该评分共分六大项，分别为疼痛、接受程度、整体功能、位置定位、手部灵巧度和抬举功能。对于患侧肩关节，需外展石膏固定 8 周后进行功能锻炼。对于切除腓骨头重建外侧副韧带的患者需要在下肢支具固定 6 周后开始锻炼。患者术后远期肿瘤学评估与常规恶性肿瘤术后随访相同。此外，随访时要注意患者上肢的肌肉力量和关节活动度情况。

肱骨近端肿瘤切除术后自体腓骨移植主要分为游离腓骨移植以及带血管的腓骨移植两种。游离腓骨移植操作简单，但往往骨折愈合时间较长，常常出现骨折不愈合及继发性骨折的可能。吻合血管的腓骨移植愈合时间较短，但一般手术时间较长，切口暴露时间较长，以及存在移植血管堵塞的可能性。此外，腓骨头关节面位于腓骨端侧，很难与朝向侧方的肩胛骨关节盂构成关节，同时，由于腓骨直径较细，力度不足以控制上肢，往往会发生腓骨头下骨折。目前，有专家提出使用双排腓骨移植血管吻合重建肱骨骨缺损，这样可以减少术后移植骨骨折的风险，但肱骨恶性肿瘤切除后往往缺损较大，而可提供重建的腓骨有限。此外，腓骨移植术后，远期腓骨头半脱位也是临床常见的问题，Wada 等人在术中采用肱二头肌长头腱和掌长肌肌腱移植来作为腓骨头的悬吊装置，在后期 70 个月的随访过程中，并未出现腓骨头半脱位的现象。此外，注意改善移植区域的血供，预防术区感染，同时，也要注意小腿伤口感染问题。对于切取腓骨长度较长的患者，首先必须保证踝关节的稳定性，即可从腓骨头开始切取腓骨，术中必须注意游离并保护腓总神经，腓骨下 1/4 不可切除，同时，需利用锚钉将外侧副韧带固定于胫骨上，以维持膝关节的稳定性。

肱骨是肩关节的重要组成部分，肱骨近端肿瘤切除术后的关节重建是目前面临的一大难题。腓骨移植为肱骨近端肿瘤切除后的肩关节重建提供了一个可供选择的、可靠的生物学重建方法。

6.1.8　经典病例

病例：游离腓骨重建肱骨近端尤文氏肉瘤切除术后的骨缺损

（1）病例资料

患者，13 岁，男性，学生。自觉右侧肩关节疼痛 1 月余。查体：右侧肩关节稍肿胀，局部皮温稍高，浅表静脉未见明显怒张，肩关节抬举活动较差，上肢末端血运可，感觉可，活动良好。术前 X 线片、CT、MRI 检查显示病变位于左肱骨近端，病灶局限于肱骨内，肩关节未出现明显侵犯，可行 Malawer Ⅰ 型切除术。X 线片检查提示左肱骨髓腔内病变、肱骨骨膜反应，呈现葱皮样改变。CT 检查显示肿瘤范围不清，呈筛孔状或虫噬状破坏，骨质破坏区蔓延范围较广，有层状骨膜新生骨形成，并形成菲薄的骨壳。MRI 检查确定骨髓受累情况，可以判断肱骨瘤段切除长度，区别肿瘤及瘤周水肿带。病理穿刺活检证实为尤文氏肉瘤（见图 6-1）。

（2）面临问题

患者为儿童，患有肱骨近端恶性肿瘤，如何修复肿瘤切除术后的骨缺损，重建肩关节的骨性结构是亟须解决的难题。

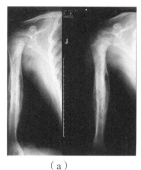
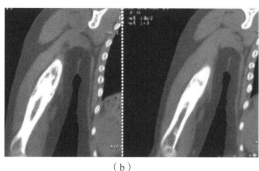
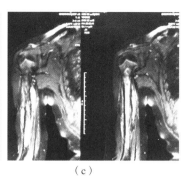

（a）　　　　　　　　　　　　　（b）　　　　　　　　　　　　（c）

图 6-1　肱骨近端尤文氏肉瘤的影像学表现

（a）～（b）：术前 X 线片、CT、MRI 片显示病变位于左肱骨近端，病灶局限于肱骨内，肩关节未出现明显侵犯，可行 Malawer Ⅰ型切除术。X 线片提示左肱骨髓腔内病变，肱骨骨膜反应，呈现葱皮样改变。CT 片显示肿瘤范围不清，呈筛孔状或虫噬状破坏，骨质破坏区蔓延范围较广，有层状骨膜新生骨形成，并形成菲薄的骨壳。MRI 确定骨髓受累情况，可以判断肱骨瘤段切除长度，区别肿瘤及瘤周水肿带

（3）手术方案

首先通过三角肌、胸大肌入路完整切除肱骨肿瘤，再利用游离腓骨重建肩关节功能，腓骨头代替肱骨头的骨性结构，将腓骨远端与残留肱骨骨性结构利用钢板螺钉固定。

（4）手术步骤

患者取沙滩椅位，头侧抬高 45°。手术切口是从喙突开始，自三角肌和胸大肌之间进入，向两侧拉开，注意保护头静脉，显露喙肱肌及肱二头肌肌腱短头。纵行切开关节囊，然后切开止于肱骨大小结节及肱骨干近端的冈上肌、冈下肌、小圆肌、胸大肌、背阔肌和大小圆肌止点，钝性分离肱骨后方的三头肌及三角肌在肱骨上的止点，切除三角肌止点。游离肱二头肌长头腱，沿着肱肌及肱二头肌间隙钝性分离，用纱垫保护好周围软组织后，摆锯完整切除肿瘤。测量肿瘤长度后，切取长度需比瘤段长 2cm 左右的腓骨，切取范围应从腓骨头开始，并在腓骨头上保留部分股二头肌及外侧副韧带，切断的外侧副韧带需利用锚钉固定于胫骨外侧平台的下缘（见图 6-2、图 6-3）。

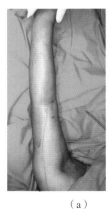
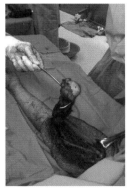
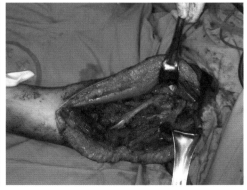

（a）　　　　　　　　　　　　　　　　　　　　　　（b）

图 6-2　肱骨近端恶性肿瘤手术过程

（a）（b）术中近端采用三角肌、胸大肌间隙入路。远端从肱肌及肱二头肌间隙进入，完整切除肿瘤，同时较好地保护了桡神经、腋神经及肱动脉

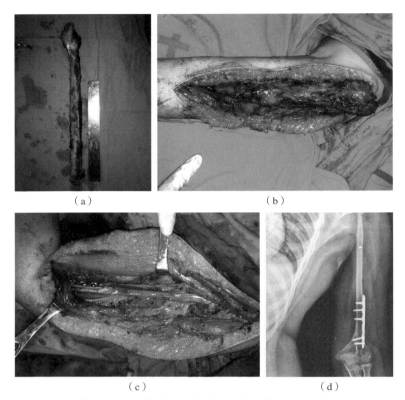

（a）　　　　　　　　　　　（b）

（c）　　　　　　　　　　　（d）

图 6-3　肱骨近端恶性肿瘤切除术中腓骨重建过程

（a）根据术中测量结果，截取相应长度的腓骨；（b）（c）根据术前规划，将腓骨头植入关节盂内，远端盂残留的肱骨利用钢板螺钉坚强内固定。（d）术后患者复查的影像学表现

将腓骨头植入关节盂，使腓骨头胫侧关节面正对关节盂，残留的肩关节囊及肩袖诸肌附着点缝合于相应位置的腓骨近端残留的骨膜和肌腱上，其远端插入肱骨残留髓腔0.5~2cm，钢板或螺钉固定，三角肌止点利用锚钉固定于移植腓骨相应有张力的位置。上臂外展石膏固定。

（5）术后随访

患者术后 8 周拆除下肢及上臂外展石膏。下肢行走良好，膝关节活动良好。上臂抬举可达 90°，远端肢体活动、感觉及血供良好。

参 考 文 献

[1] Malawer M M . Tumors of the shoulder girdle. Technique of resection and description of a surgical classification.[J]. Orthop Clin North Am, 1991, 22(1):7-35.

[2] Krieg A H , Hefti F . Reconstruction with non-vascularised fibular grafts after resection of bone tumours[J]. Bone Joint Surg Br, 2007, 89-B(2):215-221.

[3] 高忠礼 , 段德生 , 张远鹰 . 吻合血管的腓骨移植治疗肱骨上段骨肿瘤 [J]. 中国矫形外科杂志 , 1997,10（05）,423。

[4] Rose P S . Vascularized free fibula transfer for oncologic reconstruction of the humerus[J]. Clin Orthop, 2005, 438.

[5] Wada T , Usui M , Isu K , et al. Reconstruction and limb salvage after resection for malignant bone tumour of the proximal humerus[J]. J Bone Joint Surg Br, 1999, 81-B(5):808-813.

（张春林　蔡　涛）

6.2　桡骨远端肿瘤切除后重建

桡骨远端是肿瘤发生率较低的部位，常见肿瘤包括骨巨细胞瘤、骨肉瘤、软骨肉瘤、尤文氏肉瘤等。作为腕关节特别是桡腕关节的重要组成部分，桡骨远端及其上附着的韧带和关节囊对腕关节的完整、灵活和稳定起到非常重要的作用。由于肿瘤切除的需要，这部分结构往往会大部分或全部缺损，这必然造成腕关节功能的严重障碍甚至是丧失。随着新辅助化疗和手术技术的进步，大多数患者可以采用保肢治疗。肿瘤切除后重建一个无痛、稳定而灵活的腕关节是保肢手术的主要目的。保肢手术重建方式和重建材料的选择尤为重要。重建方式大致可分为关节融合术和关节成形术两大类。关节融合术以腕关节部分融合术多见，全腕关节融合术不常用。而重建材料可选择自体腓骨、自体髂骨、异体骨、人工关节假体等。影响桡骨远端肿瘤治疗策略选择的因素包括肿瘤类型、分级和大小、并发症、患者的职业和个人选择等。

腓骨头与桡骨远端腕关节面的曲率、倾斜角均较接近，为用腓骨头替代桡骨远端重建腕关节提供了形态学依据。移植的腓骨近端还可逐渐增粗，适当塑形，与腕骨更加匹配。带血管蒂腓骨富含血供并带有正常的骨膜，移植骨容易成活，促进愈合。根据我们的经验，如果移植腓骨长度超过 8cm，建议使用带血管的游离腓骨移植，促进植骨愈合。关节成形术的优势在于其最大限度地恢复了腕关节的形态和功能。而腕关节部分融合术能够提供稳定有力的腕关节，同时保留一定的腕关节屈伸功能。两种术式各有优势。本节阐述使用瘤段切除 + 游离腓骨近端移植（腕关节成形术与腕关节融合术）重建腕关节。

6.2.1　适应证

（1）桡骨远端原发性肉瘤或高度侵袭性良性骨肿瘤。

（2）桡骨远端关节面完整，腕关节未受累。

（3）具有正常的手指功能，腕关节重要血管神经未受累。

6.2.2　禁忌证

（1）病理性骨折，神经血管受累或活检不当造成的污染。

（2）一般情况差，无法耐受长时间手术患者。

6.2.3　术前准备

6.2.3.1　常规检查

基本原则与其他部位的保肢手术相同。术前完善 X 线片、CT、MRI、ECT 等常规检查（见图 6-4）。如考虑恶性肿瘤术前应常规行穿刺活检。

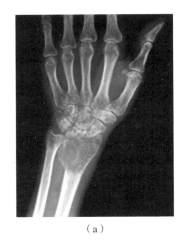
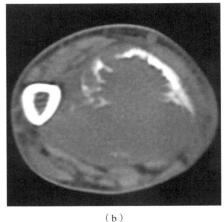
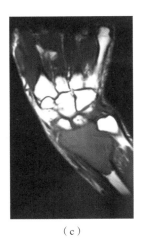

（a）　　　　　　　　　　　　　　　（b）　　　　　　　　　　　　　　　（c）

图 6-4　术前影像学资料

（a）X 线片 ；（b）CT 片 ；（c）MRI 显示病变位于左桡骨远端，腕关节面未受累

　　X 线片提示桡骨远端溶骨破坏，膨胀生长，软组织受累。CT 片显示了肿瘤范围，骨皮质破坏，伴有软组织肿块。MRI 片确定骨髓受累情况，可以判断桡骨远端瘤段切除长度。骨扫描检查判断有无多发病灶和骨转移病灶。全血细胞计数、ESR、CRP 和生化检查主要用于排除感染或其他并发症。

　　Enneking 分期系统用于通过肿瘤组织学分级（G），病灶解剖学范围（T）和是否存在转移灶（M）以及 Ⅰ、Ⅱ 和 Ⅲ 期对骨肿瘤进行分期分级。在活组织检查后，确定肿瘤组织类型，如为骨肉瘤，则需要术前 1~2 个周期化疗，化疗后重新进行评估，确定最终的手术方案。

6.2.3.2　活检

　　建议通过腕关节桡背侧入路进行经皮骨穿刺活检术。避开肌腱，避免污染肌腱，进行粗针穿刺活检，明确组织病理学诊断（见图 6-5）。

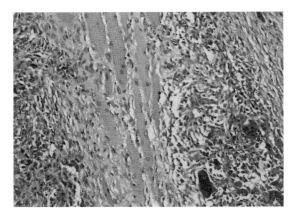

图 6-5　病理学检查显示侵袭性骨巨细胞瘤

6.2.4　手术要点及过程

　　手术分 3 个主要步骤：

（1）完整切除桡骨远端肿瘤。

（2）自体腓骨的切取。

（3）自体腓骨移植重建缺损，重建腕关节。

6.2.4.1 体位

患者应置于仰卧位，上肢置于搁手台上。

6.2.4.2 解剖标志和切口

手术入路取决于桡骨远端肿瘤累及骨皮质的位置，活检通道在术中一并切除。可取掌侧 henry 入路或桡骨背侧入路，切口可以向近端延伸到前臂中段，以便充分暴露肿瘤。

6.2.4.3 桡骨远端瘤段切除

手术入路取决于桡骨远端肿瘤累及骨皮质的位置，活检通道在术中一并切除。逐层显露，保护血管神经及肌腱，暴露瘤段骨，显露近排腕骨及腕关节。根据术前 MRI 影像学检查决定桡骨截骨长度，截骨处为肿瘤近端边缘上方 2~3cm，通常在腕关节近端 7~9cm 处，用线锯或摆锯截断桡骨，完整切除肿瘤（见图 6-6）。通过术中冰冻切片评估来自桡骨残端的髓腔内容物，以确认边缘为阴性。

6.2.4.4 切取自体腓骨近端

将患者同侧下肢屈曲内旋（也可取对侧腓骨），大腿近端上气囊止血带。取腓骨近端标准外侧入路，逐层显露，保护并牵开腓总神经，腓总神经膝关节支可以切断，暴露腓骨，切断股二头肌腱和膝关节外侧副韧带在腓骨头上的止点。术中取腓骨长度超过切除瘤段长度 0.5cm，以备打磨关节软骨面。股二头肌腱及膝关节外侧副韧带止点用锚钉重建于胫骨近端外侧面（见图 6-7）。

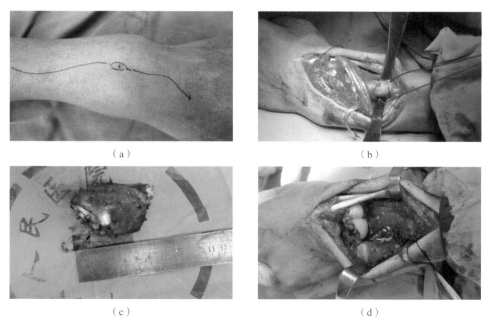

(a) (b)

(c) (d)

图 6-6 桡骨远端瘤段切除

（a）术前标识手术切口，穿刺针道一并切除；（b）分离出桡骨远端瘤段，线锯截骨；（c）完整切除的瘤段；（d）瘤段切除后遗留桡骨远端大段缺损

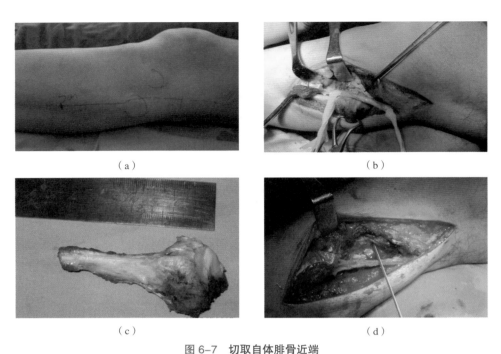

(a)   (b)

(c)   (d)

图 6-7 切取自体腓骨近端

（a）作腓骨近端入路；（b）分离出腓总神经，牵开并保护，切断骨二头肌腱和外侧副韧带止点，暴露腓骨并截骨；（c）取出的近端腓骨；（d）股二头肌腱及膝关节外侧副韧带锚钉重建于胫骨近端外侧面

6.2.4.5　腓骨植入

1）自体腓骨移植腕关节融合术

用磨钻打磨舟骨、月骨及腓骨头关节软骨面，注意修整腓骨小头掌倾角约 12°，尺偏角约 25°。将腓骨近端移植到桡骨远端缺损处，将腕关节置于背伸 25°，用 2 枚克氏针固定腓骨小头和舟月骨，行部分腕关节融合，1 枚克氏针于旋后位固定腓骨及尺骨远端，动力加压钢板或锁定加压钢板固定腓骨和桡骨（见图 6-8）。冲洗切口，放置引流管，逐层缝合关闭切口。

2）自体腓骨移植腕关节成形术

肿瘤切除和取腓骨手术步骤同融合术。取合适长度腓骨近端，保留腓骨头上部分关节囊。修整断面，将腓骨近端置于桡骨缺损处，选择一枚动力加压钢板或锁定加压钢板固定腓骨近端。将近排腕骨与腓骨头关节面对合好，一枚克氏针将腕关节固定于功能位。一枚克氏于旋后位固定腓骨及尺骨远端。缝合残留的腕关节囊于腓骨头上，以加强腕关节稳定性（见图 6-9）。冲洗切口，放置引流管，逐层缝合关闭切口。

6.2.5　手术注意事项

（1）肿瘤包膜外切除，距离肿瘤 2~3cm 正常骨组织截骨，减少肿瘤复发。

（2）腕关节成形术，在不影响肿瘤完整切除情况下，尽量保护腕关节囊，以加强重建腕关节的稳定性。

（3）膝关节腓侧副韧带和股二头肌腱止点重建于胫骨近端，避免对膝关节稳定性产生影响。

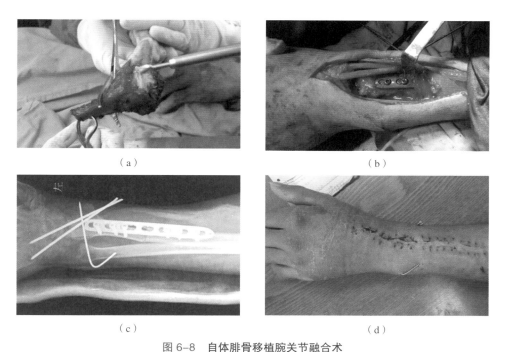

图 6-8　自体腓骨移植腕关节融合术

（a）打磨腓骨头软骨面；（b）自体腓骨植入桡骨远端缺损处；（c）钢板固定腓骨与桡骨，克氏针固定腕关节，行腕关节部分融合；（d）术后腕关节固定于功能位，切口愈合良好

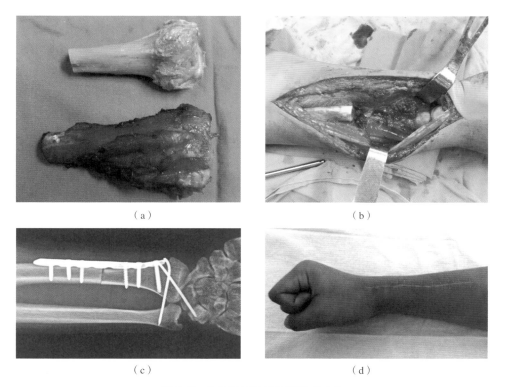

图 6-9　自体腓骨移植腕关节成形术

（a）切除的桡骨远端瘤段及切取的自体近端腓骨；（b）瘤段切除后遗留桡骨远端大段缺损；（c）近端腓骨植入桡骨远端缺损处，匹配好关节面，钢板和克氏针固定于功能位；（d）术后切口愈合良好，腕关节外形满意

（4）倾向于选择同侧腓骨，与桡骨腕关节面更相似。

（5）移植腓骨长度大于8cm，建议带血管的游离腓骨移植，促进移植腓骨愈合；一期可取髂骨植于腓骨与桡骨残端周围，促进愈合，降低骨不连概率。

6.2.6　并发症

（1）皮肤伤口坏死，感染。

（2）腓总神经损伤。

（3）腓骨坏死，植骨不愈合，应力骨折。

（4）腕关节不稳定、半脱位。

（5）关节面退变，塌陷。

6.2.7　术后处理及随访

术后石膏托外固定保护腕关节。静滴抗生素预防切口感染。带血管移植病例术后常规应用抗凝、解痉药物处理，防止吻合血管痉挛、栓塞。术后2周切口拆线，6周后拆除石膏。关节成形术患者6周时拔除克氏针，融合术患者6周时拔除固定腓骨——尺骨的克氏针。拔除克氏针后，逐渐锻炼腕关节屈伸功能及前臂旋转功能，一年内避免手腕负重。融合病例X线片见腕关节融合良好后拔除固定腕关节的克氏针。在手术后的第1年，每3个月对患者进行临床和放射学检查。接下来的第2年中每隔6个月进行一次随访，之后每年随访一次。观察有无局部复发转移及评估腕关节功能（见图6-10、图6-11）。

6.2.7.1　功能评估

术后功能评价以植骨愈合后最近一次随访记录为准，所有患者给予影像和临床评

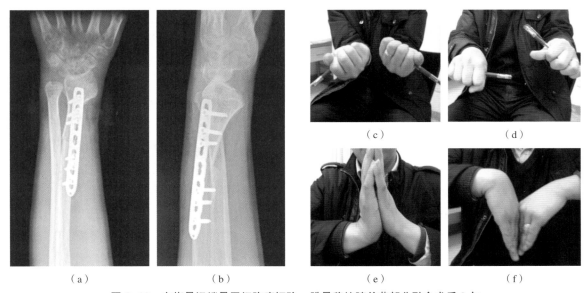

（a）　　　　（b）　　　　（c）　　　　（d）　　　　（e）　　　　（f）

图6-10　**左桡骨远端骨巨细胞瘤切除＋腓骨移植腕关节部分融合术后2年**

（a）（b）X线片提示移植腓骨愈合。（c）~（f）功能照片提示保留一部分腕关节背伸、掌屈、前臂旋转功能

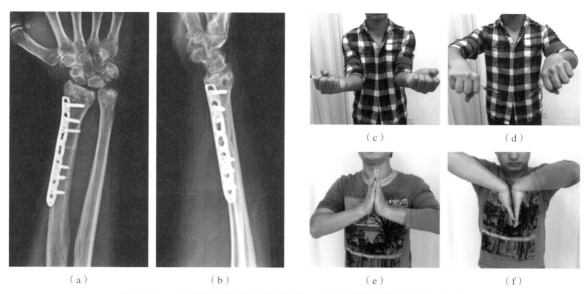

图 6-11　右桡骨远端骨巨细胞瘤切除 + 腓骨移植腕关节成形术后 2 年

（a）（b）X 线片提示移植腓骨愈合，腕关节退变明显，腕关节桡侧偏移。（c）~（f）功能照片提示腕关节背伸、掌屈、前臂旋转功能得到良好的保留

估，内容包括：①腕关节屈伸、前臂旋转运动；②手腕握力（患侧与健侧握力百分比）；③ MSTS（musculoskeletal tumor society）功能评分，共 6 个参数，包括肢体疼痛、功能活动、情感感受、手部位置、手精细操作和抬举能力。

如为恶性肿瘤，则根据 Huvos 分级系统评估肿瘤坏死程度。Huvos 分级系统已成为化疗反应系统的模型。Ⅲ级和Ⅳ级反应的特征在于原发肿瘤内细胞的广泛或完全破坏，并且与更好地存活相关。而Ⅰ级或Ⅱ级反应表明肿瘤的破坏程度最小；这些患者更容易发生远处转移，并且生存率低。

根据 Hsu 等人评估移植物近端和远端的愈合，移植物愈合定义为两个交界处的截骨线模糊或消失。

带血管的游离腓骨，在术后 1 周，利用 ^{99m}Tc-MDP 放射性核素对骨扫描的摄取可用于评估移植血管的吻合口通畅，也可作为骨移植物存活的预测因子。放射性核素摄取是由多种因素引起的，包括局部血流和成骨活性。但该实验是侵入性的，不建议连续监测。

6.2.7.2　预后

X 线片上出现腓骨移植物和宿主桡骨之间的连续性骨痂即可判定为骨性愈合。桡骨远端骨巨细胞瘤一般预后良好，腕关节功能得以大部分保留。桡骨远端恶性肿瘤视肿瘤恶性程度及有无肺部等远处转移综合判断。

全腕关节融合术可适用于累及腕关节的桡骨远端肿瘤。因为其关节软骨面受累，近排腕骨必须清除，然后将腓骨与远排腕骨及掌骨头融合固定。该方法提供了腕部良好的稳定性，但是腕关节活动度的完全丢失，会给患者术后日常生活带来很多不便。因此，该术式在桡骨远端肿瘤病例中并不常用。

关节成形术其优点为最大限度保留关节活动，但其缺点及并发症也较多，如关节稳定性差、易引起关节半脱位、尺桡骨分离、关节退行性改变、关节疼痛、腕关节力量弱等。腕关节部分融合术将移植腓骨同舟月骨融合，能够提供一个稳定有力的腕关节。因为保留了腕中关节，因而术后腕关节仍有部分活动功能，虽然关节活动范围是有限的，但能够满足基本生活工作需要。其缺点主要是骨愈合方面的相关并发症，如延迟愈合、不愈合、疲劳或应力骨折。

结合文献报道，应用腕关节成形术和腕关节部分融合术修复重建桡骨远端肿瘤切除后骨缺损，都能达到满意的临床治疗结果。但两者有各自的优势与缺陷。对于不从事体力劳动的患者，推荐行关节成形术，而对于需要手部力量的年轻病例，则推荐行腓骨——舟月骨融合术，以达到腕关节稳定有力的目的。瘤段切除自体腓骨近段移植重建腕关节是治疗桡骨远端肿瘤安全、有效的方法，腕关节成形术和腕关节部分融合术都能保留一定的腕关节功能，应根据患者的实际情况作出个性化、人性化选择。

6.2.8　经典病例

患者，女性，27 岁，因右腕部肿疼 2 月余于 2008 年 5 月入院。入院后经穿刺活检穿出暗褐色病变组织，病理学诊断侵袭性骨巨细胞瘤。根据影像学检查，肿瘤具侵袭性，肿瘤破坏桡骨远端骨皮质，关节面菲薄。患者在工厂工作，对腕关节灵活性要求不高，决定行桡骨远端瘤段切除、取自体腓骨近端移植、桡腕关节融合重建腕关节。术后病理学报告为侵袭性骨巨细胞瘤。患者术后定期复查，移植腓骨愈合尚好，1 年后手术取出钢板。2009 年 7 月取出内固定术后 1 月，患者拧毛巾时出现右腕疼痛，拍 X 线片发现移植的腓骨与桡骨残端处出现骨折。再次入院，行骨折切开复位取自体髂骨植骨行内固定术，后骨折愈合良好，未见肿瘤复发，腕关节功能良好，返回工作岗位，日常生活自理，未再次行内固定取出（见图 6-12~ 图 6-15）。

再次行移植腓骨骨折切开复位、取髂骨植骨内固定术，切口愈合良好；术后 2 年复查提示骨折愈合良好；随访腕关节功能，显示保留部分腕关节屈伸功能，腕关节旋转功能良好，无明显影响，能够从事家务工作及一般体力劳动，如图 6-16 所示。

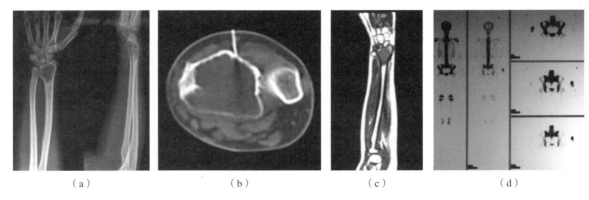

（a）　　　　　　　　（b）　　　　　　　　（c）　　　　　　　　（d）

图 6-12　术前影像学资料

（a）X 线片；（b）CT 片；（c）MRI 提示桡骨远端膨胀性溶骨性破坏，累及骨皮质，腕关节未受累；（d）骨扫描提示右腕关节异常浓聚，未见多发病灶

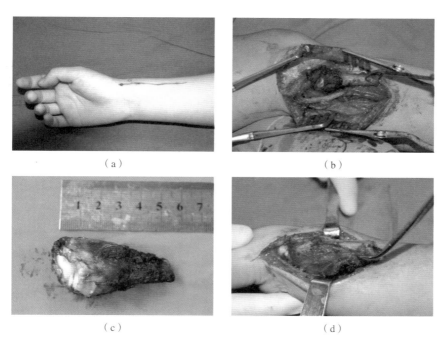

（a）　　　　　　　　　　　　　　　（b）

（c）　　　　　　　　　　　　　　　（d）

图 6-13　手术过程一

（a）术前穿刺路径一起切除；（b）沿瘤体外正常组织逐渐分离，保护周围血管神经及肌腱等重要组织；（c）量取瘤段切除长度，切除瘤段；（d）在腓骨近端入路，牵开并保护腓总神经，切除近端腓骨，切取后重建膝关节外侧副韧带及股二头肌腱片

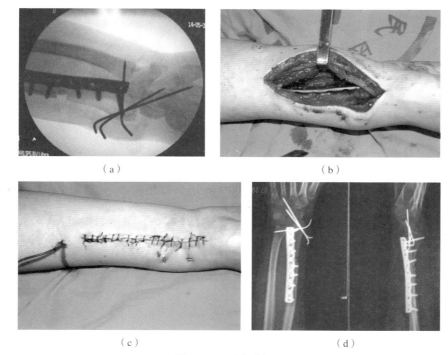

（a）　　　　　　　　　　　　　　　（b）

（c）　　　　　　　　　　　　　　　（d）

图 6-14　手术过程二

（a）将自体腓骨移植于桡骨远端缺损处，调整好腕关节背伸、尺偏角度；（b）用克氏针钢板固定腓骨与腕关节；（c）关闭切口，放置引流管；（d）术后复查腕关节正侧位 X 线片

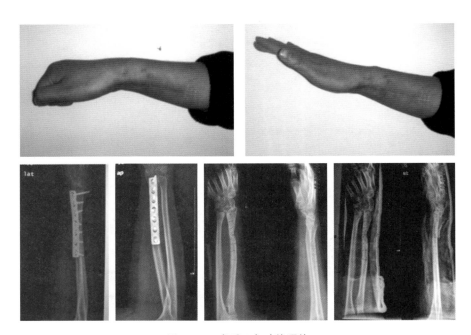

图 6-15　术后 1 年功能照片

腕关节保留部分屈伸功能；复查 X 线片提示植骨愈合，取出内固定后 1 月，腕关节用力后，出现移植腓骨与桡骨残端骨折

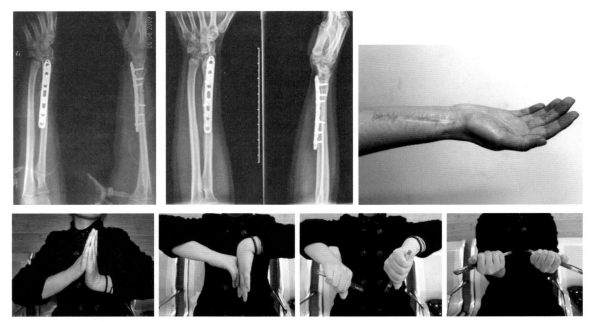

图 6-16　再次手术后照片

参 考 文 献

[1] Haekbarth DA. Resections and reconstructions for tulnors of the distal radius[J]. Orthop Clin North Am,1991,22(1) : 49-64.

[2] 黄启顺. 洪光祥,王发斌,等. 腓骨头与桡骨腕关节面形态学比较 [J]. 中华骨科杂志,2000,20 :348-350

[3] Enneking WF, Dunham W, Gebhardt MC, et al. A system for the functional evaluation of reconstructive procedures after surgical treatment of tumors of the musculoskeletal system[J]. Clin Orthop Relat Res, 1993, 286: 241-246.

[4] Huvos AG. Osteogenic sarcoma of bones and soft tissues in older persons:a clinicopathologic analysis of 117 patients older than 60 years[J]. Cancer, 1986, 57:1442-1497.

[5] Hsu RW, Wood MB, Sim FH, et al. Free vascularized fibular grafting for reconstruction after tumor resection[J]. J Bone Joint Surg[Br], 1997, 79:36-42.

[6] Muramatsu K, Ihara K, Azuma E, et al. Free vascularized fibula grafting for reconstruction of the wrist following wide tumor excision[J]. Microsurgery, 2005, 25(2):101-106.

（张春林　朱忠胜）

6.3　上肢创伤性骨缺损重建（腓骨骨瓣）

上肢高能量损伤往往造成骨与软组织广泛缺损，修复重建困难，从而导致截肢或严重的肢体功能障碍。因为上肢功能复杂，截肢或功能障碍将极大影响患者后期生活质量，故患者保肢意愿强烈，保肢意义重大。

游离腓骨移植在上肢骨修复中应用优势明显，因为腓骨可提供较长的大段骨，可以修复大段骨缺损；同时腓骨是长管状骨，较坚实，可参与负重，而且其管径与尺桡骨匹配度高；腓骨有单独恒定的血供，血管蒂较长；游离腓骨可以同时切取大面积皮瓣，可一期修复复合组织缺损。对于上肢供血血管单一的肢体，可以采取 Flow-Through 技术（在穿支皮瓣中应用的一种技术，利用含有轴心血管的穿支皮瓣桥接血流，可以在修复创面同时保留桥接缺损部位血供，既重建了皮瓣血液循环，也重建了受区缺损的主干动脉），既恢复了远端肢体的供血，又保证了骨瓣（骨皮瓣）的血供。

本节介绍应用带血管蒂的游离腓骨（骨皮瓣）移植重建上肢创伤性骨缺损 / 复合缺损，解决上肢严重创伤后的保肢难题，为后期手术改善上肢功能提供了可能。

6.3.1　适应证

（1）上肢（肱骨、尺、桡骨）创伤性骨缺损。

（2）缺损部位及周围组织无感染或感染已治愈。

（3）受区血供良好，有可供移植的血管。

（4）供区存在良好可移植腓骨及腓动静脉。

6.3.2 禁忌证

（1）上肢组织缺损部位及周围组织感染。

（2）上肢血管神经损伤，无可供吻合血管。

（3）毁损伤，预期功能不良。

6.3.3 术前准备

（1）组织缺损部位彻底清创，若不能排除感染，可行 SPECT/CT、PET/CT 等检查。

（2）CTA 或 DSA 检查明确受区及供区血管条件。

（3）纠正全身情况，为移植后的腓骨提供存活的基础条件。

6.3.4 手术要点及过程

6.3.4.1 手术主要步骤

（1）彻底清创，受区骨断端处理。

（2）受区血管探查，组织床准备。

（3）游离腓骨 / 骨皮瓣切取。

（4）腓骨受区固定，血管吻合，皮瓣覆盖。

6.3.4.2 手术体位

患者应置于仰卧位，供区侧臀部垫高，大腿屈膝，小腿内旋，便于操作。

6.3.4.3 受区创面处理

彻底清创，去除游离以及污染的骨块、死骨、炎性增生肉芽，修整受区骨折端，使断端新鲜化，骨断端呈现点状出血的辣椒征（辣椒征：清创后骨面及软组织创面呈现点状出血，类似红辣椒粉状，标志着创面新鲜化）。创面有污染、失活组织分界不清的创伤病例，清创后以外固定支架固定，创面 VSD 覆盖后二期手术。

6.3.4.4 受区血管探查，组织床准备

解剖受区待吻合血管。在放松止血带情况下，应用无损伤血管夹夹闭该血管，观察肢体远端供血情况，明确该血管非远端唯一供血血管。如果远端供血丧失，则需行 Flow-Through 技术，恢复远端血供。如果患肢本身即存在尺 / 桡动脉的部分缺失，也可明确缺失长度，在切取腓动脉时保留足够长度移植，恢复该血管供血。另外，还需明确骨缺损、皮肤缺损大小，在下一步皮瓣 / 骨皮瓣设计时做好规划。

6.3.4.5 游离腓骨/骨皮瓣切取

根据受区骨、软组织缺损大小设计皮瓣、肌皮瓣或其他组织瓣或单纯带游离血管的腓骨瓣。于小腿外侧上部切开皮肤，直达深筋膜与肌膜之间，分离 1~2 支穿支血管，并向深部游离，找到腓动脉在腓骨的主干以及蒂部，保留 0.5cm 左右的肌袖并游离。按所需长度切开骨膜，线锯截断腓骨并根据所需动脉长度游离腓动脉，切断血管。术中切取血管长度应比实际缺损长度长 2~3cm，以防修复血管时吻合口张力过大。

供区直接缝合或游离植皮。腓骨远近端如残存长度不足，可应用螺钉进行上下胫腓关节融合。

6.3.4.6　腓骨受区固定，血管吻合

将分离完全的腓骨组织瓣移植于上肢受区，根据腓骨受区骨髓腔直径可选择将腓骨插入骨髓腔，使用接骨板或螺钉固定。调整血管张力后，利用 flow-through 技术将腓动静脉与受区血管吻合，将腓肠神经与受区神经桥接。吻合后检查血管通畅，肢体血运良好，皮瓣血运良好后关闭伤口并放置引流。供区腓骨远端不做特殊处理，伤口直接关闭或做植皮覆盖。

6.3.5　手术注意事项

（1）术前应用多普勒超声血流探测仪确定穿支血管大致位置，并在体表做好标志，术中注意并加以保护。

（2）受区需彻底清创，必要时可以多次清创，务必保证组织床清洁且血供良好。

（3）腓骨截取时，上截端位于腓骨头下 5~7cm，下截端位于外踝上 5~8cm。

（4）如截骨较高，注意保护好腓总神经，切勿用力拉扯。

6.3.6　并发症及处置方法

（1）皮瓣血管危象：需及时进行血管探查，必要时再次吻合。

（2）皮肤坏死及感染：及时、彻底地清创，引流。清除坏死组织，必要时行二期植皮或进行皮瓣移植。

（3）腓神经损伤：大都为牵拉伤，给予营养神经及康复治疗后多数恢复。

（4）腓骨坏死：移植血管未成功，可观察患肢断端爬行替代情况，必要时再次进行游离腓骨移植。

（5）踝关节不稳定：行下胫腓关节融合。

6.3.7　术后处理及随访

术后一周内密切监测患肢及皮瓣血供，常规抗凝、抗痉挛、抗感染及对症治疗，给予适当的心理辅导。术后石膏或支具外固定 6~8 周。1 周后肢体血运稳定后开始不负重的功能锻炼，术后 2 周开始手指和肩关节的功能锻炼，6~8 周拆除外固定后开始肘、腕关节的功能锻炼，先主动后被动，活动度逐渐增大，循序渐进。术后 6 周、3 个月、6 个月及 12 个月拍摄 X 线片观察骨折愈合情况，评价患肢功能恢复状况，并对结果进行分析。

预后：X 线片上出现腓骨移植物和上肢受区宿主骨之间的连续性骨痂即可判定为骨性愈合。因为上肢功能复杂，在重建患肢骨及皮肤覆盖后，往往需要行二期进行手部功能的重建手术。

带血管蒂的游离腓骨移植为上肢创伤性骨缺损提供可靠的修复方法，为肢体获得良好的预后提供保障。对于肢复合组织缺损，在游离腓骨瓣的同时切取游离皮瓣，作为骨皮瓣移植，可以在修复骨缺损的同时修复周围软组织缺损，在保肢的同时最大限度地恢复肢体功能，并有效地改善复合组织缺损部位组织床，改善血运，为手、腕等部位屈伸功能重建

提供了可能，并有效降低受区并发症发生率，缩短二期手术与恢复锻炼的时间，提高肢体功能与患者满意度。

6.3.8　经典病例

患者，男性，35岁，工人，已婚，无吸烟史。因机器绞伤致右前臂开放性骨折，伤后外院就诊，行清创外固定术。术后1周转我院进一步治疗。入院查体：患者神志清醒，生命体征平稳。右前臂外支架固定中，掌侧自肘部至腕部远端、腕部桡侧及背侧皮肤缺损，范围约22cm×8cm。部分肌腱外露，桡侧伸腕肌、桡侧屈腕肌、拇长展肌、拇短伸肌、掌长肌缺损，虎口区感觉迟钝，手部血运存在，手指感觉存在。X线片示桡骨远端粉碎骨折、骨缺损、关节面缺损、尺骨骨折。腕关节克氏针固定中。

对于此例患者，在彻底清创后，需解决前臂及腕关节复合缺损问题，包括前臂及腕部皮肤、部分肌腱、桡神经浅支、桡骨远端和桡腕关节，其中肌腱和神经可行二期修复，骨关节和皮肤需行一期修复。

术中切取腓骨骨皮瓣，皮瓣面积25cm×10cm，切取腓骨16cm，包括腓骨头在内。将腓骨头关节面置于桡腕关节，替代桡骨远端关节面，腓骨于桡骨近端固定，腓血管与桡血管吻合。术后"三抗"治疗。皮瓣稳定后拆除外支架功能锻炼。患者恢复良好的外观及腕关节和手部功能。如图6-17~图6-21所示。

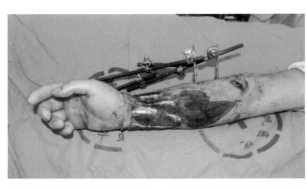

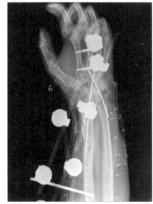 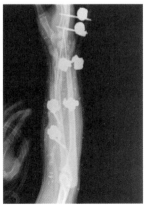

图6-17　前臂机器伤，桡骨远端1/3包括关节面缺损，合并大面积软组织缺损。经彻底清创后创面新鲜，可供腓骨移植

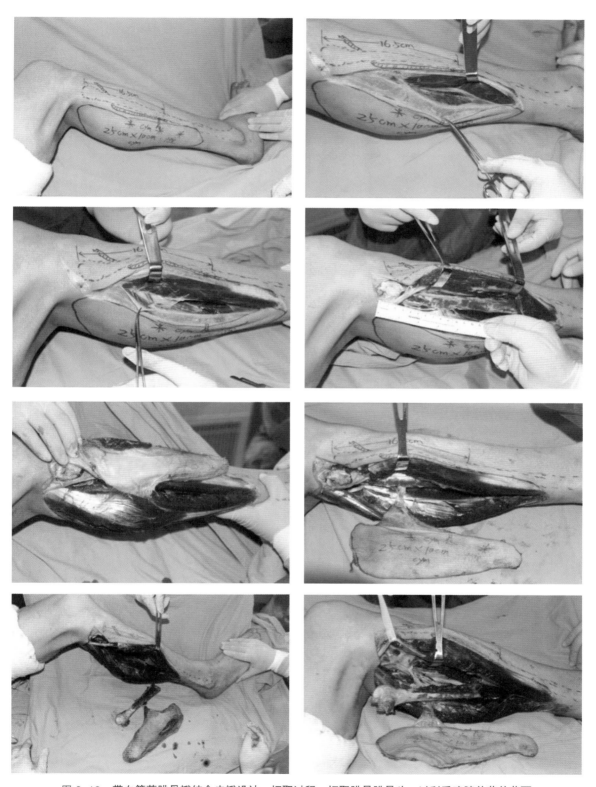

图 6-18　带血管蒂腓骨瓣结合皮瓣设计、切取过程。切取腓骨腓骨头，以利重建腕关节关节面

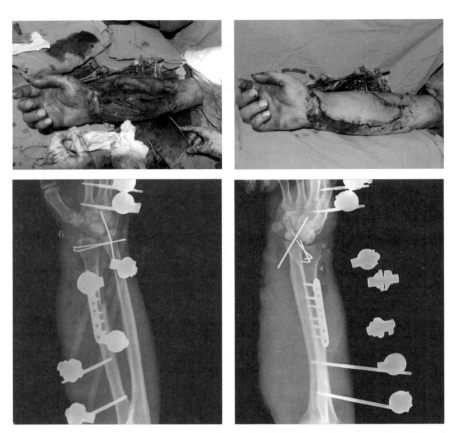

图 6-19　游离带腓骨头腓骨与受区骨断端固定，腓动脉、腓静脉与受区血管吻合；皮瓣覆盖前臂软组织缺损

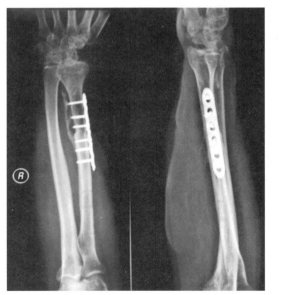

图 6-20　腓骨头形成新的桡腕关节。游离腓骨与受区
出现连续骨痂，患肢移植腓骨与桡骨愈合

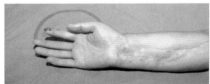
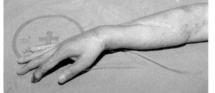
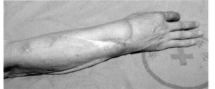

图 6-21　游离腓骨瓣术后外观

参 考 文 献

[1] 杜晓龙，宋涛，欧学海，等．急诊游离组织移植在手足毁损伤中的应用 [J]．中华显微外科杂志 2017, 40(6): 551-554.

[2] Al Deek NF, Kao H-K, Wei F-C. The Fibula Osteoseptocutaneous Flap: Concise Review, Goal-Oriented Surgical Technique, and Tips and Tricks, Plast Reconstr Surg, 2018, 142(6): 913e-923e.

[3] 滕云升，段超鹏，梁高峰，等．Flow-through 腓骨骨皮瓣治疗前臂 Cierny-Mader Ⅳ A/B 型骨髓炎．中华手外科杂志，2017, 33(1): 67-68.

[4] Zhan Y, Fu G, Zhou X, et al. Emergency repair of upper extremity large soft tissue and vascular injuries with flow-through anterolateral thigh free flaps [J]. Int J Surg, 2017, 48: 53-58.

[5] 戚剑，朱庆棠，王东，等．Flow-through 股前外侧游离皮瓣急诊修复上肢大面积软组织和主干血管缺损 [J]．广东医学，2015, 36(15): 2293-2294.

[6] 郑大伟，黎章灿，曹广超，等．应用大型血流桥接静脉皮瓣挽救伴动脉缺损的濒临截肢上肢 [J]．中华创伤杂志，2016, 32(5): 444-448.

[7] 张文亚，胡钰祥，伍辉国，等．游离半面腓骨皮瓣移植修复拇指复合组织缺损 [J]．中华手外科杂志，2017, 33(5): 381-382.

[8] 杨伟超，徐佳，汪春阳，等．组合腓肠神经营养血管皮瓣的腓骨嵌合皮瓣治疗创伤性复合组织缺损 [J]．中华创伤骨科杂志，2018, 20(8): 671-674.

[9] 谭广兴，王强，邹新龙，等．游离腓骨瓣修复上肢骨缺损 9 例 [J]．辽宁医学杂志，2019, 33(01): 21-22.

[10] 黄东，谢龙，黄永军，等．游离腓骨皮瓣与髂骨皮瓣在骨缺损治疗中的临床应用 [J]．中华显微外科杂志，2014 (37): 588.

[11] Noaman HH. Management of upper limb bone defects using free vascularized osteoseptocutaneous fibular bone graft. Annals of plastic surgery, 2013, 71(5): 503-509.

（韩　培　柴益民）

6.4　先天性桡侧纵列缺如重建

先天性桡侧纵列缺如是一种少见的上肢先天性畸形，新生儿发病率为 1/30 000~1/100 000，病因至今未明，多伴有其他器官畸形。典型临床表现为手及前臂桡侧骨及软组织发育不良，腕关节向桡侧偏斜，前臂向桡侧弯曲。手术治疗的关键在于既要达到矫正腕关节桡偏畸形、稳定腕关节及恢复桡骨长度的目的，又要不影响患肢的功能和发育。

传统的手术方式包括最常见的中央化手术以及在此基础上改良的桡侧化手术，然而这种手术存在包括腕关节桡侧偏斜的复发、损伤骨骺进而影响前臂的长度以及腕关节僵硬等并发症。其他手术方式包括外固定架软组织牵拉及尺骨延长等，然而这些手术也存在着很多问题，包括多次手术、针道感染等。

对于Ⅲ型桡侧纵列缺如即桡骨远端部分缺如的患者，吻合血管（膝下外侧动脉）、带部分上胫腓关节与腓骨头骨骺的腓骨上段（骨皮瓣）移植重建桡骨缺损的方法，疗效较为满意。

6.4.1 适应证

（1）Bayne Ⅲ型桡侧纵列缺如。

（2）受区血管 CTA 片未见血管缺失。

（3）腓骨发育正常。

6.4.2 禁忌证

并发其他系统疾病不能耐受手术者。

6.4.3 术前准备

（1）完善术前常规检查。

（2）术前心血管及血液系统检查排除其他合并疾病。

（3）术前供区及受区 CTA 检查评估血管情况。

6.4.4 手术要点及过程

手术包括三部分，即受区的准备、腓骨瓣的切取以及桡骨远端缺损的重建。手术分两组进行以减少手术时间。一组行受区腕关节的松解并探查分离血管，另一组切取带腓骨头骨骺的腓骨骨皮瓣，包括腓骨头骨骺、部分上胫腓关节、相应长度的腓骨干、膝下外侧血管蒂以及皮瓣。

6.4.4.1 受区腕关节的处理

术前使用超声多普勒定位桡动脉的位置。选择腕关节桡掌侧纵向切口，分离并彻底切除紧张的筋膜和桡骨远端的骨赘组织。仔细分离并暴露桡动脉和头静脉，如桡动脉发育不良或缺失，可选择分离尺动脉作为受区动脉，并使用血管吊索悬吊标记。分离及切除紧张组织的关键在于注意保护血管、神经及活动手指的伸屈肌腱等结构。

6.4.4.2 腓骨瓣的切取

根据相关应用解剖研究，可选择切取同侧腓骨用于重建桡骨远端缺损。患者取仰卧位，膝关节及髋关节屈曲。取外侧切口起自腓骨头，走行于腓骨长肌和比目鱼肌之间的平面，并沿股二头肌肌腱向近端延伸 5~6cm。分离皮下组织，在股二头肌肌腱内侧找到腓总神经，并使用血管吊索悬吊保护。切断股二头肌肌腱并保留部分肌腱组织在腓骨头上，分离腓肠肌外侧头和跖肌并向内侧牵开，暴露膝下外侧动脉，可见后者发自腘动脉（见图 6-22）。切开外侧副韧带，分离膝下外侧动脉至其发出下行骨膜支到腓骨头，同时结扎其终末支及上行支。

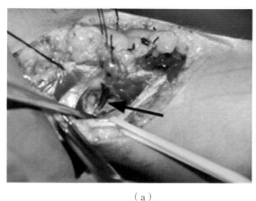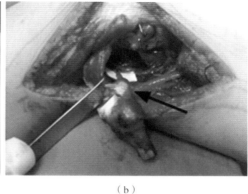

|（a）|（b）|

6-22　腓骨瓣切取术

（a）分离腓肠肌外侧头和跖肌并向内侧牵开，暴露膝下外侧动脉（如箭头所示）；（b）在切取腓骨近端的同时带部分上胫腓关节及周围肌肉袖套，以避免损伤骨骺血管

　　分离血管蒂后，根据桡骨缺损的长度确定截骨位置并截骨后，将其与周围组织分开。暴露上胫腓关节，注意尽量保留膝关节的关节囊。切取腓骨近端的同时带部分上胫腓关节及周围肌肉袖套，以避免损伤骨骺血管。修复膝关节外侧关节囊，并将股二头肌肌腱重新附丽，将股二头肌肌腱与胫骨近段外侧的骨膜使用 2-0 可吸收线进行缝合固定，必要时采用克氏针固定。

6.4.4.3　重建桡骨远端缺损

　　受区及供区准备完毕后，腓骨瓣切取前应观察血运 20 分钟。确认血运良好后切取腓骨瓣，使用克氏针或钢板将其固定在桡骨远端。将携带的部分上胫腓关节置于腕关节桡侧，为二期重建拇指提供支撑；而携带的股二头肌肌腱与腕关节残留的关节囊和韧带固定在一起用于重建下尺桡关节。膝下外侧动脉与桡动脉吻合，静脉与头静脉吻合，根据口径采用端端或端侧吻合。血管吻合完毕后，注意观察腓骨头骨骺周围的肌袖及皮瓣的血运情况。

6.4.5　手术注意事项

　　（1）切取腓骨瓣时勿过多分离血管蒂，保留血管蒂周围软组织袖。

　　（2）切取腓骨瓣时保留部分股二头肌肌腱组织在腓骨头上，移植到桡骨远端时重建腕关节的稳定性。

6.4.6　并发症

　　（1）皮肤切口坏死，感染。

　　（2）腓总神经损伤。

　　（3）踝关节外翻不稳定。

6.4.7　术后处理及随访

（1）术后处理：术后功能位石膏固定 6 周。常规"三抗"治疗，并密切观察腓骨皮瓣血运以评估骨瓣血运情况。下尺桡关节克氏针 4~6 周后拔出。

（2）功能评价：术后定期随访，采用客观评估，包括肘关节、前臂、腕关节及手指活动度，以及影像学评估，包括手-前臂角及尺桡骨远端高度，对手术效果进行评价。

6.4.8　经典病例

患儿女性，出生后即发现右手拇指细小且不能活动，随着患儿的生长右腕关节逐渐向桡侧偏斜，呈"拐杖"样，且活动受限。入院查体：右上肢较对侧短小；右腕关节桡侧偏斜，前臂呈弓形偏向桡侧；拇指近端仅通过一皮蒂与手掌相连，活动不能，指端血运好，余手指屈伸活动不同程度受限［见图 6-23（a）］。右腕关节正侧位 X 片提示：右桡骨远端缺损，尺骨呈弓形偏向桡侧，右第 1 掌骨缺如［见图 6-23（b）］。

入院诊断：

（1）右侧先天性桡侧纵列缺如（Bayne Ⅲ 型）；

（2）右手漂浮拇指（Blauth Ⅳ 型）。

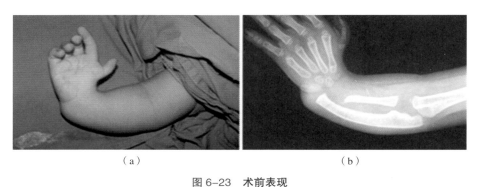

（a）　　　　　　　　　　　　　（b）

图 6-23　术前表现

（a）外观：右腕关节桡侧偏斜，前臂呈弓形偏向桡侧；（b）X 线片：外观右桡骨远端缺损，右拇指掌骨缺如

术前测量腕关节桡侧偏斜角度为 57°，桡骨长度为 4cm；术后测量尺桡骨长度分别为 7.5cm 和 5.3cm；术后 3 个月，移植腓骨与桡骨远端骨性愈合；10 个月后，移植腓骨生长良好，桡骨长度为 7.4cm；术后 24 个月，桡骨长度为 8.0cm；术后 44 个月，桡骨长度为 10.2cm；术后 53 个月，尺桡骨长度分别为 11.8cm 和 10.2cm，腕关节桡侧偏斜角度为 5°；术后 72 个月随访，患者肘关节活动度为 0°/135°，前臂旋转活动度为 70°/70°，腕关节活动度为 40°/80°，平均手指活动度为 126°；尺桡骨长度分别为 14.7cm 和 12.1cm，腕关节桡侧偏斜角度为 5°（见图 6-24、图 6-25）。

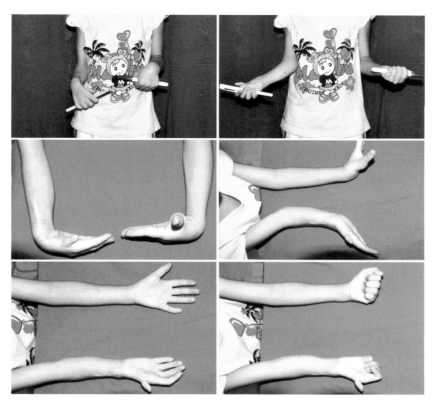

图 6-24　术后 53 个月随访，患肢前臂旋转、腕关节屈伸及手指屈伸活动情况

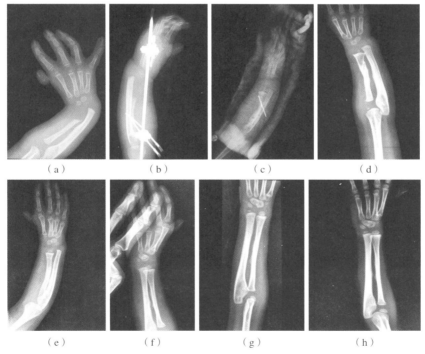

（a）　　　　　（b）　　　　　（c）　　　　　（d）

（e）　　　　　（f）　　　　　（g）　　　　　（h）

图 6-25　术前和术后 X 线片检查结果

（a）术前桡侧偏斜角度为 57°，桡骨长度为 4 cm；（b）一期术后桡偏基本矫正；（c）腓骨移植术后尺桡骨长度分别为 7.5cm 和 5.3cm；（d）3 个月，移植腓骨与桡骨远端愈合；（e）10 个月，桡骨长度为 7.4cm；（f）24 个月，桡骨长度为 8.0cm；（g）44 个月，桡骨长度为 10.2cm；（h）53 个月，腕关节桡偏角度为 5°

对于供区也进行了相关评估，术后 72 个月随访，患者踝关节没有明显外翻畸形，行走功能正常（见图 6-26）。

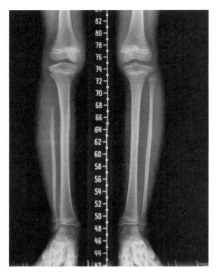

6.4.9　小结

Ⅲ型先天性桡侧纵列缺如采用分期手术的治疗策略，先行前臂与腕部桡侧软组织松解、外固定架固定、桡侧偏斜矫形术，酌情附加尺骨弯曲中段截骨矫形、接骨板内固定术，后行吻合血管、带上胫腓关节与骨骺的腓骨上段（骨皮瓣）移植修复桡骨缺损、重建腕关节术，移植腓骨头骨骺发育良好且能与尺骨同步发育，能达到稳定腕关节、恢复桡骨长度、重建前臂旋转功能的治疗目标。

图 6-26　术后 72 个月随访，踝关节无明显外翻畸形

参 考 文 献

[1] James MA, Bednar MS. Deformities of the wrist and forearm. In:Green DP, Hotchkiss RN, Pederson WC, Wolfe SW, eds. Operativehand surgery [M]. 5th ed. New York: Churchill Livingstone, 2005, 1469-1506.

[2] Bayne LG, Klug MS. Long-term review of the surgical treatment of radial deficiencies. J Hand Surg Am, 1987, 12:169-179.

[3] James MA, McCarroll HRJr, Manske PR. The spectrum of radial longitudinal deficiency: a modified classification [J]. J Hand Surg Am, 1999, 24:1145-1155.

[4] Bednar MS, James MA, Light TR.Congenital longitudinal deficiency [J]. J Hand Surg Am, 2009;34(9), 1739-1747.

[5] Manske PR, McCarroll HR Jr, Swanson K. Centralization of the radial club hand: an ulnar surgical approach [J]. J Hand Surg Am, 1981, 6:423-433.

[6] Urban MA, Osterman AL. Management of radial dysplasia [J]. Hand Clin, 1990, 6:589-605.

[7] Buck-Gramcko D. Radialization as a new treatment for radial club hand [J]. J Hand Surg Am, 1985, 10:964-968.

[8] Sabharwal S, Finuoli AL, Ghobadi F. Pre-centralization soft tissue distraction for Bayne type Ⅳ congenital radial deficiency in children [J]. J Pediatr Orthop, 2005, 25:377-381.

[9] Goldfarb CA, Murtha YM, Gordon JE, et al. Soft-tissue distraction with a ring external fixator before centralization for radial longitudinal deficiency [J]. J Hand Surg Am, 2006, 31:952-959.

[10] De Jong JP, Moran SL, Vilkki SK. Changing paradigms in the treatment of radial club hand: microvascular joint transfer for correction of radial deviation and preservation of long-term growth [J]. Clin Orthop Surg, 2012, 4:36-44.

[11] Tsai TM, Ludwig L, Tonkin M. Vascularized fibular epiphyseal transfer. A clinical study [J]. Clin Orthop RelatRes, 1986, 210. 228-234.

[12] Pho RW, Patterson MH, Kour AK, et al. Free vascularised epiphyseal transplantation in upper extremity reconstruction [J]. J Hand Surg Br, 1988, 13:440-447.

[13] Innocenti M, Delcroix L, Manfrini M, et al. Vascularized proximal fibular epiphyseal transfer for distal radial reconstruction [J]. J Bone Joint Surg Am, 2004, 86:1504-1511.

[14] Blauth W, Schnerder-Sickert F. Numerical variations. In: Congenital Deformities of the Hand: An Atlas on Their Surgical Treatment [M]. Berlin: Springer-Verlag, 1981.

[15] Vilkki SK. Vascularized metatarsophalangeal joint transfer for radial hypoplasia [J]. Semin Plast Surg, 2008, 22:195-212.

[16] Akinbo O,Shamash S,Strauch RJ. Assessmentofipsilateralversuscontralateralproximalfibulafor use indistalradiusosteoart icularreconstruction. Am J Orthop, 2011, 40:617-619.

[17] Vilkki SK. Vascularized joint transfer for radial club hand [J]. Tech Hand Up Extrem Surg, 1998, 2:126-137.

[18] Arai K, Toh S, Tsubo K, ep al.Complications of vascularized fibula graft for reconstructionof long bones. Plast Reconstr Surg [J], 2002, 109:2301-2306.

[19] Adani R, Delcroix L, Innocenti M, et al. Reconstruction of large posttraumaticskeletal defects of the forearm by vascularized free fibulagraft [J]. Microsurgery, 2004, 24:423-429.

[20] Weiland AJ, Daniel RK, Riley LH Jr. Application of the free vascularized bone graft in the treatment of malignant or aggressive bone tumors [J]. Johns Hopkins Med J, 1977, 140:85-96.

[21] Zhong-wei C, Guang-jian Z. Epiphyseal Transplantation. In: Pho RW, ed. Microsurgical technique in orthopaedics [J]. London: Butterworths, 1988, 121-127.

[22] Innocenti M, Ceruso M, Manfrini M, et al. Free vascularized growth-plate transfer after bone tumor resection in children [J]. J ReconstrMicrosurg, 1998, 14:137-143.

[23] Innocenti M, Delcroix L, Romano GF. Epiphyseal transplant: harvesting technique of the proximal fibula based on the anterior tibial artery [J]. Microsurgery, 2005, 25:284-292.

[24] Menezes-Leite MC, Dautel G, Duteille F, et al. Transplantation of the proximal fibula based on the anterior tibial artery. Anatomical study and clinical application [J]. Surg Radiol Anat, 2000, 22:235-238.

[25] Thammaroj T, Jianmongkol S, Kamanarong K. Vascular anatomy of the proximal fibula from embalmed cadaveric dissection [J]. J Med Associ Thai, 2007, 90:942-946.

[26] Lamb DW. Radial club hand. A continuing study of sixty-eight patients with one hundred and seventeen club hands [J]. J Bone Joint Surg Am, 1977, 59:1-13.

[27] Bora FW Jr, Osterman AL, Kaneda RR, dt al. Radial club-hand deformity. Long-term follow-up [J]. J Bone Joint Surg Am, 1981, 63:741-745.

[28] Sestero AM, Van Heest A, Agel J. Ulnar growth patterns in radial longitudinal deficiency [J]. J Hand SurgAm, 2006, 31:960-967.

[29] Matsuno T, Ishida O, Sunagawa T, et al. Radius lengthening for the treatment of Bayne and Klug type Ⅱ and type Ⅲ radial longitudinal deficiency [J]. J Hand Surg Am, 2006, 31:822-829.

[30] Goldfarb CA, Klepps SJ, Dailey LA, et al. Functional outcome after centralization for radius dysplasia. J Hand Surg Am, 2002, 27:118-124.

（杨建涛　顾立强　朱庆棠）

第 7 章

腓骨移植重建下肢骨缺损

7.1 股骨近端骨肿瘤切除后重建

股骨近端的病变包括骨原发肿瘤、骨内瘤样病变及转移性肿瘤等，以良性病变居多，恶性肿瘤以转移瘤、浆细胞瘤和多发性骨髓瘤较多见。股骨近端因解剖结构及生物力学的特殊性，该部位出现病变易发生病理性骨折。

股骨近端无症状良性病变一般不需要手术治疗，但需定期复查病变是否变化。如良性病变进行性增大、患侧髋关节出现疼痛、累及股骨颈骨质 >50% 或有病理性骨折风险时，需选择手术治疗。刮除植骨术是治疗良性骨肿瘤的主要方法，该术式的主要适应证是位于骨端、干骺端、骨干等部位的局限性良性病灶，病灶刮除后常需辅以内固定，以预防继发性骨折发生。

如何选择牢固而符合生物学要求的内植物成为治疗股骨近端骨肿瘤的首要考虑因素。采用游离腓骨联合倒置微创稳定系统（Less invasive stability system，LISS）钢板的重建方式，既能利用腓骨作为坚质骨有效支撑的特点，发挥自体骨移植的生物学优势，达到有效植骨的目的，又可以利用 LISS 钢板内固定获得稳定坚强的重建，恢复髋关节的功能。

7.1.1 适应证

股骨近端良性骨肿瘤，诸如骨巨细胞瘤、骨囊肿、内生性软骨瘤，尤其适用于肿瘤刮除后股骨颈或者粗隆间骨缺损者。

7.1.2 禁忌证

（1）股骨近端恶性骨肿瘤，侵犯周围软组织如血管神经束等，需行肿瘤根治性切除的患者。

（2）双侧腓骨缺损：创伤导致双侧腓骨破坏或缺损，无法与相应穿支血管建立关联。

（3）合并腓动脉损伤：带血运的腓骨骨瓣 / 骨皮瓣须切取同侧腓动脉穿支作为血管蒂，合并腓动脉损伤时，游离骨瓣 / 骨皮瓣血运不佳，易发生坏死、骨不连等并发症。

（4）受区存在活动性的感染。

（5）相对禁忌证包括肥胖、糖尿病、供区可能易感染的皮肤病如银屑病、既往存在小腿放疗、淋巴水肿和远处静脉曲张溃疡等病史。

7.1.3　术前准备

基本原则与其他部位的保肢手术相同。应在手术前进行以下常规检查：X 线片、MRI、CT、ECT 等。CT 片能够显示肿瘤的骨质破坏以及软组侵犯范围。MRI 是确定骨髓内侵犯最可靠的影像学检查方法。全血细胞计数、ESR、CRP 和骨生物化学检查主要用于排除感染或其他并发症。

7.1.4　手术要点及过程

手术分三个主要步骤（见图 7-1~ 图 7-3 ）。

（1）刮除骨肿瘤并处理瘤壁。

（2）自体腓骨移植，可同时联合自体髂骨或者人工骨重建缺损。

（3）倒置 LISS 钢板螺钉固定。

7.1.4.1　手术入路

患者应置于仰卧位，患侧臀部垫高。牵引或者不牵引皆可。采用双切口。前侧 Smith-Peterson（SP）入路用于刮除肿瘤、处理瘤壁并植骨。外侧 Watson-Jones 入路用于钢板植入固定。

7.1.4.2　截取自体腓骨

从对侧下肢截取适当长度的自体腓骨移植物，方法同前，在此不赘述。

7.1.4.3　刮除骨肿瘤并处理瘤壁

X 线片定位骨肿瘤病灶位置，Smith-Peterson 入路进入，开窗后刮除肿瘤并送冰冻病理。如果冰冻病理学检查提示为良性肿瘤，则继续手术；如果提示为恶性肿瘤，则用骨水泥填塞，等待病理完全证实后行二次瘤段切除术。高速磨钻处理瘤壁至呈象牙白，苯酚（石炭酸）、酒精反复烧灼瘤壁，氩气刀再次处理瘤壁。

7.1.4.4　植骨

植入自体腓骨移植物，注意腓动静脉放置于无张力位置以备吻合。

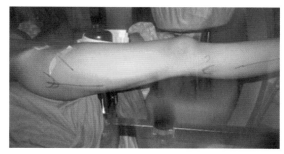

图 7-1　牵引床辅助体位及切口设计

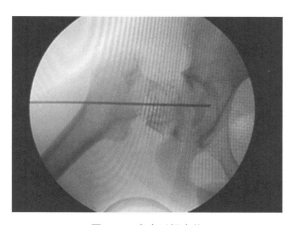

图 7-2　术中透视定位

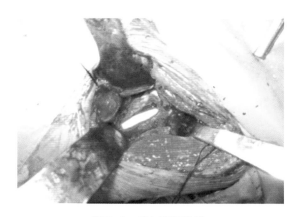

图 7-3　植入移植腓骨

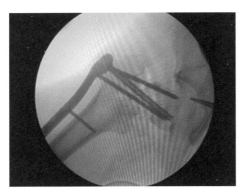

图 7-4 术中透视内固定位置

7.1.4.5 内固定

Watson-Jones 入路，倒置 LISS 钢板。注意螺钉方向，勿损伤腓骨血管蒂，腓血管与旋股外侧动脉的分支及伴行静脉需吻合（见图 7-4）。

7.1.4.6 闭合切口

放置引流管后逐层闭合。

7.1.5 手术注意事项

（1）双切口选择，SP 入路注意勿损伤旋股外侧动静脉，仔细分离其分支。

（2）外侧入路切勿靠近近端，注意勿损伤坐骨神经。

（3）利用高速磨钻处理瘤壁，至象牙白，切勿过度造成骨皮质穿出造成人为骨折。

（4）苯酚（石炭酸）、酒精、氩气刀依次处理瘤壁，注意伤口用纱布防护。

（5）吻合血管时，注意疏通血管，并无张力缝合放置。

（6）内固定螺钉排布注意勿损伤腓骨血管蒂。

7.1.6 并发症

（1）移植骨段骨折或骨不连：与移植部位负载重量超过腓骨塑形限度、固定不稳或拆除过早有关。

（2）供区下肢活动、感觉障碍：供区切取腓骨骨瓣／骨皮瓣后，可能出现脚趾背伸障碍，与术中腓骨长、短肌营养动脉损伤、肌肉损伤或踝关节稳定性下降有关。其他供区并发症包括下肢疼痛、步态改变、行走能力下降等。供区并发症严重程度与腓骨切取长度呈正相关。

7.1.7 术后处理及随访

敷料加压包扎，抬高患肢。给予抗生素治疗 3~7 天。给予低分子右旋糖酐、罂粟碱等抗凝以防血管栓塞，保持血流通畅。术后第 1 月、3 月、6 月、12 月复查 X 线片及 CT 片等，之后每年复查一次。每次复查遵医嘱进行功能锻炼，绝大多数患者能够得到良好的骨折愈合及功能恢复，X 线片上出现腓骨移植物和宿主骨之间的连续性骨痂即可判定为骨性愈合。

股骨近端骨肿瘤或瘤样病损等良性肿瘤采取刮除，联合自体腓骨植骨及倒置 LISS 钢板的治疗方案，再采取上述的物理或化学方法处理瘤腔，既可以减少肿瘤的复发，又可以行生物型重建固定，快速促进骨折愈合，最终可以获得较长期的治愈，恢复髋关节功能，提高生活质量。

7.1.8 经典病例

7.1.8.1 病例资料

患者，男，15 岁，右髋酸痛伴活动受限 3 天入院。术前完善相关检查提示为右股骨颈骨囊肿可能，并伴有病理性骨折（见图 7-5）。

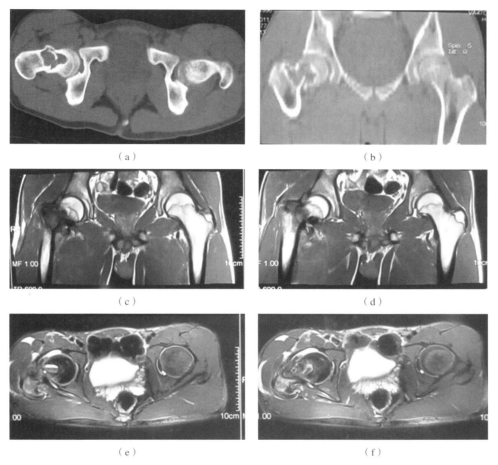

（a）　　　　　　　　　　　　　（b）

（c）　　　　　　　　　　　　　（d）

（e）　　　　　　　　　　　　　（f）

图 7-5　CT 片及 MRI 片提示右侧股骨颈溶骨性病变，伴病理性骨折
（a）横断位 CT 片；（b）冠状位 CT 片；（c）冠状位 MRI 片；（d）横断位 MRI 片

7.1.8.2　面临问题

股骨近端（股骨颈）占位，性质未定，伴有病理性骨折。股骨颈肿瘤采取刮除植骨后容易出现骨不连、股骨头坏死等风险。

7.1.8.3　术前手术方案及术中步骤

方案为刮除植骨，游离腓骨移植，倒置 LISS 钢板内固定重建（见图 7-6）。具体为术中牵引下，C 臂机定位后采取双入路手术。前侧入路用于暴露和刮除肿瘤，植入游离腓骨，腓骨血管蒂与股骨旋外侧动脉升支及其伴行静脉吻合，外侧入路用于倒置 LISS 钢板重建。术后病理学检查提示为骨囊肿。详细操作见前述。

7.1.8.4　术后随访

术后 2 周患者骨瓣完全存活，6 周开始部分负重，术后 3 月开始完全负重，术后 6 月移植腓骨与胫骨两端愈合良好。术后 3 年患者下肢功能恢复良好，已重返学校学习（见图 7-7、见图 7-8）。

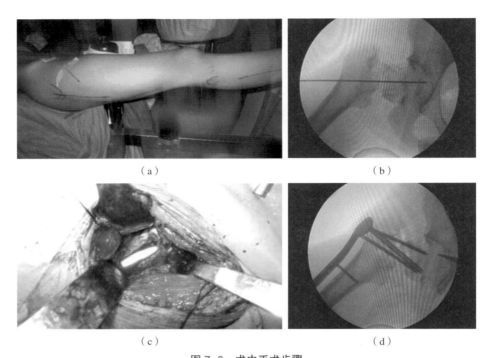

图 7-6　术中手术步骤

（a）术中牵引体位；（b）C臂机透视定位；（c）刮除瘤灶及处理瘤壁后植入腓骨；（d）倒置 LISS 钢板固定

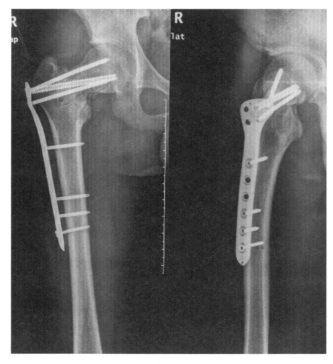

图 7-7　术后影像学资料

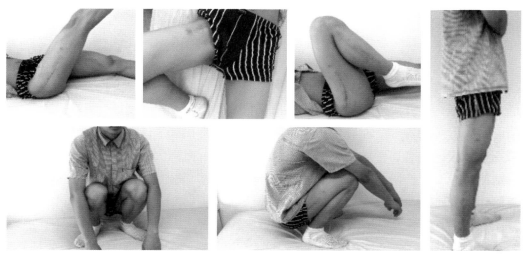

图 7-8　术后随访

术后 3 年患者随访，髋关节屈伸功能正常，负重行走自如，Harris 评分 100 分

参 考 文 献

[1] 张忠杰. 股骨近段良性肿瘤患者髋关节置换与内固定手术效果比较 [J]. 临床和实验医学杂志, 2016, 15(21):2140-2142。

[2] Carvallo, Pedro I.,Griffin, et al.Salvage of the Proximal Femur Following Pathological Fractures Involving Benign Bone Tumors[J].J Surg Oncol, 2015, 112(8):846-852.DOI:10.1002/jso.24291

[3] ErraniC , Tsukamoto S , Leone G , et al. Higher local recurrence rates after intralesional surgery for giant cell tumor of the proximal femur compared to other sites[J]. Eur J Orthopaedic Surg Traumatol, 2017, 27(6): 813-819.DOI:10.1007/s00590-017-1983-z

[4] Lin J, Chen R, Yan W, et al. Treatment of benign bone lesions of proximal femur using dynamic hip screw and intralesional curettage via Watson-Jones approach [J]. Zhongguo xiufu chongjian waike zazhi, 2018, 32(1):31-35. DOI:10.7507/1002-0179.201707092

[5] Hongyuan L, Yan X, Xiang F, et al. Treatment of proximal femoral benign lesions by proximal femoral nail anti-rotation combined with curettage and bone graft through the Watson-Jones approach [J]. Chinese Journal of Reparative and Reconstructive Surgery, 2018, 32(7): 893-898.DOI:10.7507/1002-1892.201801128

[6] Wilke B, Houdek M, Rao R R, et al. Treatment of Unicameral Bone Cysts of the Proximal Femur With Internal Fixation Lessens the Risk of Additional Surgery [J]. Orthopedics, 2017, 40(5):1-6.DOI:10.3928/01477447-20170810-01

[7] Zhang Y, Li, Jiaâzhen, Lu, Xinâchang, et al. Intramedullary Nailing Combined with Bone Grafting for Benign Lesions of the Proximal Femur [J]. Orthop Surg, 2017, 9(1).DOI:10.1111/os.12311

（张春林　胡剑平　施　龙）

7.2 股骨干创伤性骨不连重建

骨不连是临床上常见的难点问题，主要分肥大性骨不连、营养不良性骨不连、萎缩性骨不连、感染性骨不连及假关节形成等。治疗股骨干骨不连的常见方法主要有接骨板内固定、髓内钉内固定、外固定支架外固定、骨移植及电刺激、低强度脉冲超声、注射富血小板血浆、植入骨刺激器等，而有关其内固定手术方案尚存有争议。临床治疗该病时，初次手术采用接骨板固定者，常倾向于更换成髓内钉固定；而初次手术采用髓内钉固定者，常倾向附加接骨板或更换髓内钉固定。但目前有关接骨板、髓内钉内固定治疗该病的适应证，学术界尚无确切定论。

自体骨移植安全性高，有良好的骨诱导性，因而被认为是治疗骨缺损的金标准。自体骨移植骨材料生物来源是与宿主一致的，所以不用考虑组织相容性和移植后的排异反应，是目前临床最常用的治疗骨缺损的材料。与其他骨移植材料相比，自体骨具有生物相容性好、成骨能力强、骨诱导活性高等优点。自体骨移植材料可选择皮质骨移植、松质骨移植、带肌蒂骨瓣移植、吻合血管骨移植、自体骨复合骨髓移植、自体骨复合骨形态发生蛋白（BMP）、自体骨复合血管生成因子（VEGF）等。自体骨的供体部位主要是髂骨和腓骨，具有诸多优势，所以在临床上应用较广泛，但是自体骨移植取骨时将会增加新的创伤，且术后供骨区有可能出现供骨区感染、失血、血肿、神经损伤、畸形、慢性持续性疼痛等一系列并发症，同时会受到供"量"不足的影响。尽管如此，目前临床上仍以自体骨移植方式修复骨缺损效果最佳，如游离骨移植和带血运骨移植等。

移植骨最终会被宿主骨床逐渐吸收，并被宿主骨床的骨和骨膜成骨细胞建造的新骨所替代。替代的过程极为缓慢，小块移植骨常需数月，大块移植骨需要更长时间甚或不可能被完全替代。替代主要依靠宿主骨的成骨细胞活动来完成，移植骨只起到被动的支架作用，供宿主骨床的新生血管生长和进入血管的成骨细胞产生新骨。而带血管蒂的腓骨移植，将模拟骨折愈合过程，不经历爬行替代的过程，有较快的愈合速度和较高的成功率。

本章节讨论带血管蒂腓骨移植治疗股骨干骨不连导致的股骨大段缺损，探讨其适应证和应用价值。

7.2.1 适应证

（1）股骨干非感染性骨不连，尤其适用于萎缩性骨不连。

（2）良好的腓骨取材条件。

7.2.2 禁忌证

（1）双侧腓骨缺损：创伤导致双侧腓骨段破坏或缺损，无法与相应穿支血管建立关联。

（2）合并腓动脉损伤：带血运的腓骨骨瓣／骨皮瓣须切取同侧腓动脉穿支作为血管蒂，合并腓动脉损伤时，游离骨瓣／骨皮瓣血运不佳，易发生坏死、骨不连等并发症。

（3）受区存在活动性的感染。

（4）相对禁忌证包括肥胖、糖尿病、可能易感染的皮肤病如银屑病、先前的小腿放疗、供骨区或受骨区存在血管变异等。

7.2.3 术前准备

7.2.3.1 X线检查

术前常规行 X 线检查确定骨缺损的部位与范围。

7.2.3.2 下肢彩超检查

设计穿支蒂的腓骨骨皮瓣时，建议术前进行彩色多普勒定位腓动脉穿支，设计皮瓣时可以将其放置在穿支周围。

7.3.3.3 下肢CTA检查

确定骨缺损附近的血运情况，辅助设计血管吻合方案。

7.2.3.4 创面细菌培养

对于有感染的伤口，应行细菌培养，制定抗生素用药计划，待感染控制后再行手术治疗，提高术后移植物的存活率。

7.2.3.5 清创手术

如果选择复合组织一期移植，则需要严格评估创面的条件以及周围受区的血管，当周围创面条件不佳或存在感染危险因素时，应该增加清创手术的次数来保证移植物的存活率。

7.2.4 手术过程及要点

7.2.4.1 手术步骤

（1）清理骨不连死骨，打通两侧闭塞髓腔。

（2）自体腓骨移植重建缺损。

（3）桥接钢板、螺钉固定。

7.2.4.2 手术要点

（1）麻醉成功后，取仰卧位，常规消毒铺巾。取左髋 Smith-Peterson 手术入路，显露各层，解剖旋股外侧动脉分支的降支，分离备用。

（2）再取股骨外侧中下段外侧切口，依层切开各层，充分暴露骨不连两端，彻底清除坏死骨，打通两侧髓腔，测量骨缺损长度（见图 7-9、图 7-10、图 7-11）。

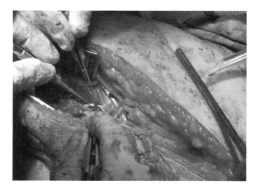

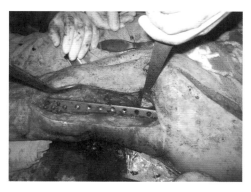

图 7-9　手术切口及游离旋股外侧动脉　　　　图 7-10　置入 LISS 钢板

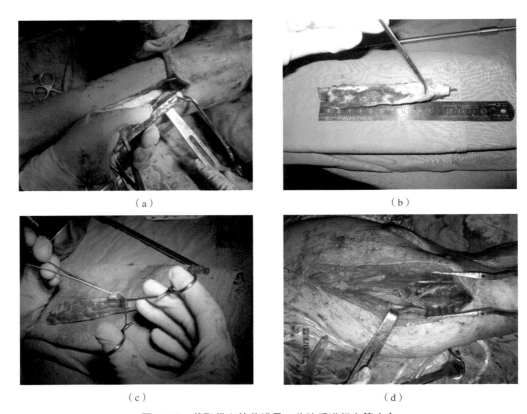

（a）

（b）

（c）

（d）

图 7-11　截取带血管蒂腓骨，移植后进行血管吻合
（a）切取带血管腓骨瓣；（b）所获腓骨瓣；（c）疏通血管；（d）吻合血管蒂

（3）用股骨 LISS 钢板将两股骨断端连接好。

（4）用脉冲枪彻底冲洗创面。

（5）再取小腿外侧入路，切开显露腓骨，取相应缺损长度的腓骨，常规处理腓动静脉，将腓骨插入股骨缺损处的髓腔内，将腓动静脉和旋股外侧动静脉的降支吻合好。勒血试验阳性，表明血流通畅好。

（6）逐层关闭各层，留置引流管。

7.2.5　手术注意事项

（1）注意受区动静脉的选取和游离，合理选择旋股外侧动脉或者股动脉分支。

（2）应彻底清除死骨、瘢痕组织，用大量盐水、聚维酮碘（碘伏）冲洗。并取样及送细菌培养，排除感染性骨不连可能等。若术中发现脓腔脓液，或者术中冰冻检查发现细菌，应当调整手术方案，先行清创，再考虑二次移植。

（3）注意打通两侧髓腔，促进血供。

（4）注意螺钉排布，切勿挤压或者损伤移植腓骨的血管。

（5）注意术后检测，谨防血管栓塞。

（6）虽然腓骨支撑强度较大，同时又有钢板辅助，但仍然要定期复查 X 线片等影像学检查，推迟负重锻炼，谨防移植腓骨骨折。

7.2.6　并发症

（1）移植骨段骨折或骨不连：与移植部位负载重量超过腓骨塑形限度、固定不稳或拆除过早有关。

（2）骨感染：与术前清创不彻底，存在活动性感染灶有关。

（3）供区下肢活动、感觉障碍：供区切取腓骨骨瓣 / 骨皮瓣后，可能出现脚趾背伸障碍，与术中腓骨长、短肌营养动脉损伤、肌肉损伤或踝关节稳定性下降有关。其他供区并发症包括下肢疼痛、步态改变、行走能力下降等。供区并发症严重程度与腓骨切取长度呈正相关。

7.2.7　术后处理及随访

敷料加压包扎，抬高患肢。给予抗生素 3~7 天。给予低分子右旋糖酐、罂粟碱等，以保护吻合血管，促进血流通畅和预防深静脉栓塞。

术后第 1 月、3 月、6 月、12 月复查 X 线片及 CT 片等，之后每年复查一次。每次复查遵医嘱进行功能锻炼，

预后：X 线片上出现腓骨移植物和宿主骨之间的连续性骨痂即可判定为骨性开始愈合。

游离带血管蒂的腓骨移植治疗股骨干骨不连具有显著的优势，由于将移植骨的供血血管与宿主血管进行了吻合，使得移植腓骨保持了应有的活性，不会成为死骨，因而可以不经过爬行替代过程。相对而言，异体骨植入则因为排异、爬行替代时间较长等问题，长期难以愈合，从而出现骨不连，再次骨折的并发症，增加患者再次手术的痛苦。同时腓骨是坚质骨，具有良好的支撑作用。而吻合血管的腓骨移植可明显促进骨缺损的修复，还可为病变部位带去良好的血运。带血管蒂腓骨移植类似与普通骨折愈合过程，在移植骨与宿主骨的接触端，血肿机化并形成纤维连接。由此，骨内、外膜的成骨细胞进行了膜内化骨，接触端和髓腔的纤维组织也进行了软骨内化骨，形成了原始骨痂，以后新生骨逐渐增多，形成骨性连接。这对于萎缩性骨不连尤为重要，它既提供了坚强的支撑和填充，又提供了有效的血运，使得治疗成功率大为提高。

7.2.8　经典病例

7.2.8.1　病例资料

患者，女性，41 岁。车祸后股骨中段骨折行外固定支架固定 1 年余。入院前 3 个月在外院诊断为股骨骨不连，拆除外固定支架后股骨无外力作用下断裂移位。收入我院评估为股骨干骨折骨不连，

7.2.8.2　面临问题

股骨干骨不连，股骨中下段大段骨缺损，并死骨形成，两侧髓腔闭塞。

7.2.8.3　手术方案

术前拟定治疗方案为刮除死骨，打通髓腔，游离自体带血管蒂腓骨植骨并内固定钢板重建（见图 7-12）。

7.2.8.4 手术步骤

具体步骤操作如前述。

7.2.8.5 术后随访

术后2周患者骨瓣完全存活，6周开始部分负重，术后3月开始完全负重，术后2年移植腓骨与胫骨两端愈合良好。术后8年随访，外观满意，腓骨重塑增粗，下肢功能恢复良好（见图7-12~图7-20）。

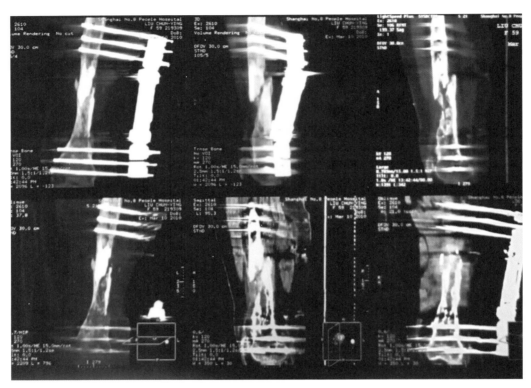

图7-12　股骨干骨折后，外固定支架固定

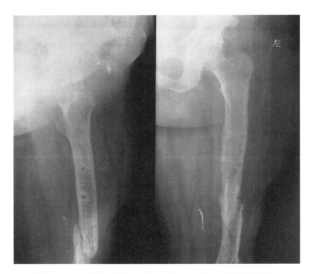

图7-13　拆除外固定支架后，无外力作用下移位

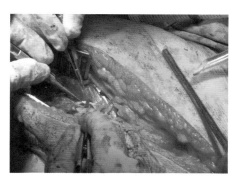

图 7-14　取左髋 SP 手术入路，显露各层，将旋股外侧动脉的分支的降支找出，分离出来备用

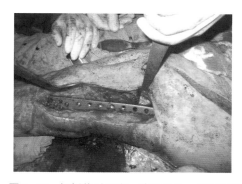

图 7-15　钢板临时固定，清除死骨，打通髓腔

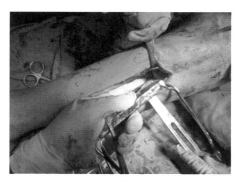

（a）

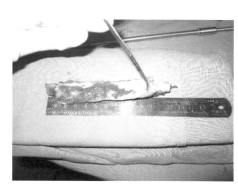

（b）

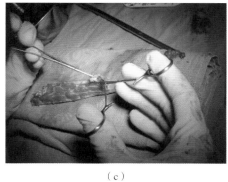

（c）

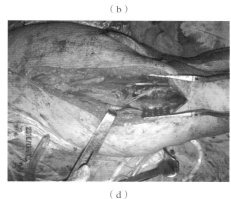

（d）

图 7-16　截取带血管蒂腓骨，移植后进行血管吻合

（a）切取带血管腓骨瓣；（b）所获腓骨瓣；（c）疏通血管；（d）吻合血管蒂

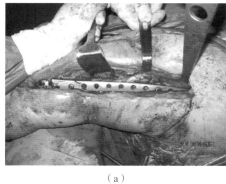

（a）

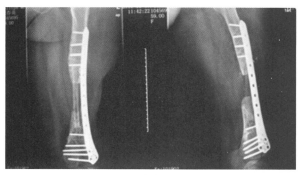

（b）

图 7-17　（a）手术完成；（b）术后影像学资料

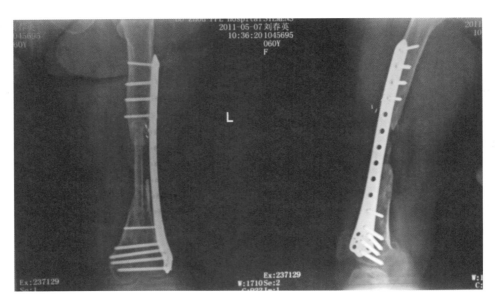

图 7-18 术后 1 年影像学资料

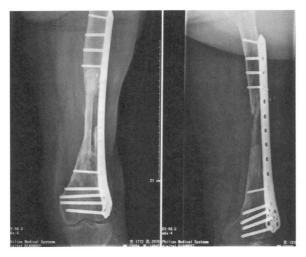

图 7-19 术后 2 年影像学资料

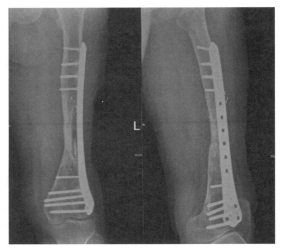

图 7-20 术后第 8 年影像学资料，腓骨两端已愈合

参 考 文 献

[1] Park K , Kim K , Choi Y S . Comparison of mechanical rigidity between plate augmentation leaving the nail in situ and interlocking nail using cadaveric fracture model of the femur[J]. Int Orthop , 2011, 35(4):581-585.

[2] Ali B ,Ebrahimzadeh M H , Hosein A C . Augmentation plate fixation for the treatment of femoral and tibial nonunion after intramedullary nailing[J]. Orthopedics, 2009, 32(6):409.

[3] Chen C M , Su Y P, Hung S H , et al. Dynamic Compression Plate and Cancellous Bone Graft for Aseptic Nonunion After Intramedullary Nailing of Femoral Fracture[J]. Orthopedics, 2010, 33(6):393-393.

[4] Hakeos W M , Richards J E , Obremskey W T . Plate Fixation of Femoral Nonunions Over an Intramedullary Nail With Autogenous Bone Grafting[J]. J Orthop Trauma, 2011, 25(2):84-89.

[5] 茹江英,丛宇,康文博.更换髓内钉和联合自体骨植骨、保留髓内钉附加侧板治疗股骨干骨折髓内钉术后骨不连 [J].中华创伤杂志,2015,31(7).

[6] 陈宇翔,李建涛,娄盛涵,等.双钢板结合自体骨移植治疗股骨干骨折术后无菌性骨不连的疗效观察 [J].解放军医学院学报,2017,38(3):213-216.

[7] 杨朝旭,刘建恒,张里程,等.两种手术治疗股骨干骨折后骨不连的疗效分析 [J].解放军医学院学报,2016,37(1):24-26,78.

[8] 孙亮,李忠,薛汉中,等.股骨干髓内钉术后骨不连的个性化治疗 [J].中华创伤骨科杂志,2018,20(10):843-848.DOI:10.3760/cma.j.issn.1671-7600.2018.10.004.

[9] 孙月华.骨不连的研究现状 [J].中华创伤骨科杂志,2005,7(5):415-419.

（张春林　胡剑平）

7.3　股骨中段和（或）干骺端骨肿瘤切除后重建

股骨中段、干骺端恶性骨肿瘤切除后骨缺损的重建一直以来缺乏公认的最佳重建方法,特别是对于儿童恶性骨肿瘤患者,部分患者可以长期存活,重建方法的远期良好率十分重要。大段骨缺损的重建方法可以分为金属假体重建和生物重建,在持久性方面,生物重建方法理论上优于假体重建方法。对于儿童及青少年患者,由于其日常活动量高于成年人,且骨骼仍处于生长发育阶段,故而生物重建应当是首选方案。异体骨重建的问题在于不愈合、感染、骨折和解剖尺寸匹配不良等问题,中段骨缺损异体骨重建感染率为 12%~14%,骨折发生率为 9%~19%,不愈合发生率为 17%~50%,患者术后往往需要多次手术处理重建的并发症。带血管或不带血管的腓骨重建是大段骨缺损重建的经典方法,但由于强度差导致骨折发生率较高。单纯带血管腓骨重建可以作为异体骨重建失败的挽救方法之一。Capanna 在 1993 年最早报道异体骨和带血管腓骨复合重建技术,并将其用于股骨和胫骨中段骨缺损的重建中。对于儿童患者如使用异体骨复合腓骨重建,实际操作中可能会遇到解剖尺寸匹配困难,异体骨髓腔直径较小无法进行腓骨髓内置入操作等问题。为了降低复合重建中异体骨的缺点,我们应用自体瘤骨灭活复合带血管腓骨进行重建,这样较好地解决了解剖匹配和生物相容性问题。此外,我们通过采用高渗盐水联合巴氏灭活的方法,保证了瘤骨灭活彻底性的同时,又保留了骨骼部分的活性。该方法的理论优势在于以下：

（1）通过带血管腓骨提高重建方法的愈合率。

（2）自体瘤骨灭活具有更好的解剖匹配和生物相容性。

（3）通过腓骨髓内放置提高重建部位的结构强度。

（4）重建复合体的骨代谢活性高,骨量保留充分。

本节就儿童股骨中段和（或）干骺端肿瘤切除后骨缺损,应用自体瘤骨灭活复合带血管腓骨移植重建进行介绍。整体上,灭活瘤骨在截骨处有着最佳匹配,带血管腓骨具有良好的愈合塑形能力,术后早期依靠钢板及瘤骨提供结构强度,远期依赖腓骨塑形与灭活骨融合提供重建,达到生物学重建的效果。

7.3.1　适应证

（1）初治儿童及青少年股骨中段和（或）干骺端恶性骨肿瘤。

（2）受累骨清除肿瘤组织后仍有轴向支撑强度。

（3）干骺端缺损距离关节面距离可以进行钢板固定（膝关节≥3cm，髋关节小粗隆下≥4cm）。

（4）可获取腓骨应较缺损长度长 2cm。

7.3.2　禁忌证

（1）病理性骨折或受累骨为溶骨性破坏，且破坏范围大于长骨直径 1/3。

（2）髓腔内及骨外广泛的成骨性肿瘤。

（3）水肿反应区累及关节面水平或关节腔受累。

7.3.3　术前准备

术前一般原则及方法同四肢恶性骨肿瘤保肢手术（见图 7-21）。

术前检查：双下肢全长片、下肢 CTA 或血管造影、局部 MRI 检查。

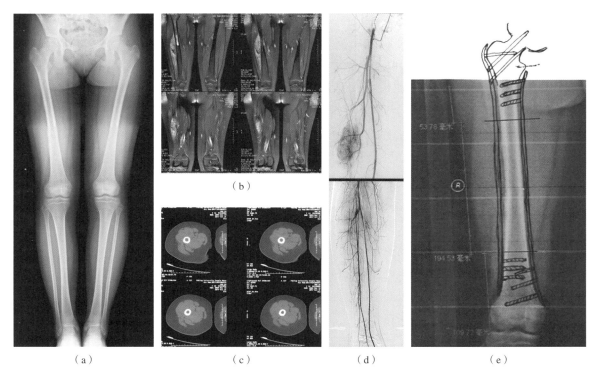

（a）　　　　　　　（b）　　　　　　　（d）　　　　　　　（e）

图 7-21　股骨中段骨肉瘤病例术前计划

（a）双下肢全长确认截骨长度，腓骨长度及力线情况；（b）化疗后 MRI 检查确定切除范围截骨长度；（c）化疗后 CT 检查骨窗评估受累节段骨质条件；（d）术前血管造影选择受区血管位置；（e）术前计划

术前计划：

（1）确定肿瘤切除范围：建议结合 T1 增强及 T2 加权序列明确肿瘤局部累及范围，制定截骨位置，建议腓骨切除长度较瘤段截骨长 2cm。

（2）评估受累骨强度：根据 CT 检查骨窗判断骨质破坏范围及程度，确定是否可以进行灭活回植。

（3）重建后固定方法：根据缺损位置选取合适固定方法，内固定建议双钢板固定（支持带 + 张力带），一个为主重建钢板，一个为辅助钢板固定。这样，可在螺钉类型、数量及固定位置方面较好地进行设计。

（4）如瘤骨处理后无法满足结构强度要求，建议有备选方案。

7.3.4　手术要点

主要分为四个步骤：

（1）肿瘤切除。

（2）游离截取带血管腓骨，同时进行瘤骨灭活。

（3）复合物装配后缺损重建，复位后内固定。

（4）血管吻合及伤口关闭。

7.3.5　手术过程

7.3.5.1　体位

患者取侧卧 45°，患侧在上。一般需要使用无菌止血带。切口一般根据肿瘤包块位置及受累长度，一般需要行两个切口：一个为肿瘤切除切口；另一个为对侧钢板固定切口。后者一般通过微创技术实现。

肿瘤切除切口及入路：

（1）肿瘤位于干骺端偏内应采用股骨远端内侧切口，同股骨下段肿瘤膝关节内侧入路，根据位置决定是否需要打开膝关节囊。

（2）如肿瘤位于外侧或病变较长且累及骨干为主，应考虑外侧切口，沿外侧肌间隙显露游离肿瘤。

腓骨切取为常规小腿外侧切口。

7.3.5.2　肿瘤切除

以股骨中下段干骺端肿瘤为例，取内侧切口，沿内侧肌间隙显露并游离肿瘤，一般先在骨干处截骨后往远端分离显露，通过 C 臂确认远端截骨位置，充分游离后方血管神经束后保护，进行关节端截骨，完成肿瘤切除（见图 7-22）。

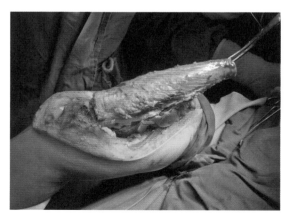

图 7-22　股骨中下段肿瘤切除术中情况，图左侧为膝关节

7.3.5.3 取带血管腓骨，同时进行瘤骨灭活

常规方法切取同侧带血管腓骨，由于取腓骨时近端股骨连续性尚未恢复，所以体位方面较为方便地调整小腿位置。腓骨长度一般长于缺损长度 2cm，以便两端均可桥接 1cm 长度，在游离带血管腓骨时应尽量减少肌袖组织，便于灭活骨段的髓内植骨。对于切除瘤骨的处理，注意在一单独的无菌台上操作，切开骨外软组织包块及骨膜，骨膜剥离器环形剥离骨外肿瘤组织，后用髓腔锉依次扩髓，最终扩至腓骨直径宽 2mm，一般扩至 14~16mm。后将清除髓内、外肿瘤组织的瘤骨骨段进行灭活。我们采用的灭活方法是用 10% 的生理盐水进行巴氏灭活，巴氏灭活具体条件为 60℃，20 分钟（见图 7-23）。

7.3.5.4 缺损重建，复位后内固定

常规将腓骨置于灭活骨段髓腔内，不同于文献报道的全程开槽引入血管蒂，我们习惯尽量保留一定长度完整环形瘤骨段以增加复合物的抗旋转应力，有时需要对患者截骨端近端髓腔进行适当扩髓以容纳 1cm 长度腓骨。复位后通过钢板进行固定。一般地，张力侧采用髁钢板进行固定，内侧采用干骺端直钢板进行重建，两块钢板均需跨越灭活骨段，灭活骨段一般采用单侧短锁定钉把持，不要穿透腓骨进行固定（见图 7-24）。

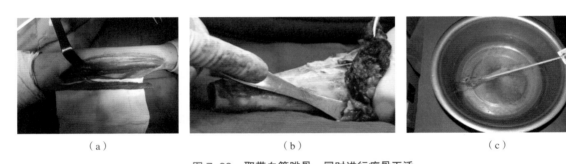

（a） （b） （c）

图 7-23　取带血管腓骨，同时进行瘤骨灭活

（a）为切取带血管腓骨术中照片；（b）切除切除骨段的骨外软组织包块；（c）将处理后瘤骨骨段进行高渗盐水巴氏灭活

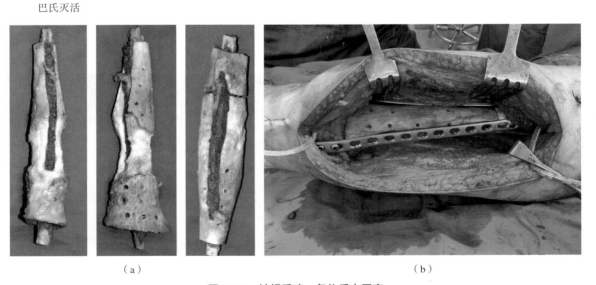

（a） （b）

图 7-24　缺损重建，复位后内固定

（a）为灭活骨 + 带血管腓骨复合体，瘤骨骨段一般随机钻孔以促进再血管化；（b）钢板固定后术中照片

7.3.5.5　血管吻合及伤口关闭

一般情况，建议先进行固定，并且在固定过程中注意保护血管蒂避免受到机械损伤。固定完成后进行血管的吻合，根据受区一般选择股深血管或旋股外血管进行吻合。吻合后可以见到肌袖渗血表明血供恢复。由于手术时间较长，在最后闭合伤口前建议用聚维酮碘冲洗伤口，留置引流后闭合伤口（见图 7-25）。

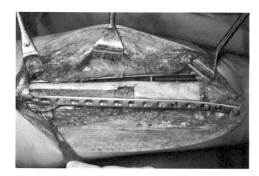

图 7-25　最后进行血管吻合，图中骨膜剥离子上方为吻合的血管蒂

7.3.6　手术注意事项

（1）术前要进行详尽的术前计划，评估瘤骨强度，一般对于溶骨范围较大，残留骨壳连续性中段的瘤骨建议考虑其他方式重建，如异体骨复合带血管腓骨移植重建。

（2）术前需通过 CTA 或血管造影评估患者腓动脉及受区血管情况，特别是 6 岁以下患者，腓血管可能发育不完全。

（3）术中在肿瘤切除过程中，要注意保护受区吻合血管，邻近计划吻合部位，如大腿的股深动脉，旋股外侧动脉，小腿的胫前动脉等，谨慎使用电刀，以免影响受区血管条件。

（4）腓骨切除长度要长于灭活段 2cm，保证两个折端均有腓骨髓内桥接。

（5）一般采用可进行温控的电磁炉进行加热，在电磁炉上方按无菌原则铺盖 4 层无菌单，在无菌单上放置无菌不锈钢盆，后进行加热，当温度达到 60℃后，将电磁炉设置为保温模式。可通过无菌温度计或红外测温仪检测灭活高渗盐水温度。

（6）如有可能，对于 6 岁以上患者进行内外侧双钢板固定，跨越缺损段，即水平、对置、全缺损段桥接钢板固定。

（7）手术顺序为灭活骨段与腓骨装配，复位，内固定，最后行血管吻合。

7.3.7　并发症

（1）常见并发症包括伤口浅表液化、感染等。由于手术时间较长，且在进行钢板固定过程中可能会过度牵拉软组织，术后伤口浅表可能出现脂肪液化，浅表不愈合等并发症，对于这类并发症可以积极处理，清除血运较差脂肪组织，重新缝合，避免出现深部感染。

（2）深部感染。由于软组织覆盖问题，可能出现深部感染，出现这类情况时，应充分清创，如仍无法控制，建议尽早取出内固定。

7.3.8　术后处理及随访

围手术期处理：一般用支具或石膏托将膝关节固定于屈膝 15°，并将整个患肢抬高45°以减轻软组织肿胀，特别是对于胫骨重建。一般抗生素用至引流管拔除。引流管拔出后即可嘱患者下地健侧腿站立，患侧避免负重，同时进行股四头肌肌肉力量康复，一般 4周开始可以佩戴支具，并在拐杖保护下开始负重，建议患者使用体重秤进行负重练习，从

20kg 开始，每天增加 5kg。一般 10~12 周进行 X 线检查确定支具使用情况。关节活动度一般从 6~8 周开始进行，逐渐将膝关节垫高。与人工关节不同，该方法重建后关节活动度的锻炼要避免反复弯曲关节，而应以膝关节屈曲状态下持续加压小腿，增加关节活动度。

术后随访及移植物活性评价：肿瘤学评估与常规恶性肿瘤术后随访相同。术后随访：每 3 个月进行下肢全长及局部 X 线摄片，评估骨愈合情况；每半年进行骨扫描评价，观察腓骨及灭活骨代谢情况，可以通过骨扫描及断层显像评价复合物的骨代谢情况。此外，随访时要注意患者的肌肉力量和关节活动度情况。

预后：一般术后 3 个月时即可观察到腓骨与自体骨的愈合，截骨处（灭活骨段和截骨端）的愈合一般在 6~10 个月出现骨折线逐渐消失，并逐渐融合，一般在 12~18 个月后可以观察到腓骨与移植骨段之间的愈合。

儿童及青少年股骨干 / 干骺端的肿瘤切除后骨缺损重建应以生物学重建为首选，相对于单纯异体骨重建的不愈合、感染等问题，以及单纯腓骨重建的强度差的问题，这种自体瘤骨灭活复合带血管蒂腓骨移植重建很好地解决了重建复合物匹配问题，结合了灭活骨强度优势和带血管腓骨的愈合优势，很好地实现了生物重建，并保留了骨量。瘤骨灭活是经典的方法，已被肿瘤学证明其合理性和安全性。对于邻近关节部位，这种重建方法可以保留关节，并且在部分病例可以保留骺板，进而保留了患者的骨骼生长发育潜能。骨愈合的前提是合理的内固定，稳定的力学环境。因此，我们提出了进行水平对置、双钢板、全程桥接、跨越灭活骨段的固定技术，这样可以提供可靠的初期稳定性，有利于截骨端的骨性愈合（见图 7-26）。

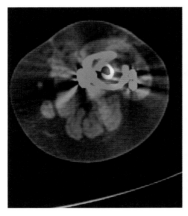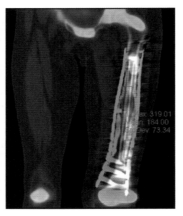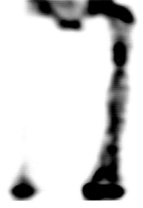

图 7-26 患者术后半年复查骨扫描 + 断层显像可见腓骨骨代谢良好，并可见灭活骨段开始有骨代谢恢复

7.3.9 经典病例

7.3.9.1 病例 1

患者，男性，7 岁，主因"右大腿疼痛 3 个月"入院。入院后病理活检提示骨肉瘤，术前进行 APMMI 化疗。行自体瘤骨灭活 + 带血管腓骨移植重建，由于患者 BMI<18，体重较轻，选用单侧钢板重建。患者术后随访肿瘤未见复发及转移，骨扫描可见灭活

骨有骨代谢，并且通过骨扫描观察骺板仍有活性，由于膝关节出现外翻畸形于术后 2 年半时将跨过骺板的螺钉拆除，并与骺板上方进行固定，可见外翻畸形得到一定纠正（见图 7-27~ 图 7-32 ）。

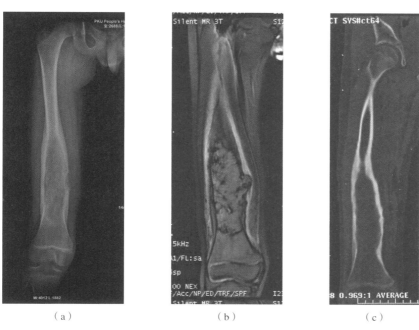

（a）　　　　　　　（b）　　　　　　　（c）

图 7-27　男，7 岁，右股骨中下段骨肉瘤，术前情况

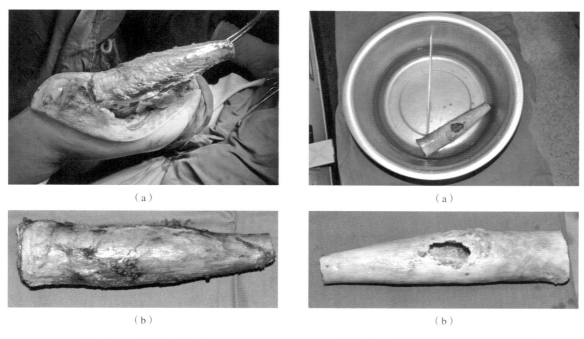

（a）　　　　　　　　　　　　　　　（a）

（b）　　　　　　　　　　　　　　　（b）

图 7-28　术中情况及标本　　　　　图 7-29　瘤段取出骨外及髓内肿瘤组织后
　　　　　　　　　　　　　　　　　　　　　　　灭活及灭活后情况

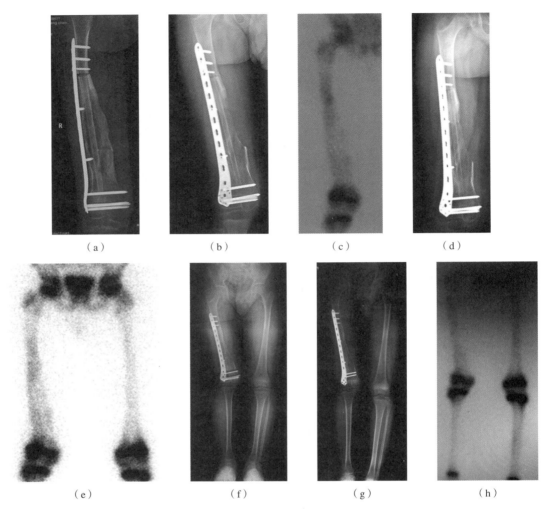

图 7-30　股骨中下段骨肉瘤患者术后及复查情况

（a）术后 x 线片；（b）术后半年 X 线片；（c）术后半年骨扫描；（d）术后 1 年复查；（e）术后 1 年骨扫描；（f）术后 2 年；（g）术后 2 年半；（h）术后 2 年半

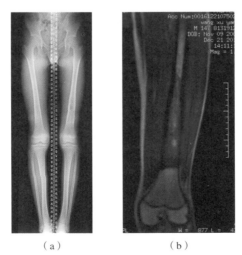

图 7-31　患者，男性，14 岁，左股骨中段
骨肉瘤。术前化疗后平片及磁共振成像片

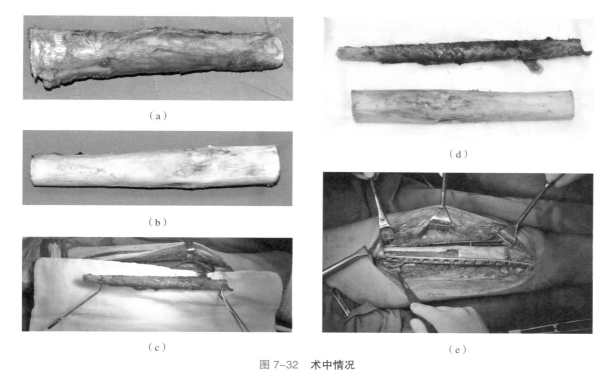

图 7-32　术中情况

（a）为切除瘤段，（b）为清除骨外及髓内肿瘤组织灭活后移植骨段，（c）切取带血管腓骨，（d）为灭活骨段及带血管腓骨移植，（e）复位固定后完成重建

7.3.9.2　病例2

患者，男性，14 岁，左股骨中段骨肉瘤。进行规范术前化疗后行瘤段灭活 + 带血管腓骨复合重建。手术时间 6 小时，术中选取外侧髁钢板进行主要固定，内侧用干骺端钢板进行重建（见图 7-33）。术后随访（a）-（f）可见截骨端愈合良好，腓骨与灭活骨及近远端截骨端均愈合良好。

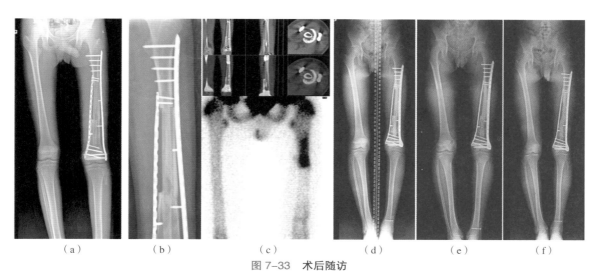

图 7-33　术后随访

（a）术后片；（b）术后 3 个月 x 线；（c）术后 3 个月骨扫描；（d）术后半年；（e）术后 1 年；（f）术后 2 年半

参 考 文 献

[1] Panagopoulos GN, Mavrogenis AF, Mauffrey C, et al. Intercalary reconstructions after bone tumor resections: a review of treatments[J]. Eur J Orthop Surg Traumatol, 2017, 27(6): 737-746.

[2] Capanna R, Bufalini C, Campanacci M. A new technique for reconstructions of large metadiaphyseal bone defects[J]. Orthop Traumatol, 1993, 2(1): 159-177.

[3] Muramatsu K, Ihara K, Miyoshi T, et al. Stimulation of neo-angiogenesis by combined use of irradiated and vascularized living bone graft for oncological reconstruction[J]. Surg Oncol, 2012, 21(3): 223-229.

[4] Sugiura H, Takahashi M, Nakanishi K, et al. Pasteurized Intercalary Autogenous Bone Graft Combined with Vascularized Fibula[J]. Clinical Orthopaedics and Related Research, 2007, 456: 196-202.

[5] Shammas RL, Avashia YJ, Farjat AE, et al. Vascularized Fibula-Based Physis Transfer: A Follow-Up Study of Longitudinal Bone Growth and Complications[J]. Plast Reconstr Surg Glob Open, 2017, 5(5): e1352.

[6] Singh VA, Nagalingam J, Saad M, et al. Which is the best method of sterilization of tumour bone for reimplantation? A biomechanical and histopathological study[J]. Biomed Eng Online, 2010, 9: 48.

（姬　涛　邢智利　郭　卫）

7.4　胫骨近端骨肿瘤切除后重建（腓骨复合异体骨）

随着诊断、化疗及影像技术的进步，大部分四肢恶性骨肿瘤可行安全保肢手术。肿瘤切除后大段骨缺损修复包括生物重建、假体重建和旋转成形等。每种方法各有利弊，重建选择需综合考虑患者年龄、肿瘤性质预后、软组织条件、并发症及社会心理等因素。

常用大段骨缺损生物重建技术包括牵引性骨生长、瘤骨灭活回植、异体骨、带血管自体腓骨干移植等。然而，延迟愈合或骨不连、骨折、感染是生物重建后常见并发症，往往需要多次手术，部分病例甚至以截肢告终。

组合生物重建是指将两种或以上的生物重建方法复合，取长补短达到最大限度功能恢复、最小并发症的目的。Capanna 在 1993 年最早报道组合重建技术，其将异体骨和带血管腓骨组合用于骨肿瘤切除后下肢大段骨缺损的重建。组合技术中异体骨提供骨量、早期力学支撑及对腓骨的保护，带血管腓骨促进了异体骨与宿主骨愈合，腓骨愈合后能提供中晚期力学支撑，对于股骨、胫骨等主要负重骨长节段的骨缺损，组合生物学重建往往一期手术可以获得可靠的缺损修复。李靖将该项技术适应证和方法进行拓展，将其应用于四肢主要长骨如股骨、胫骨、肱骨以及跟骨等特殊部位肿瘤切除后的重建。

本节重点论述胫骨近端骨肿瘤瘤段切除后腓骨瓣复合大段异体骨修复骨缺损手术。胫骨近端骨肉瘤，针对化疗肿瘤有效缩小的患者，肿瘤若未侵犯近端骨骺或内外侧平台仅少部分受侵犯者。外科常规可选方案有两种：第一种方案是胫骨近端肿瘤关节内切除人工肿瘤关节置换。这种方法优点是能够获得早期可活动的关节，但肿瘤关节牺牲了未受肿瘤累及的股骨侧，同时目前的骨水泥肿瘤假体远期有较高的假体松动断裂等风险，如患者能长期存活则需要在生存期内进行多次翻修手术。第二种方案是胫骨近端肿瘤切除人工异体骨关节重建。这种方法的优点在于不牺牲股骨侧骨质，但异体骨关节移植需要重建关节的稳定结构如交叉韧带，重建后关节功能往往不佳，不仅可能出现骨不连等异体骨并发症，远期还可见关节失稳、退变、关节活动度减少甚至关节功能完全丧失。而腓骨瓣复合大段异体骨修复骨缺损术式可完美解决上述问题。

7.4.1　适应证

本术式主要优势是保留胫骨远近端关节面。胫骨恶性骨肿瘤，若肿瘤未侵犯胫骨远近端骨骺，均可采用腓骨复合异体骨重建修复肿瘤切除后的骨缺损，从而保留自体关节面。

7.4.2　禁忌证

严重肝肾功异常及凝血功能障碍；合并有影响骨折或伤口愈合的疾病，如糖尿病、甲状腺功能亢进症等，以及不能耐受大于 4 小时以上的长时间手术患者。

7.4.3　术前准备

术前需充分评估患者全身情况，需患者可耐受长时间手术，测量可供取腓骨长度的范围，严格把握适应证，完善术前检查，排除腓骨瓣供血血管变异等情况。

7.4.4　手术要点

切取同侧带血管蒂的游离腓骨，切取腓骨长度较异体骨长 2~4cm，以保证两端各有1~2cm 可以插入两侧宿主骨缺损区断端髓腔内。复合异体骨时可将腓骨瓣纵向插入异体骨髓腔，血管蒂一侧的异体骨开槽，避免血管受压，用接骨板进行固定，重建体的固定只需用单皮质固定异体骨，勿将螺钉固定于腓骨以防止影响腓骨血运循环。对于胫骨上端的骨缺损采用腓血管近端蒂腓骨瓣翻转转移移位，对于胫骨中段及远端骨缺损则采用腓血管远端蒂转移移位。腓骨瓣切取完成后通过骨间膜将腓骨转移到胫骨侧后方插入异体骨进行复合。对切取后的腓骨缺损用大段异体腓骨行缺损重建或不重建。

7.4.5　手术过程

以右侧为例。

（1）采用小腿内外侧双切口，内侧切口用于肿瘤切除，外侧切口用于切取带血管蒂的腓骨瓣转移和腓骨缺损重建。

（2）内侧切口位于胫骨内后缘略前方，注意保护大隐静脉并将其拉向切口后方。术中计算机导航设备的跟踪定位器（Tracker）放置在胫骨远端（见图 7-34）。

（3）将髌韧带于胫骨结节止点处切断，将髌骨翻向外侧显露膝关节。通过导航引导确定计划截骨线位置，注意截骨线位置需在 MRI 上显示的肿瘤反应带 5mm 以上以确保安全的外科边界。

（4）用电刀标志截骨线位置（见图 7-35）。

（5）锐利骨刀进行内侧平台截骨（见图7-36）。

（6）截骨以后将带有前后交叉韧带的内侧平台翻起（见图7-37）。

（7）肿瘤远端2cm以外截骨后将瘤段翻起，逐步切断附丽在瘤段上的前后方肌群，保护后方肌群肉内的胫后血管和腓血管（见图7-38）。

（8）切除瘤段后，可见保留的内侧平台以及其连续的前后交叉韧带、内外侧半月板（见图7-39）。

（9）将大小匹配的异体骨去除内侧平台软骨及部分软骨，修整成与切除瘤段大小完全匹配的、带部分关节面的异体骨结构（见图7-40、图7-41）。

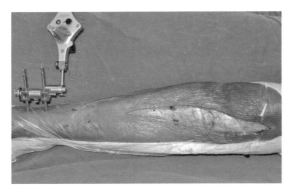

图7-34　安装计算机辅助导航设备的tracker

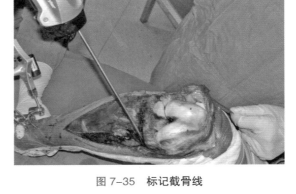

图7-35　标记截骨线

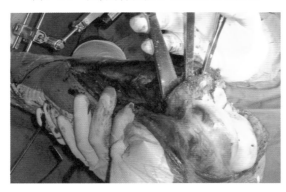

图7-36　骨刀截骨

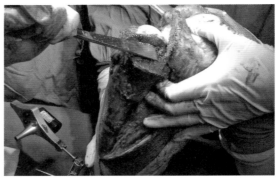

图7-37　翻起保留交叉韧带的内侧平台

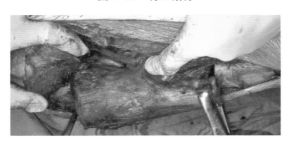

图7-38　瘤段安全边界截骨

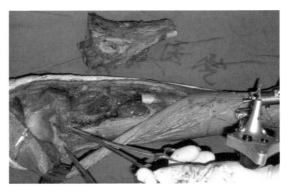

图7-39　保护好胫后血管及腓血管，
保留交叉韧带和半月板

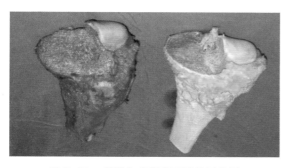

图 7-40　修整与瘤段相匹配的异体骨

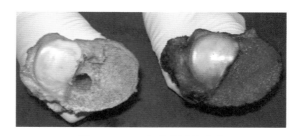

图 7-41　开容纳腓骨的隧道

（10）后外侧切口游离带血管蒂的腓骨瓣。注意图中腓骨瓣远方已经截骨，近端线锯已经环绕腓骨准备截骨（见图 7-42）。

（11）异体骨髓腔开槽准备接纳带血管腓骨（见图 7-43）。

（12）带血管蒂腓骨通过肌间隔转向前方，准备插入异体骨进行复合（见图 7-44）。

（13）带血管腓骨插入异体骨后复合（见图 7-45）。

（14）将保留的带有前后交叉韧带连接的内侧平台与复合体进行固定（例如，用两枚加压螺钉）（见图 7-46）。

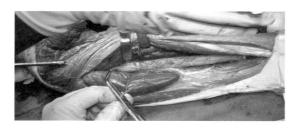

图 7-42　切取腓骨瓣

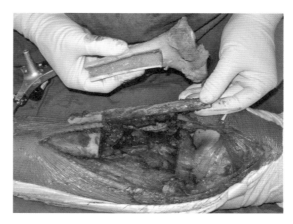

图 7-43　异体骨开槽，腓骨瓣通过肌间隔转向前方，与异体骨复合

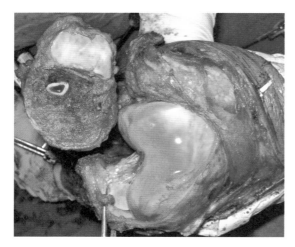

图 7-44　腓骨瓣和异体骨复合

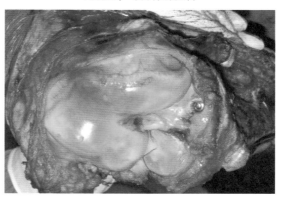

图 7-45　保留的内侧平台与复合体固定

（15）用外侧接骨板将复合体与胫骨远端残端做固定（见图7-47）。

（16）缺损腓骨用异体腓骨做重建。

（17）将髌韧带残端重建于异体骨的胫骨结节上（见图7-48）。

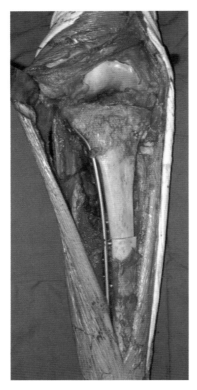 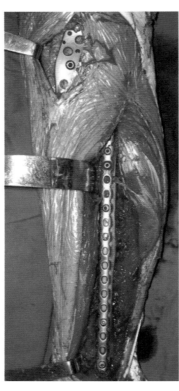 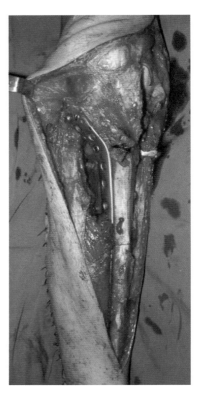

图7-46　复合体与自体骨复位固定　　图7-47　异体腓骨移植固定　　图7-48　髌韧带重建

7.4.6　注意事项

复合重建核心理论是具有生物活性腓骨的成骨组织促进了骨结合部的愈合、异体骨提供骨量和坚强固定早期支撑。因此在术中应该注意以下事项。

（1）注意腓骨切取和血管吻合的质量，以确保移植腓骨成活；

（2）腓骨切取长度应长于异体骨3~5cm，腓骨两端可以插入瘤段切除后的骨残端2cm左右有利于骨面接触，即使腓骨未成活，腓骨和自体骨之间的愈合概率也大大增加；

（3）腓骨和异体骨复合时，如插入困难需在异体骨表面开槽，防止血管蒂受压；

（4）异体骨尽可能用少的螺钉固定以减少螺钉孔处应力骨折可能；尽可能用坚强内固定对复合体进行支撑，防止在骨愈合之前的固定失败；

（5）异体骨与自体骨接触端之间需要良好对合匹配以增加两者之间愈合的概率；

（6）异体骨和自体骨之间的愈合，需要通过自体骨表面外骨膜的爬行填充完成，因此在肿瘤切除过程中应尽可能保护骨残端周围的骨膜和软组织；

（7）血管吻合的病例术后需要进行常规的"三抗"治疗（抗感染、抗凝、抗血管痉挛），确保移植腓骨的成活。

7.4.7　并发症

常见的并发症有以下。

（1）一过性腓总神经瘫痪：是由于取腓骨瓣时腓总神经牵拉损伤所致，一般 3 个月内均可恢复正常。

（2）爪形趾畸形：若切取腓骨瓣长度较长时，牺牲了趾伸肌的附丽点，可能造成趾伸肌无力，导致爪形趾。

（3）偶见感染：由于化疗后患者机体免疫力较差，加之手术时间长、损伤较大，这些都是造成感染的原因，术后需要延长抗感染治疗时间，一般需要应用抗生素 2 周。

7.4.8　术后处理及随访

术后需应用抗血管痉挛药物 3 天，加强镇痛治疗，避免因疼痛导致吻合血管痉挛，补足血容量，抗感染治疗 2 周。术后 10 天可行骨扫描 SPETCT，明确腓骨瓣血运是否建立成功。术后每 3 月复查一次，拍摄 X 线片观察移植骨愈合情况。若行髌韧带重建，需行膝关节支具伸直位固定 6-8 周后，开始膝关节屈伸功能锻炼。移植骨与自体骨结合部形成骨痂初步愈合后，可逐步进行负重功能锻炼。

7.4.9　典型病例

患者，男性，15 岁，因右小腿近端包块入院。穿刺活检证实为左胫骨近端骨肉瘤，给予新辅助化疗 3 次，肿瘤化疗反应好。术前 X 线片显示为胫骨近端混合型病变，累及胫骨干骺端。MRI 片显示肿瘤部分反应区累及到胫骨外侧平台（见图 7-49）。术前将 CT 和 MRI 融合图像输入 Stryker 导航系统，用于术中识别肿瘤骨内范围便于精确切除。

术中先做肿瘤周围组织的充分游离，用导航设备确定肿瘤在骨内的范围，在导航引导下做肿瘤远近段的精确截骨，确保安全外科边界前提下切除肿瘤，保留内侧胫骨平台及与

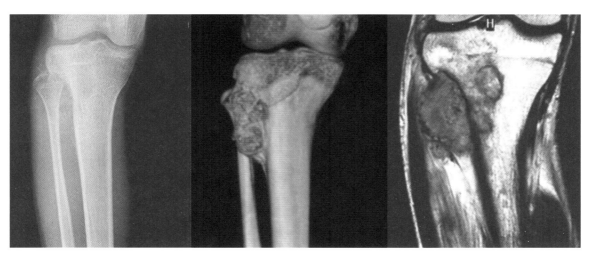

图 7-49　术前 X 线片、三维 CT、MRI 片显示肿瘤骨内外范围

其相连的前后交叉韧带。将同侧带血管蒂腓骨瓣转位到胫骨侧，将其插入带有部分外侧平台关节面的异体骨形成复合体，修复骨关节缺损。切除后腓骨用异体骨重建。重建膝关节周围侧副韧带及伸膝装置。

术后切口愈合良好，膝关节伸直支具固定 6 周，6 周后开始膝关节屈伸锻炼，术后 3 个月可下地部分负重，术后 8 个月完全负重。术后 11 个月异体骨、腓骨、自体骨三者之间完全愈合（见图 7-50）。膝关节屈伸活动度 0~130°，与健侧肢体一致（见图 7-51）。

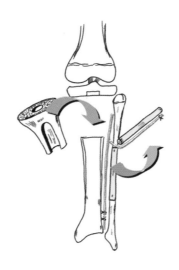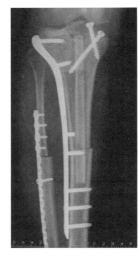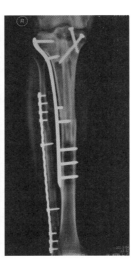

图 7-50　手术示意图。患者术后 X 线片、术后一年重建骨结合部愈合

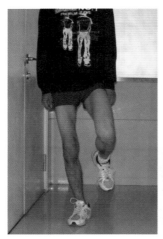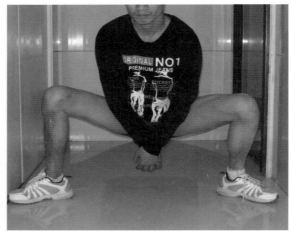

图 7-51　术后患者单腿站立相、术后膝关节屈曲情况

参 考 文 献

[1] Ortiz-Cruz E, Gebhardt MC, Jennings LC, et al. The results of transplantation of intercalaryallografts after resection of tumors. A long-term follow-upstudy[J]. J Bone Joint Surg Am, 1997, 79(1):97–106.

[2] Hanna SA, Sewell MD, Aston WJ, et al. Femoral diaphyseal endoprosthetic reconstruction after segmental resection of primary bone tumours[J].J Bone Joint Surg Br, 2010, 92(6):867-874.

[3] Harris JD, Trinh TQ, Scharschmidt TJ, et al. Exceptional functional recovery and return to high-impact sports after Van Nes rotationplasty[J]. Orthopedics, 2013, 36(1):126-131.

[4] Sewell MD, Hanna SA, McGrath A, et al. Intercalary diaphyseal endoprostheticreconstruction for malignant tibial bone tumours[J]. J Bone Joint Surg Br, 2011, 93(8):1111–1117.

[5] Tsuchiya H, Tomita K, Minematsu K, et al. Limb salvage using distraction osteogenesis: a classification of the technique[J]. J Bone Joint Surg Br,1997,79(3):403-411.

[6] Krieg AH, Davidson AW, Stalley PD. Intercalary femoral reconstruction with extracorporeal irradiated autogenous bone graft in limb-salvage surgery[J]. J Bone Joint Surg Br, 2007,89(3):366-371.

[7] Manabe J, Ahmed AR, Kawaguchi N, et al.Pasteurized autologous bone graft in surgery for bone andsoft tissue sarcoma[J]. Clin Orthop Relat Res, 2004, 419:258–266.

[8] Khattak MJ, Umer M, Haroon-ur-Rasheed, et al.Autoclaved tumor bone for reconstruction: an alternative in developingcountries[J]. Clin Orthop Relat Res, 2006, 447:138–144.

[9] Ortiz-Cruz E, Gebhardt MC, Jennings LC, et al. The results of transplantation of intercalary allografts after resection of tumors[J]. J Bone Joint SurgAm, 1997, 79(1): 97-106.

[10] Hornicek FJ, Gebhardt MC, Tomford WW, et al. Factors affecting nonunion of the allograft-host junction[J]. Clin Orthop Relat Res, 2001,382(1):87-98.

[11] Muscolo DL, Ayerza MA, Aponte-Tinao L, et al.Intercalary femur and tibia segmental allografts provide an acceptablealternative in reconstructing tumor resections[J]. Clin Orthop, 2004, 426:97–102.

[12] Zaretski A, Amir A, Meller I, et al. Free fibula long bone reconstruction in orthopedic oncology: a surgical algorithm for reconstructive options[J]. Plast Reconstr Surg, 2004,113(7):1989–2000.

[13] Aponte-Tinao LA, Ayerza MA, et al. Should fractures in massive intercalary bone allografts of the lower limb be treated with ORIF or with a new allograft[J]. Clin Orthop Relat Res, 2015, 473(3):805-811.

[14] Thompson RC Jr, Garg A, Clohisy DR, et al. Fractures in large-segmentallografts[J]. Clin Orthop, 2000,370:227-235.

[15] Capanna R, Bufalini C, Campanacci C. A new technique for reconstruction of large metadiaphyseal bone defects: A combined graft (allograft shell plus vascularized fibula) [J]. Orthop Traumatol, 1993,2(5):159-161.

[16] Li J, Wang Z, Guo Z, et al. The use of massive allograft with intramedullary fibular graft for intercalary reconstruction after resection of tibial malignancy [J]. J Reconstr Microsurg. 2011Jan; 27(1):37-46.

[17] Li J, Wang Z, Guo Z, et al. The use of allograft shell with intramedullary vascularised fibula graft for intercalary reconstruction after diaphyseal resection for lowerextremity bony malignancy[J]. J Surg Oncol, 2010,102(5):368–374.

[18] Li J, Wang Z, Guo Z, et al, Pei G.Precise resection and biological recostruction for patients with bone sarcomas in proximal humerus [J]. J Reconstr Microsurg.2012;28(6):419-25.

[19] Li J,Wang Z, Guo Z, et al. Composite biological reconstruction following total calcanectomy of primary calcaneal tumors [J]. J Surg Oncol.

[20] 李靖,王臻,郭征 , 等 .带血管腓骨复合异体骨修复长骨肿瘤切除后节段性骨缺损 [J]. 中华骨科杂志 ,2011, 31(6):605-610.

（陈国景　李　靖　姬传磊）

7.5　胫骨远端骨肿瘤切除后重建

　　胫骨远端的恶性肿瘤发病率虽低，但是由于小腿下段软组织覆盖少，血运差，且邻近踝关节，过去常采用截肢术。即使行重建手术，想要获得踝关节的稳定性和下肢行走功能，其手术难度也极大，目前尚无单一有效的保肢治疗方法。肿瘤切除后重建一个无痛、双下肢等长并能为行走提供足够强度和稳定性的踝关节是保肢手术的主要目的。影响胫骨远端恶性肿瘤治疗决策的因素包括肿瘤类型、分期、预期寿命、并发症以及患者的个人选择等。

　　随着新辅助化疗和手术技术的进步，目前大多数胫骨远端恶性肿瘤可以采用保肢治疗。研究表明，正确的保肢术后，其局部复发率、患者生存率、肢体功能恢复等主要指标均令人满意。胫骨远端恶性肿瘤的保肢重建方式主要包括自体骨或同种异体骨移植加踝关节融合，人工关节置换，带血管蒂自体腓骨移植加踝关节融合，同种异体骨复合自体骨移植和瘤段灭活再植技术等。

按照正确的外科边界切除瘤段后，残余的骨干长度往往不足，如果勉强使用假体重建骨缺损，假体插入髓内的深度不足将导致术后假体松动和骨干劈裂。为此，国内外学者主张使用同种异体骨移植或自体瘤段骨灭活回植复合人工关节置换的方法重建这种大段骨缺损。同种异体骨需要选择与受体相匹配的骨段，如果是用于包含关节的重建，手术还需要重建韧带肌肉止点等，以保证关节的稳定性及恢复肢体功能，其技术操作较复杂。另外，该选择还存在材料来源有限，易发生微免疫排异反应、感染、骨不连等诸多问题，其使用率在许多地方有逐渐下降的趋势。

瘤段骨灭活回植术是一种较早用于治疗恶性骨肿瘤的方法，尤其是在肿瘤型假体还未在临床广泛使用之前。其最大的优势是费用低廉，易推广，在经济欠发达地区或材料不易获得时仍有很好的实用价值。常见的瘤段骨灭活方法有煮沸灭活、高温水浴灭活、液氮冷冻灭活、辐照灭活、乙醇灭活等。最早的煮沸灭活是加热到100℃，骨诱导活性破坏严重，骨愈合较慢。Manabe 等于1990年开始将切除的瘤骨在60℃水中加热30min后原位回植，结果发现其骨修复能力明显优于高压灭活和煮沸灭活者，与新鲜自体骨移植相当，肿瘤无复发。近年来，高温水浴灭活已基本确定为50~60℃，维持15~30min。微波灭活是通过将微波天线插入肿瘤，使得肿瘤局部温度升高至70~80℃，持续30min，随访309例患者，3年以上生存率为60.2%，局部复发率为12%。液氮冷冻法能保留骨段的骨诱导作用，但是在手术室中，瘤段的温度升降很难控制。乙醇能直接固定和破坏肿瘤细胞的DNA、蛋白质和酶等一切活性物质，研究表明乙醇灭活后的瘤段骨保留了较多的骨再生愈合能力。辐照灭活需要的剂量较大，目前临床应用很少。

本节介绍瘤段切除＋同种异体胫骨段移植（或瘤段灭活回植）＋同侧带血管蒂腓骨转位植骨＋踝关节融合联合重建由肿瘤切除导致的胫骨远端大段骨缺损。在常规腓骨移植中，由于单独的腓骨横截断面积显著小于中段胫骨的横截面积，其负重时易于发生应力性骨折。而本术式中利用经灭活的瘤段或同种异体的胫骨段作为结构性支撑，再在其髓腔中嵌入同侧带血管蒂的腓骨段，以促进骨整合。

7.5.1 适应证

（1）胫骨远端原发性恶性肿瘤或高度侵袭性良性肿瘤。

（2）肿瘤累及腓骨远端，或为保证切缘阴性必须切除腓骨下段，但能保留足够长的同侧腓骨中上段。

（3）具有正常神经功能和足部血液循环。

7.5.2 禁忌证

（1）由于病理性骨折或活检不当导致神经血管污染受累者。

（2）相对禁忌证包括：肥胖、糖尿病、可能导致感染的皮肤病如银屑病、术前的局部放疗、淋巴水肿和远处转移等。

7.5.3术前准备

7.5.3.1常规检查

基本原则与其他部位的保肢手术相同。如果平片显示为恶性肿瘤，应在活检前进行以下常规检查，如 MRI、CT、ECT 等。

新辅助化疗后，手术前 X 线片（见图 7-52）、CT（见图 7-53）、MRI（见图 7-54）显示病变位于右胫骨远端（箭头所指）。

CT 片可显示肿瘤范围和骨质破坏情况。MRI 是确定骨髓内侵犯范围最可靠的影像学

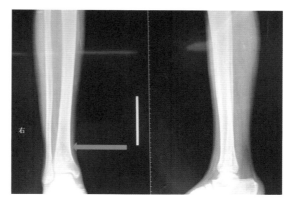

图 7-52　X 线片（胫骨占位）

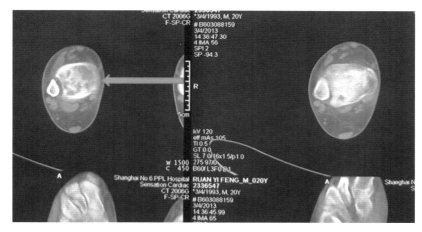

图 7-53　CT（胫骨占位）

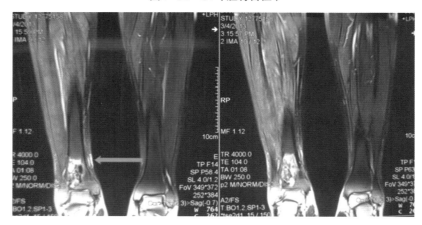

图 7-54　MRI（胫骨占位）

检查方法，可以对截骨平面进行准确的预估。下肢全长 X 线片用于检查肢体力线和邻近关节的情况。全血细胞计数、ESR、CRP 和其他生化检查主要用于排除感染和其他并发症。

Enneking 分期系统主要用于通过肿瘤分级（G）、原发部位（T）和转移情况（M），将肿瘤分为Ⅰ、Ⅱ和Ⅲ期。在活组织检查后的 2~3 个化疗周期后重新进行分期。最终的手术方案在术前新辅助化疗的最后一个循环后进行决策，此时肿瘤的分期需重新进行评估。

7.5.3.2　活检

建议通过内侧或外侧入路进行经皮骨穿刺活检术，注意活检通道需方便二次手术中一同切除。进行粗针穿刺活检，明确组织病理学诊断（见图 7-55）。

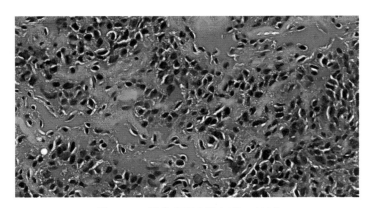

图 7-55　活检病理（骨肉瘤 ×400）

7.5.4　手术要点

手术的三个要点：

（1）完整切除骨肿瘤。

（2）同种异体胫骨段移植（或瘤段灭活回植）+ 同侧带血管蒂腓骨转位移植以重建缺损。

（3）同种异体骨及腓骨钢板固定，踝关节融合。

手术示意图如 7-56 所示。

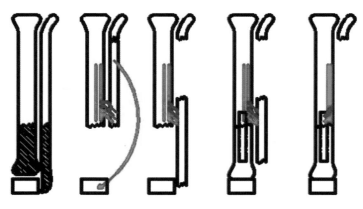

图 7-56　手术设计示意图

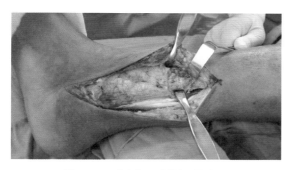

图 7-57　内侧切口暴露胫骨瘤段

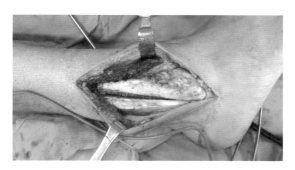

图 7-58　外侧切口暴露腓骨下段

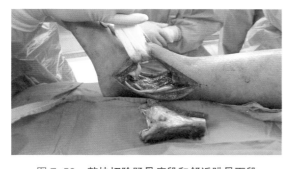

图 7-59　整块切除胫骨瘤段和邻近腓骨下段
（内侧视角）

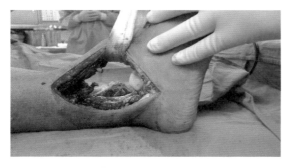

图 7-60　整块切除胫骨瘤段和邻近腓骨下段
（外侧视角）

7.5.5　手术过程

7.5.5.1　体位

患者应置于仰卧位，臀部垫高。常规消毒铺巾。患肢根部上消毒止血带。

7.5.5.2　解剖标志和切口

骨性标志是内侧、外侧踝关节和前胫骨嵴。建议采用踝关节内侧加外侧入路，做双侧纵向切口，需一同切除活检通道，外侧切口可以向近端延伸至腓骨近端，以方便切取腓骨。

7.5.5.3　广泛切除骨肿瘤

于踝关节内侧纵形切口，逐层切开皮肤、皮下、深筋膜，分离胫骨前肌，连同胫前动脉拉向外侧。于踝关节外侧做纵向切口，依次切开皮肤、皮下、筋膜，分离腓骨前后方组织。于踝关节上方，连同腓骨从距肿瘤边缘 3cm 外进行截骨，踝关节离断，注意避免损伤踝管里的胫后动静脉。逐步切开包绕肿瘤的肌肉和筋膜，从而将胫骨远端肿瘤连同邻近腓骨下段完整切除，肿瘤近端髓腔内骨髓组织送病理，确保切缘阴性。如图 7-57~ 图 7-61 所示。

7.5.5.4　胫骨段移植 + 截取带血管蒂自体腓骨并翻转植入

根据量取腓骨长度，外侧切口向近端延伸，显露腓总神经，予以保护，再按照

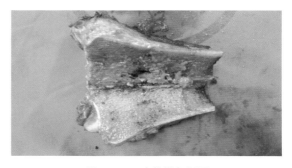

图 7-61　瘤段纵向剖面

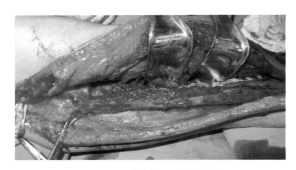

图 7-62　外侧切口显露腓骨

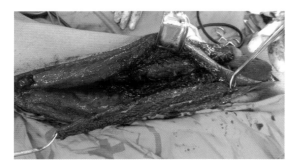

图 7-63　切取带血管蒂腓骨段

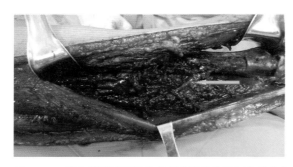

图 7-64　带血管蒂腓骨段移植后（箭头处标记血管蒂）

取腓骨的常规操作，小心分离腓血管束到所需长度，切取带血管蒂的中上段腓骨瓣，尽可能长地切取移植腓骨，以促进术后植骨愈合。保留足够长度的腓骨头（至少5cm）以保护腓总神经。以肝素水冲洗腓骨瓣，并以湿纱布块保护。修剪定制的同种异体胫骨段（或灭活回植的胫骨瘤段）置入缺损处，用钢板临时固定。于移植的胫骨段外侧开槽，将带蒂腓骨瓣修剪合适后，向下翻转，插入骨槽中，注意保持血管蒂转折角度呈弧形，避免形成锐角，以免妨碍血液循环，再以可吸收钉固定腓骨，以促进骨的愈合。如图7-62~图7-64所示。

7.5.5.5　踝关节融合

以2枚空心钉固定胫距关节行踝关节融合，钢板远近端螺钉置入，固定移植的同种异体胫骨段；修补血管床及截骨处外骨膜组织。透视满意后逐层关闭伤口，外侧切口也行一期关闭。置负压引流管。外以无菌辅料包扎。

7.5.5.6　伤口闭合

伤口闭合必须保证有足够的软组织覆盖。我们推荐用皮下可吸收缝线缝合。如果皮肤张力大难以缝合，则使用皮肤移植。如果没有足够的软组织覆盖，可采用腓肠肌内侧头翻转肌瓣覆盖软组织缺损，提供足够的血供，并减少感染风险。加压包扎肢体，术后必须抬高肢体。推荐使用头孢类抗生素预防感染，推荐使用低分子右旋糖酐和低分子肝素钠改善微循环，保持血流通畅，并预防深静脉血栓。

7.5.6　手术注意事项

（1）术前应通过 CT 和 MRI 检查仔细评估肿瘤大小，以及肿瘤边界与胫前、后血管和神经的关系。

（2）术中充分暴露病灶，并从瘤外完整切除肿瘤。

（3）术中送髓腔及切缘组织做冰冻病理学检查，确保无残留肿瘤组织。

（4）当将异体骨或灭活的瘤段植入时，应根据对侧肢体长度及软组织张力调整植入骨段长度。

（5）截除距骨关节面以保证与植入骨远端关节面良好吻合。

（6）需另备手术器械，截取同侧腓骨，并翻转使其能置入胫骨髓腔内。

（7）腓骨翻转时，血管蒂随之回旋180°，需注意转折角度为弧形，以免妨碍血液循环。

（8）腓骨上下两端分别以两枚螺丝钉固定于胫骨。

（9）腓骨与胫骨之间的间隙应以异体骨条填满。

7.5.7　并发症

（1）皮肤伤口坏死，感染。

（2）腓总神经损伤。

（3）腓骨坏死。

（4）踝关节不稳定。

（5）骨不连，同种异体骨吸收。

（6）畸形。

7.5.8　术后处理及随访

在手术后的前6个月，每个月对患者进行临床和放射学检查，以获得局部复发或其他并发症的证据。然后在接下来的两年中每隔3个月进行一次随访。在第一年，每3个月进行一次胸部的CT扫描，在第二年，每6个月进行一次，用于肺部监测。第一年每6个月进行一次骨扫描，之后每年进行一次。

采用美国骨与软组织学会（MSTS）的评分系统对患肢进行功能评估，该系统基于6个参数：疼痛、功能活动、情绪接受、外部支持的使用、步行能力和步态。

Huvos分级系统已经成为评估化疗反应的可靠模型，我们以此系统评估新辅助化疗后肿瘤的坏死程度。原发肿瘤内细胞的广泛或完全坏死可评为Ⅲ~Ⅳ级，预示着较高的生存率。当被评为Ⅰ~Ⅱ级，说明化疗导致的肿瘤坏死程度较小，患者更容易发生远处转移，生存率往往较低。

根据Hus等报告，移植物愈合定义为：两个交界处的截骨线模糊或消失，以此作为评判标准。

通过定期观察切口皮肤的温度和血运，确保术后血管的通畅。当发生液化或炎症时，表明血管情况恶化，主要表现为腓骨周围的肌肉组织边缘引起炎症、缺血、坏死、渗出等。在术后约1周时，行 ^{99m}Tc-MDP 放射性核素骨扫描检测，可用于评估移植血管的通畅与否，也可作为预测骨移植物存活的方式。局部血流的情况和成骨活性均能影响放射性核素的摄取。虽然 ^{99m}Tc-MDP 骨扫描可用于腓骨血供检测，但它是侵入性检查，不建议连续监测。

X线片上出现腓骨和胫骨移植物和宿主胫骨之间的连续性骨痂即可判断为骨性愈合。

采用同种异体骨段复合同侧带血管蒂腓骨转位移植重建胫骨中下段骨肿瘤切除术后的骨缺损是一种有效的保肢方法。为提高移植腓骨的强度，我们利用同种异体的胫骨段或经灭活回植的胫骨段作为结构支撑。同时，我们在保留部分腓血管的情况下进行同侧腓骨翻转嵌入式移植，手术范围仅局限于患肢，可节省缝合血管的时间，减少术中出血，并且避免血管吻合后堵塞的风险，有利于促进移植物与宿主骨的整合。术中行踝关节融合，避免踝关节不稳定，术中仔细调整力线以防止下肢对线不良。术后应进行充分的抗感染和抗凝治疗，以防止植入物感染或扭转的腓血管蒂堵塞。

7.5.9　典型案例

7.5.9.1　病例1

患者，男性，19岁，因"右胫骨远端肿痛2月余"入院。入院后完善相关检查，2013年1月11日行穿刺活检术，诊断为骨肉瘤。完成一个周期的新辅助化疗后（AP-MTX-MTX-IFO），2013年3月21日，行右胫骨远端骨肉瘤瘤段切除＋同种异体胫骨段移植＋同侧带血管蒂腓骨段嵌入植骨＋内固定＋踝关节融合术。术后完成辅助化疗，2014年2月18日，发现右足呈轻度外翻，于2月20日行右胫距关节、距下关节融合＋自体髂骨植骨＋内固定术。患者定期复查，目前可从事一般体力劳动。

（1）化疗前影像学资料

见图7-66～图7-69。

（2）化疗后影像学资料

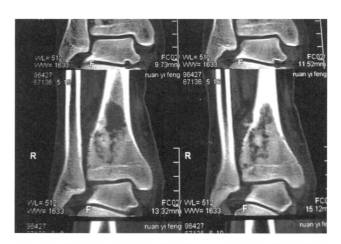

图7-65　新辅助化疗前病灶CT影像，显示右胫骨远端髓腔低密度病灶，由内向外侵蚀外侧皮质，边界不清，胫腓骨间存在软组织肿块和部分高密度影，为肿瘤成骨

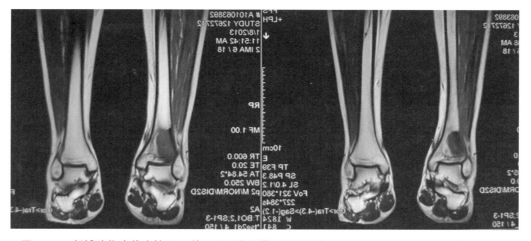

图7-66　新辅助化疗前病灶MRI片，显示右胫骨远端髓腔内一偏心性病灶，髓腔内病灶在T1相呈低信号，可见外侧皮质已被侵蚀，病灶与正常骨髓界限清楚

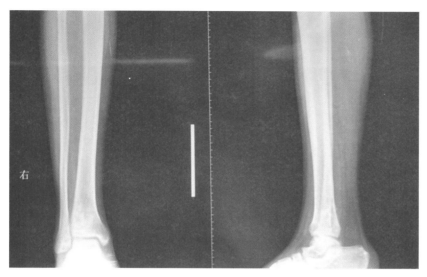

图 7-67　新辅助化疗后病灶 X 线影像,右胫骨远端隐约可见一溶骨性破坏,
呈虫蚀状

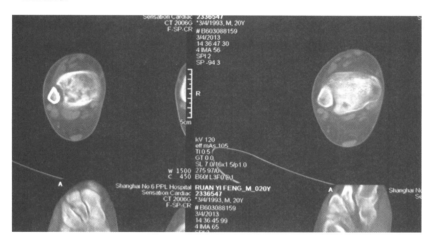

图 7-68　新辅助化疗后病灶 CT 影像,胫骨横截面可见髓腔内溶骨性破坏,
成虫蚀样,胫骨内外侧皮质均不清晰,已被肿瘤侵及

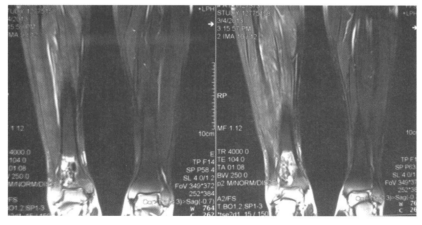

图 7-69　新辅助化疗后病灶 MRI 片,T2 相显示右胫骨远端不均匀高信号,
病灶与正常髓腔界限清楚

3）术后影像学资料

见图 7-70、图 7-71。

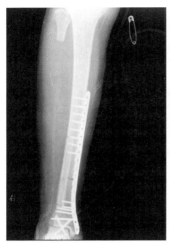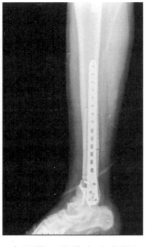

图 7-70　术后第二天 X 线影像，右胫骨远端骨肉瘤瘤段切除＋同种异体胫骨段移植＋同侧带血管蒂腓骨段嵌入植骨＋内固定＋踝关节融合术术后改变，可见残留腓骨头和内固定装置

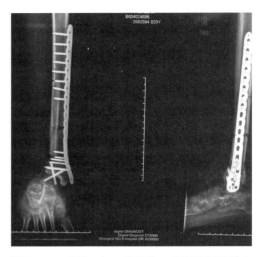

图 7-71　术后 1 年 X 线影像，右胫骨远端骨肉瘤瘤段切除＋同种异体胫骨段移植＋同侧带血管蒂腓骨段嵌入植骨＋内固定＋踝关节融合术术后改变，可见残留腓骨头和内固定装置，右足呈轻度外翻

（4）后续治疗

2014 年再次手术：右胫距关节、距下关节融合＋自体髂骨植骨＋内固定术，以纠正右足外翻（见图 7-72）。

（5）术后随访

二次手术后 1 月（见图 7-73）：

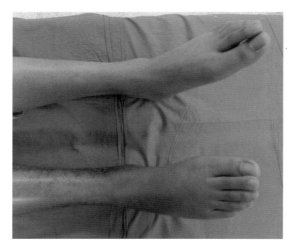

图 7-72　术前照片

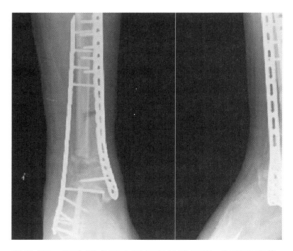

图 7-73　二次手术后 1 月复查 X 线影像，右胫距关节、距下关节融合＋自体髂骨植骨＋内固定术后，可见内固定装置在位

二次手术后 1 年（见图 7-74）：

二次手术后 3 年复查（见图 7-75）：

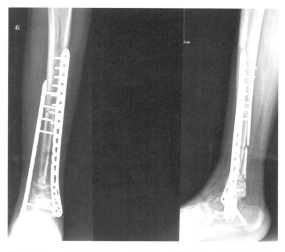 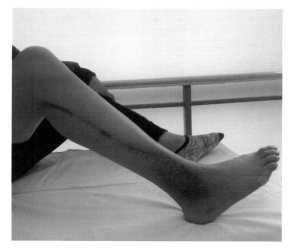

图 7-74　二次手术后 1 年复查 X 线影像，右胫距关节、距下关节融合 + 自体髂骨植骨 + 内固定术后，可见内固定装置在位

图 7-75　二次手术后 3 年复查，右小腿可见手术切口，已愈合

术后 3 年生活（见图 7-76）：

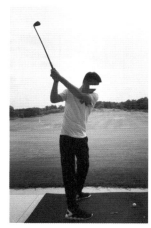 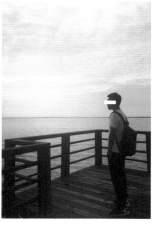 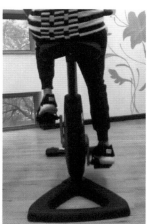 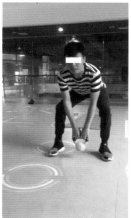

图 7-76　二次手术后 3 年生活照，患肢功能能满足日常生活和娱乐运动

7.5.9.2　病例2

　　患者，女性，14 岁，因"左下肢远端疼痛 1 月余"入院。入院后完善相关检查，2016 年 7 月 28 日行穿刺活检术，诊断为骨肉瘤。完成一个周期的新辅助化疗后（AP-MTX-MTX-IFO），2016 年 10 月 11 日，行左胫骨远端骨肉瘤瘤段切除灭活回植 + 同侧带血管蒂腓骨段嵌入植骨 + 踝关节融合术。术后完成辅助化疗。患者定期复查，目前可从事一般体力劳动。

1）化疗前影像学资料（见图 7-77~ 图 7-82）。

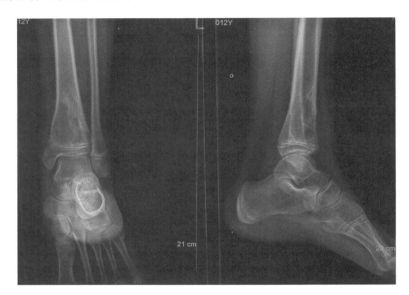

图 7-77　新辅助化疗前病灶 X 线片，可见左胫骨前内侧一偏心溶骨性破坏，外侧可见反应带

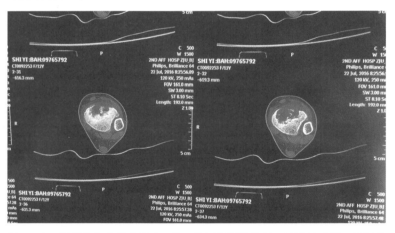

图 7-78　新辅助化疗前病灶 CT 片，显示左胫骨前侧一溶骨性破坏，侵犯前侧皮质

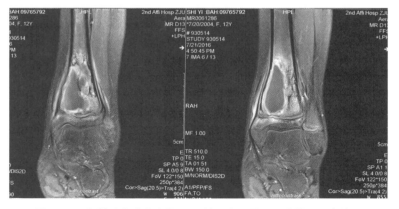

图 7-79　新辅助化疗前病灶 MRI 片，右胫骨远端病灶呈混杂信号

2）化疗后影像学资料

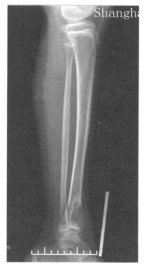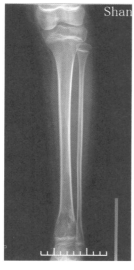

图 7-80　新辅助化疗后病灶 X 线片，可见左胫骨前内侧一偏心溶骨性破坏，外侧可见反应带

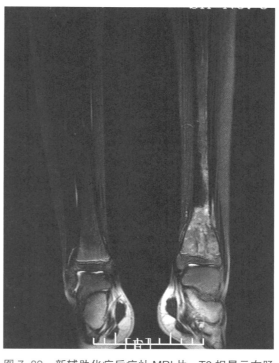

图 7-82　新辅助化疗后病灶 MRI 片，T2 相显示右胫骨远端病灶呈混杂信号

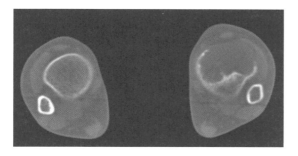

图 7-81　新辅助化疗后病灶 CT 片，显示左胫骨前侧一溶骨性破坏，侵犯前侧皮质

3）术中资料（见图 7-83~ 图 7-85）。

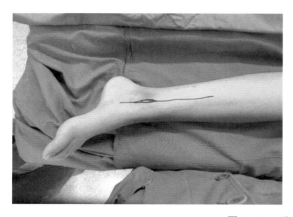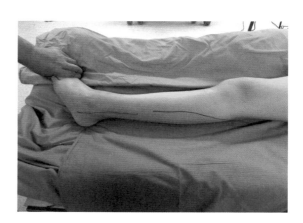

图 7-83　手术的内外侧切口

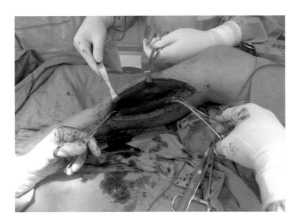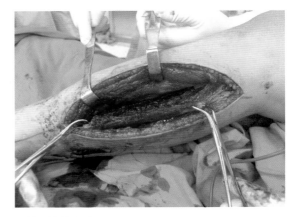

图 7-84　外侧切口切取带血管蒂腓骨

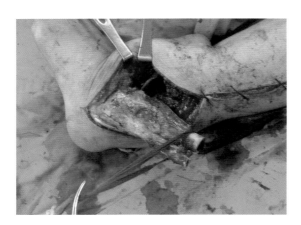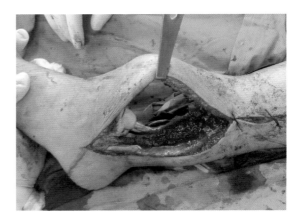

图 7-85　外侧切口整块切除胫骨瘤段和邻近腓骨段

（4）术后影像学资料（见图 7-86~ 图 7-88）。

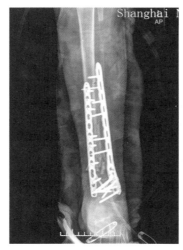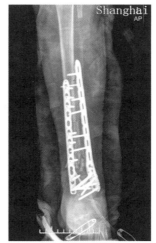

图 7-86　术后 1 天 X 线片，左胫骨远端骨肉瘤瘤段切除灭活回植 + 同侧带血管蒂腓骨段嵌入植骨 + 踝关节融合术后改变

（5）术后随访

手术后 1 年（见图 7-87、图 7-88）：

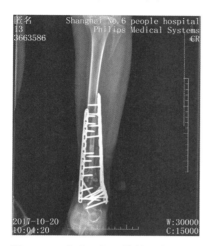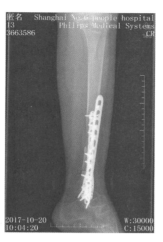

图 7-87　术后 1 年 X 线片，左胫骨远端骨肉瘤瘤段切除灭活回植 + 同侧带血管蒂腓骨段嵌入植骨 + 踝关节融合术后改变，内固定装置在位

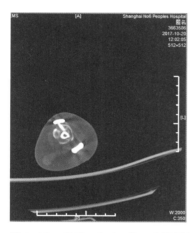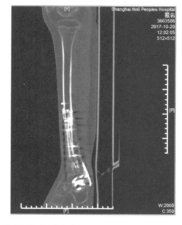

图 7-88　术后 1 年 CT 片，左胫骨远端骨肉瘤瘤段切除灭活回植 + 同侧带血管蒂腓骨段嵌入植骨 + 踝关节融合术后改变，内固定装置在位

术后 3 年生活（见图 7-89）：

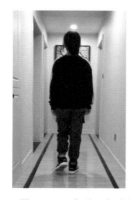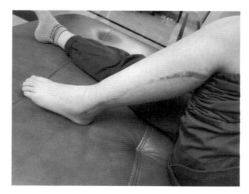

图 7-89　术后 3 年生活照，可见术后瘢痕，患肢功能能满足日常生活

[1] Henderson ER, Pepper AM, Marulanda G, et al. Outcome of lower-limb preservation with an expandable endoprosthesis after bone tumor resection in children [J]. J Bone Joint Surg Am, 2012, 94(6): 537-547.

[2] Mavrogenis AF, Abati CN, Romagnoli C, et al. Similar survival but better function for patients after limb salvage versus amputation for distal tibia osteosarcoma [J]. Clin Orthop Relat Res, 2012, 470(6): 1735-1748.

[3] 许宋锋, 于秀淳, 徐明, 等. 自体骨复合假体在下肢骨肿瘤保肢治疗中的应用 [J]. 中国骨与关节杂志, 2010, 09(6): 476-480.

[4] 张耀, 赵德伟, 王卫明, 等. 瘤段骨灭活回植术在骨干部恶性骨肿瘤保肢治疗中的应用 [J]. 中国骨与关节杂志, 2012, 01(4): 340-343.

[5] 牛晓辉, 张清, 郝林, 等. 大块异体骨移植的并发症 [J]. 中国骨与关节杂志, 2006, 5(1): 7-11.

[6] 赵军, 杨蕴, 陈勇, 等. 高温水浴灭活骨复合移植修复股骨远端肿瘤性骨缺损 [J]. 中华肿瘤防治杂志, 2008, 15(24): 1898-1899.

[7] 范清宇, 马保安, 周勇, 等. 肢体恶性骨肿瘤的微波高温原位灭活保肢术 [J]. 中国矫形外科杂志, 2009, 17(11): 801-806.

[8] 李国艳, 连鸿凯, 丁力, 等. 乙醇灭活非离体瘤段骨重建治疗骨干部恶性骨肿瘤 [J]. 山东医药, 2010, 50(14): 42-43.

[9] Huvos AG. Osteogenic sarcoma of bones and soft tissues in older persons. A clinicopathologic analysis of 117 patients older than 60 years [J]. Cancer, 2015, 57(7): 1442-1449.

[10] Hsu RW, Wood MB, Sim FH, et al. Free vascularised fibular grafting for reconstruction after tumour resection [J]. Bone Joint Surg-Br, 1997, 79(1): 36-42.

（董 扬）

7.6 胫骨远端骨肿瘤切除后重建——同侧双节段腓骨移植

胫骨远端恶性骨肿瘤的发病率低，该处由于小腿下段软组织覆盖少，血运差，且邻近踝关节，过去常采用截肢术。重建后踝关节的稳定性及下肢行走功能的要求使得保肢治疗困难，目前尚无单一有效的保肢治疗方法。肿瘤切除后重建一个无痛、双下肢大致等长并能为行走提供足够强度和稳定性的踝关节是保肢手术的主要目的。影响胫骨远端治疗策略选择的因素包括肿瘤类型、分级、预期寿命、并发症、患者的个人选择等。

随着新辅助化疗和手术技术的进步，大多数患者可以采用保肢治疗。研究表明合理的保肢术后，肿瘤局部复发率、患者生存率、肢体功能恢复等主要指标均令人满意。胫骨远端恶性肿瘤保肢治疗方式主要包括自体骨或同种异体骨加踝关节融合、人工关节置换、带血管蒂自体腓骨移植加踝关节融合、同种异体骨复合自体骨移植、瘤段灭活再植术等。

本节使用瘤段切除 + 踝关节融合（保留距下关节）+ 带血管蒂双腓骨移植 + 外固定支架重建术重建腓骨远端大段骨缺损。由于腓骨移植物的横截面积显著小于中段胫骨的横截面积，使其在负重时易于发生应力性骨折。本术式通过将两段腓骨共同重建缺损可克服移植带来的结构支撑问题。

7.6.1　适应证

（1）胫骨远端原发性骨肉瘤或高度侵袭性良性骨肿瘤。

（2）同侧腓骨未累及。

（3）具有正常神经功能和足部血液循环。

7.6.2　禁忌证

（1）病理性骨折、神经血管受累或活检不当造成的污染。

（2）相对禁忌证包括肥胖、糖尿病、可能易感染的皮肤病如银屑病、小腿放疗史、淋巴水肿、远处跳跃病灶等。

7.6.3　术前准备

基本原则与其他部位的保肢手术相同。如果平片［见图 7-90（a）］显示恶性肿瘤，应在活检前进行以下常规检查：MRI、CT、ECT 等。

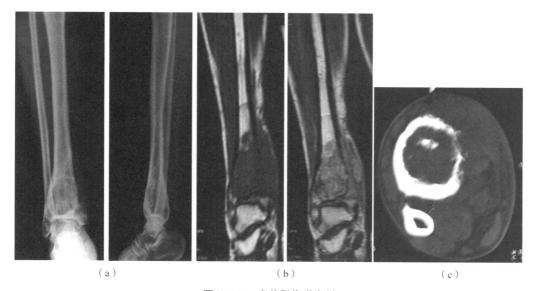

（a）　　　　　　　　　　　（b）　　　　　　　　　　　（c）

图 7-90　术前影像学资料

（a）X 线片；（b）MRI；（c）显示病变位于右胫骨远端，腓骨远端未受累（箭头所指）

CT 片可显示肿瘤范围。MRI 片是确定骨髓内侵犯范围最可靠的影像学检查方法，可以术前对胫骨截骨范围进行准确的测量。下肢全长 X 线片，用于评估肢体力线和邻近关节情况。全血细胞计数、ESR、CRP 和骨生物化学检查主要用于排除感染或其他并发症。

Enneking 分期系统通过分级（G）、位置行（T）和转移（M）以及Ⅰ、Ⅱ和Ⅲ期对骨肿瘤进行分期分级。在活检病理结果出来后以及术前化疗周期结束后，均需对肿瘤进行分期和评估。最终的手术方案在术前新辅助化疗的最后一个循环后进行决策，此时肿瘤的分期均需重新评估。

建议通过前入路进行经皮骨穿刺活检术。进行粗针穿刺活检，明确组织病理学诊断（见图7-91）。

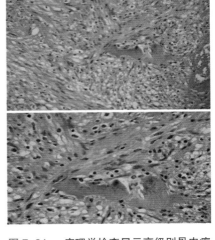

7.6.4　手术要点

手术可分为三个主要步骤：

（1）完整切除骨肿瘤。

（2）自体腓骨移植重建骨缺损。

（3）踝关节关节融合但保留距下关节、螺钉固定、外固定支架固定。

7.6.5　手术过程

7.6.5.1　体位

图 7-91　病理学检查显示高级别骨肉瘤

患者应置于仰卧位，患侧臀部垫高。

解剖标志和切口：骨性标志是内侧和外侧踝关节和胫骨前嵴。建议采用纵向前切口切除活检通道和肿瘤整块，切口可以延伸到足背侧，以便充分接近距骨。

7.6.5.2　取带血管蒂自体腓骨

从同侧下肢截取适当长度的带血管蒂自体腓骨移植物并置于缺损的内侧，然后成功吻合血管。截骨处为肿瘤近端边缘上方2~3cm，通常在踝关节上方15~17cm处（见图7-92、图7-93）。通过冰冻切片评估来自胫骨残端近端的髓腔内容物，以确认边缘为阴性。切除腓骨的近端，但保持足够长度的腓骨头（至少5cm长度）以保护腓总神经。

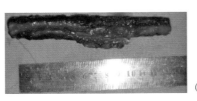

（a）

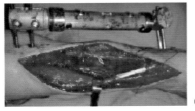

（b）

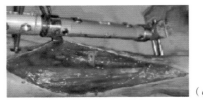

（c）

图 7-92　截取带血管蒂自体腓骨，
吻合血管和重建远端胫骨缺损

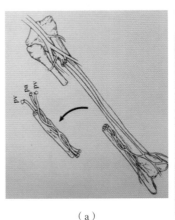

（a）

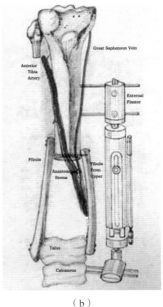

（b）

图 7-93　腓骨血供示意图
（a）手术设计示意图；（b）显示重建和血管吻合

7.6.5.3　解剖分离出胫前动静脉和大隐静脉

在小腿的前侧方寻找到胫前动脉和静脉，在小腿的后内侧寻找到大隐静脉，备后续与腓动静脉进行吻合之用。

7.6.5.4　安装外固定器

确认肢体的长度和正确的位置。在血管吻合之前安装好外固定支架，以维持胫骨骨性支架稳定性，并测量术肢胫骨长度。

7.6.5.5　关节内切除骨肿瘤

广泛切除肿瘤，确保 3cm 左右的肿瘤安全切除边界，经术中冰冻病理学检查证实边界切缘阴性为止。

7.6.5.6　通过带蒂自体腓骨移植重建缺损

将带血管游离移植的腓骨放在远端的胫骨内侧。将残留的靠近踝关节外侧的远端腓骨向内侧推入以接触胫骨的外侧，使得腓骨的内侧和外侧边界与胫骨一起构成梯形阵列以进行稳定的重建（见图 7-94~ 图 7-96）。

磨除距骨两侧的软骨，然后与相邻的双腓骨融合。使用两枚螺钉固定腓骨和胫骨交界处的近端。使用拉力螺钉远端固定腓骨和距骨。取自体髂骨置于胫骨与腓骨、距骨与腓骨的交界处，即：①两个腓骨与胫骨的交界处；②两个腓距骨交界处，促进交界处的融合。距下关节可不融合。

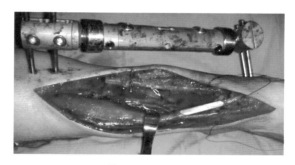

图 7-94　双节段腓骨重建并准备吻合血管

再次确认肢体的长度和力线以及移植物位置，安装外固定支架。通过双血管化自体腓骨支撑移植物重建缺损。

7.6.5.7　吻合腓骨静脉/动脉，胫前静脉/动脉和大隐静脉

通过腓动脉与胫前动脉吻合来吻合腓骨内侧的血管。通过端对端接合进行血管吻合术。

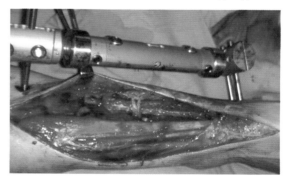

图 7-95　吻合血管和重建远端胫骨缺损

7.6.5.8　伤口闭合

伤口闭合必须保证有足够的软组织覆盖，前置踇长伸肌和腓骨长肌，充分覆盖移植腓骨的前侧，为小腿前方区域提供充足的软组织覆盖后，一期无张力缝合关闭切口。如果皮肤张力大难以缝合，则使用皮肤移植。如果没有足够的软组织覆盖，可采用腓肠肌内侧头翻转肌瓣覆盖软组织缺损，提供充足的血供并减少感染风险。

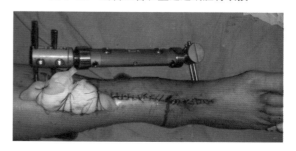

图 7-96　关闭皮肤切口和皮肤移植覆盖胫前区

然后加压包扎肢体，术后必须抬高肢体。推荐使用头孢类抗生素以防感染，推荐使用低分子右旋糖酐保护吻合血管，促进血流通畅和预防深静脉栓塞（DVT）。

7.6.6 手术注意事项

（1）在血管吻合之前安装好外固定支架，维持胫骨骨性支架稳定性，并测量术肢胫骨长度。

（2）距下关节可不融合。

7.6.7 并发症

（1）皮肤伤口坏死，感染。

（2）腓总神经损伤。

（3）腓骨坏死。

（4）踝关节不稳定。

（5）外固定支架钉道感染。

7.6.8 术后处理及随访

在手术后的前 6 个月，每个月对患者进行临床和放射学检查，以获得局部复发或其他并发症的证据。然后在接下来的两年中每隔 3 个月进行一次随访，此后仍需每隔 6 个月进行一次。胸部的 CT 扫描在第一年每 3 个月进行一次，然后每 6 个月进行一次，用于肺部监测。第一年每 6 个月进行一次骨扫描，之后每年进行一次。

移植物愈合后移除外固定器。然后用步行靴再保护肢体 4~6 个月。采用美国骨与软组织肿瘤学会（MSTS）的评分系统进行功能评估，该系统基于 6 个参数：疼痛、功能活动、情绪接受、外部支持的使用、步行能力和步态。

根据 Huvos 分级系统评估肿瘤坏死程度。Huvos 分级系统已成为化疗反应系统的模型。Ⅲ级和Ⅳ级反应的特征在于原发肿瘤内细胞的广泛或完全破坏，并且与更好的存活相关。而Ⅰ级或Ⅱ级反应表明肿瘤的破坏程度最小，这些患者更容易发生远处转移并且生存率低。

根据 Hsu 等人评估移植物近端和远端的愈合，将移植物愈合定义为两个交界处的截骨线模糊或消失。

通过观察切口皮肤，间接判断术后早期吻合血管的通畅情况。当腓骨周围的肌肉组织及伤口出现炎症、缺血、坏死及渗出时，可间接提示吻合血管通畅性不佳。可能的原因有：血管吻合处张力过高影响血液循环，吻合处血管痉挛或吻合口漏，血管移植近端或远端血管折叠及扭曲，血管血栓形成，局部软组织张力过大致血管卡压等情况。在术后约 1 周时，^{99m}Tc-MDP 放射性核素对骨扫描的摄取可用于评估移植血管的吻合口通畅情况。放射性核素摄取是由多种因素引起的，包括局部血流和成骨活性。虽然 ^{99m}Tc-MDP 骨扫描可用于腓骨血供监测，但它是侵入性的，不建议连续监测。

7.6.9　预后

X 线片上出现腓骨移植物和宿主胫骨之间的连续性骨痂即可判定为骨性愈合（见图 7-97）。

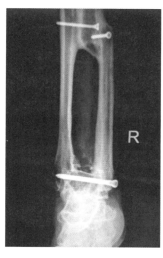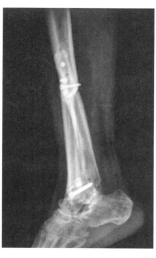

图 7-97　术后随访 X 线片　显示腓骨移植物和宿主胫骨之间的骨生长良好

带血管蒂的腓骨移植术是骨肿瘤切除术后重建胫骨中下段骨缺损的一种有效的保肢方法。为提高腓骨的强度，将同侧带血管蒂自体腓骨并列成两段移植，并与外固定支架和螺钉组合成梯形阵列，将腓骨移植物放置在与胫骨相邻的梯形阵列中。腓骨近端平行于胫骨截骨部位，远端与距骨平行，实现胫距融合和胫腓融合，重建结构呈梯形，提供稳定而强大的重建框架。手术中应仔细控制力线，以防止下肢对线不良。腓骨与胫骨之间的表面通过高速磨钻进行去皮质化，以提高移植物骨界面愈合速度。外固定器可稳定腓骨移植物和胫骨，这样可以承受更多的应力刺激，这对于移植物生长非常重要。带血管蒂腓骨移植物可逐渐达到正常甚至更快的骨愈合和渐进骨愈合。移植物生长是外固定允许的早期负重的机械刺激和血运重建的结果。如果来自骨肿瘤发生的同侧肢体的同侧带血管蒂腓骨可用，手术范围可仅限于患侧下肢，从而可减少供体并发症，缩短手术和恢复时间，并改善临床疗效。

7.6.10　典型病例

患者，男性，61 岁，2014 年 9 月因右踝部肿痛半年入院。入院后经穿刺活检穿出大量黏液样组织，未见明显异型细胞。根据影像学病理学资料，考虑为低度恶性的软骨肉瘤，行瘤段切除、带血管腓骨移植、梯形结构重建踝关节。患者术后 1 年去除外固定支架。2016 年 8 月复查时发现移植的腓骨有骨折，追问病史，患者诉 3 个月前自己骑三轮车时摔伤，未到医院检查、治疗，因发现骨折时 X 线片已经有骨痂形成，也未做任何固定处理。目前，患者可从事一般体力劳动（见图 7-98~ 图 7-101）。

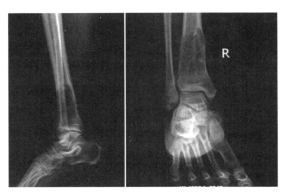

图 7-98　术前 X 线片显示病变位于右胫骨远端，腓骨远端未受累

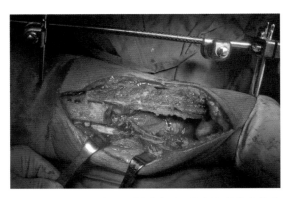

图 7-99　切除胫骨远端骨肿瘤后，将截取的带血管蒂自体腓骨置入骨缺损处，吻合血管和重建远端胫骨缺损

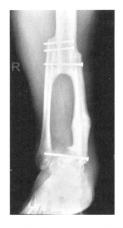
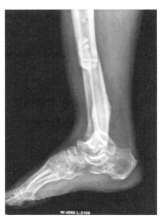

图 7-100　术后随访照片显示骨生长良好，胫骨远端缺损及稳定性得以重建

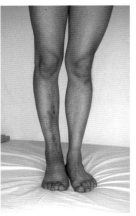
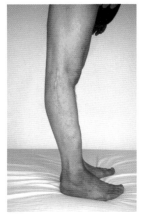

图 7-101　术后肢体功能复查。显示下肢负重功能良好，踝关节稳定

参 考 文 献

[1] Henderson ER, Pepper AM, Marulanda G, et al. Outcome of lower-limb preservation with an expandable endoprosthesis after bone tumor resection in children[J]. J Bone Joint Surg Am, 2012, 94(6):537-547.

[2] Mavrogenis AF, Abati CN, Romagnoli C, et al. Similar survival but better function for patients after limb salvage versus amputation for distal tibia osteosarcoma[J]. Clin Orthop Relat Res, 2012, 470(6):1735-1748.

[3] Huvos AG. Osteogenic sarcoma of bones and soft tissues in older persons:a clinicopathologic analysis of 117 patients older than 60 years[J]. Cancer, 1986, 57:1442-1497.

[4] Hsu RW, Wood MB, Sim FH, et al. Free vascularized fibular grafting for reconstruction after tumor resection[J]. J Bone Joint Surg Br, 1997, 79:36-42.

（张春林　江　淮　吴小三　施　龙）

7.7　下肢创伤性骨缺损重建（腓骨骨瓣）

腓骨骨瓣/骨皮瓣是目前适应证范围最广的组织瓣，可应用于多个部位的节段性骨缺损。在下肢骨缺损中，腓骨骨瓣/骨皮瓣不仅可以应用于长骨甚至承重骨的重建（胫骨缺损、股骨干缺损），还可以在二次塑形后进行不规则骨缺损的重建（股骨颈缺损、跖骨缺损和跟骨缺损等）。

此外，腓骨皮瓣具有可切取范围较大的特点。通过保留腓动脉的穿支血管，可以切取超过 25cm×16cm 的皮瓣面积，修复适应证和范围均十分理想。随着对腓动脉穿支研究的深入，目前保留腓动脉达到小腿后外侧的穿支还可进一步增加皮瓣的切取面积，并增加皮瓣的旋转灵活性。

本节阐述了使用腓骨骨瓣/骨皮瓣重建下肢骨缺损的手术原则与手术技巧，并围绕典型病例讲解相关要点。

7.7.1　适应证

7.7.1.1　长骨缺损

（1）胫骨缺损

胫骨骨缺损是临床上应用腓骨骨瓣/骨皮瓣移植治疗最常见的类型，通常由车祸等外伤导致，常伴大面积的软组织缺损。其他常见的胫骨缺损还包括胫骨肿瘤导致的广泛切除，以及先天性胫骨假关节等。

（2）股骨缺损

股骨下端骨折伴大段缺损常由高能量暴力导致，临床治疗难度大，骨不连发生率高。因股骨负载人体重量较大，单段腓骨移植易发生术后骨折，临床通常采用双段腓骨移植或髂骨复合腓骨移植进行重建治疗。

7.7.1.2　不规则骨缺损

（1）股骨颈缺损

创伤后股骨颈嵌插骨折可导致股骨头下至大粗隆间长度不等的骨缺损，还易合并股骨头坏死后塌陷。采用腓骨骨瓣进行重建，可在软骨下提供足够大的支撑面积，具有较强的生物学修复能力。

（2）跖骨缺损

足背车祸碾压伤或压砸伤导致的跖骨缺损在临床中较为常见。其中第一跖骨作为足部负重的 3 个承重点之一，是构成足弓、支撑足底的重要组成部分，骨缺损导致的应力改变会导致前足疼痛。该部位骨缺损往往伴有足趾或周围软组织的缺损，适合采用短段腓骨骨皮瓣移植进行修复重建。

（3）跟骨缺损

跟骨大段缺损较罕见，多见于跟骨肿瘤切除术后。跟骨是足弓重要组成部分，缺损将直接影响负重及步态。可采用带血运的腓骨骨瓣进行重建治疗。

7.7.2 禁忌证

（1）双侧腓骨缺损：创伤导致双侧腓骨段破坏或缺损，无法与相应穿支血管建立关联。

（2）合并腓动脉损伤：带血运的腓骨骨瓣/骨皮瓣须切取同侧腓动脉穿支作为血管蒂，合并腓动脉损伤时，游离骨瓣/骨皮瓣血运不佳，易发生坏死、骨不连等并发症。

（3）受区存在活动性的感染。

（4）相对禁忌证包括肥胖、糖尿病、可能易感染的皮肤病如银屑病、小腿放疗史、供骨区或受骨区存在血管变异等。

7.7.3 术前准备

（1）X线检查：术前常规行X线检查确定骨缺损的部位与范围。

（2）下肢彩超检查：设计穿支蒂的腓骨骨皮瓣时，建议术前进行彩色多普勒定位腓动脉穿支，设计皮瓣时可以将其放置在穿支周围。

（3）下肢CTA检查：确定骨缺损附近的血运情况，辅助设计血管吻合方案。

（4）创面细菌培养：对于伴有感染的伤口，应行细菌培养，制订抗生素用药计划，提高术后移植物的存活率。

（5）清创手术：如果选择复合组织一期移植，则需要严格评估创面的条件以及周围受区的血管，当周围创面条件不佳或存在感染危险因素时，应该增加清创手术的次数来保证移植物的存活率。

7.7.4 手术过程

7.7.4.1 手术路径选择

传统腓骨骨皮瓣设计属于联体组织瓣，皮瓣位于小腿外侧的腓骨表面；骨瓣和皮瓣与筋膜组织连接，腓动脉血供也通过筋膜输送至皮瓣。由于筋膜的限制，采用这种方法的皮瓣切取范围小，皮瓣旋转灵活度也较小。

目前，临床上普遍利用腓动脉穿支设计嵌合组织瓣，即以腓动脉穿支作为桥梁连接腓动脉和皮瓣。该方法具有切取范围大、旋转灵活度高的优点。

7.7.4.2 腓骨切取

腓骨切取方法已经相对成熟，一般优先截取中段腓骨（腓骨头下5~7cm，外踝上5~8cm），可最大限度减少对近端肌肉附着点与远端踝关节的影响，同时也可简化手术操作。取腓骨体表投影切口，向前侧牵拉腓骨长短肌显露腓骨，首先截断所需长度的腓骨，之后逐层分离胫后肌和姆长屈肌，小心切开骨间膜及周围肌肉组织，暴露腓动静脉血管束，在靠近截骨两端分别结扎，将剩余肌袖游离后即刻移植至受区吻合血管。

7.7.4.3 腓骨复合皮瓣切取

切取腓骨复合皮瓣时应遵循截断腓骨、分离穿支、切取皮瓣的顺序。首先，沿皮瓣前缘切开皮肤，按上述方法截断腓骨骨段后，从腓骨肌和比目鱼肌之间的外侧肌间隔向深层分离，寻找易于解剖的腓动脉外侧肌间隔穿支，注意保护浅筋膜内的腓浅神经。当肌间隔内未探及穿支时，应考虑该部位腓动脉穿支以肌穿支的形式穿出，此时需进行肌肉解剖分离穿支。找到分支后，逐步向腓动脉主干分离。由于穿支通常走行于腓骨下方，此时应切开皮瓣后缘，以保留穿支全长。完整分离腓动脉穿支后，结扎腓动脉穿支近、远端并从中切断，完整取下腓骨、穿支血管蒂、皮瓣组成的复合组织瓣，即可移至受区进行吻合血管移植。

7.7.4.4　腓骨塑形

腓骨移植后，移植腓骨段的骨结构将会对新的应力平衡产生适应性改变，这一过程在骨形成和骨吸收的动态平衡中逐步演进。腓骨在替代缺损的胫骨或股骨段后，由于负荷增加，腓骨骨膜下不断成骨，使腓骨增粗，同时新生包壳骨在腓骨外表面爬行生长，共同促进腓骨塑形。为增强移植腓骨段的稳定性，宜采用石膏、支具、内固定、外固定支架等手段进行保护。

7.7.5　手术注意事项

7.7.5.1　腓骨切取范围

腓骨位于胫骨外侧，不参加膝关节的组成，负载人体约 15% 的体重。其上 3/4 段主要作为肌肉附着点，若需切取腓骨头，则必须将股二头肌肌腱、膝关节外侧副韧带用肌腱缝线固定于胫骨外侧或邻近的致密结缔组织上；其下 1/4 与胫骨远端和距骨组成踝关节，应保留完整性以免影响踝关节功能，所以不能进行切取。

7.7.5.2　腓动脉穿支解剖要点

腓动脉起自胫后动脉，沿腓骨的内后方下行，大部分被踇长屈肌覆盖，供养腓骨及小腿外侧皮肤。腓动脉沿途发出 3~8 支穿支血管，自近端至远端逐渐变短变细，长度 2~7cm。近端穿支血管位置较深，斜形走行达深筋膜表面，血管蒂较长；远端穿支血管较浅，垂直走向表面，血管蒂较短。

根据穿支血管的走行途径，可将穿支血管分为 3 种类型：

（1）肌间隔穿支：完全从肌间隔中穿出，解剖容易，应优先选择作为皮瓣血管。

（2）肌皮穿支：在肌肉内走行距离长，分支多，通常穿经比目鱼肌，解剖相对困难，一般不选择。

（3）肌肉-肌间隔穿支：先经过一小段肌肉，再沿肌肉-肌间隔边缘进入肌间隔，最后从肌间隔中穿出，很少发出肌间隔穿支，解剖亦容易，可作为备选血管。

穿支血管穿出位置有两个集中区域，即距外踝尖向上 5~10cm 及 21~27cm 范围内，分别包含 1/3 左右的穿支。在外踝尖向上 1cm、5cm、10cm 均存在皮肤穿支血管。穿支动脉外径一般在 1mm 左右，均有 1~2 条穿支静脉伴随，静脉外径略粗于动脉。穿支血管穿出到达深筋膜表面后，向四周发出左右横支、上下支、降支等，其他穿支之间相互吻合。在小腿远端，穿支血管分支有向腓肠神经聚集的趋势，与腓肠神经近端的营养血管相互吻合，形成腓肠神经远端营养血管丛。

7.7.6 并发症

（1）移植骨段骨折或骨不连：与移植部位负载重量超过腓骨塑形限度、固定不稳或拆除过早有关。

（2）骨感染：与术前清创不彻底、存在活动性感染灶有关。

（3）供区下肢活动、感觉障碍：供区切取腓骨骨瓣/骨皮瓣后，可能出现足趾背伸障碍，与术中腓骨长、短肌营养动脉损伤、肌肉损伤或踝关节稳定性下降有关。其他供区并发症包括下肢疼痛、步态改变、行走能力下降等。供区并发症严重程度与腓骨切取长度存在正相关趋势。

7.7.7 术后处理及随访

（1）皮肤护理：术后应紧密观察受区皮肤愈合情况，及时处理伤口渗液，保持吻合口清洁干燥，合理应用抗生素预防感染。

（2）腓骨塑形：移植腓骨段的生物学塑形改造存在极限，一般不超过缺损骨原来的强度，且塑形需要一定时间，术后应特别注意预防移植骨段骨折。术后随访时可通过 X 线评估移植腓骨瓣存活与塑形情况，一般可选择术后立即、术后 2 周、术后 1 月、术后 3 月、术后 6 月、术后 1 年等时点。适度应力可促进移植骨段的愈合与塑形，一般术后 6 周患肢可开始部分负重，术后 3 月可完全负重。

（3）功能恢复：定期观察患者供区、受区肢体活动与感觉功能，包括疼痛、步态、行走能力等。

7.7.8 经典病例

7.7.8.1 病例1 游离腓骨骨瓣治疗胫骨中段骨缺损

（1）病例资料

患者，男性，53 岁，工人，已婚，无吸烟史。因车祸导致左胫腓骨开放粉碎性骨折，外院行左小腿清创腓骨内固定术，术后 2 月转入我院治疗。查体：远端血运可，患肢皮肤无缺损、坏死。X 线片示左胫腓骨骨折术后，胫骨大段缺损，腓骨钢板固定中。

（2）面临问题

胫骨中段大段坏死，现已缺损 17cm，尚有坏死组织未去除。

（3）手术方案

患者存在大段缺损，如果切取不带血运的骨瓣移植，愈合能力较差，容易发生骨瓣坏死等并发症，因此患者应切取带血管蒂的骨瓣进行移植。选择供区时，考虑到胫骨为承重骨，且骨缺损长度较长，因此采用对侧腓骨穿支骨瓣移植的方法进行修复。

（4）手术步骤

患者行硬膜下麻醉并取仰卧位。患肢给予充气式止血带，对胫骨残端及创面进行彻底清创。清创后给予过氧化氢（双氧水）、聚维酮碘及生理盐水冲洗［见图 7-102（a）］。

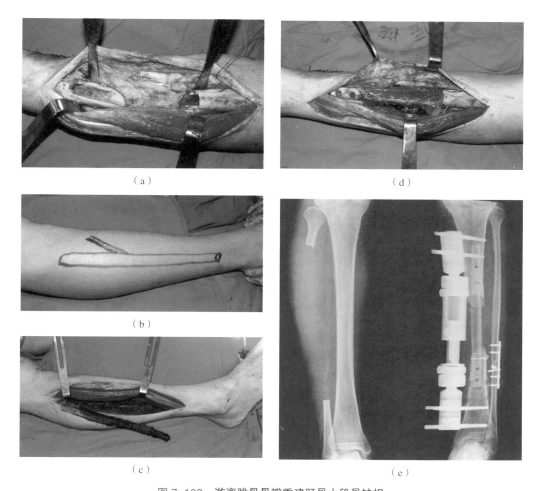

图 7-102　游离腓骨骨瓣重建胫骨大段骨缺损

（a）清创前外观；（b）设计对侧腓骨骨瓣；（c）腓骨骨瓣切取；（d）腓骨骨瓣转移至受区，螺钉固定；（e）术后 2 周 X 线片

设计对侧腓骨骨瓣，腓骨骨瓣位于腓骨头下 5cm，切取长度为 19cm；取腓骨体表投影切口，从腓骨肌后侧与比目鱼肌前侧之间的外侧肌间隔分离腓骨动脉穿支并予以保护，从腓骨上下两端截骨后向外侧逐步翻转，分离胫后肌和姆长屈肌，暴露骨间膜，切开后暴露腓动脉、静脉血管束，向近端游离部分血管蒂后予以两端结扎切断。将腓动静脉和受区胫前动静脉进行端侧吻合，腓骨瓣插入胫骨缺损两端，使用螺钉加外固定支架固定［见图 7-103（b）］～（d）］。

（5）术后随访

术后 2 周患者骨瓣完全存活［见图 7-103（e）］，6 周开始部分负重，术后 3 月开始完全负重，术后 6 月移植腓骨与胫骨两端愈合良好。术后 1 年随访，外观满意，腓骨重塑增粗，下肢功能恢复良好。

7.7.8.2　病例 2　游离腓骨骨皮瓣治疗胫骨下段骨缺损

（1）病例资料

患者，男性，45 岁，工人，已婚，10 年吸烟史。因外伤导致左胫腓骨开放性骨折，伤后 4 小时于外院行左小腿清创胫骨外固定腓骨内固定术，联合负压吸引覆盖创面，术后 5 天打开负压吸引发现局部软组织感染，转入我院治疗。查体：小腿前中部位软组织缺损，面积约 10cm×7cm，下方软组织部分坏死伴渗出，胫骨外露、缺损。X 线片示左胫腓骨骨折术后，左胫骨大段缺损 7cm，左腓骨钢板固定中［见图 7-103（a）~（c）］。

（2）面临问题

① 胫前皮肤大面积缺损，缺损约 10cm×7cm，不排除继续坏死可能。

② 胫骨下段缺损 7cm。

③ 患者创面存在严重感染。

（3）手术方案

患者存在大段骨缺损与大面积软组织缺损合并感染的情况，需要同时重建骨缺损及周围软组织缺损。切取血运丰富的软组织覆盖创面，可发挥抗感染、促进移植物存活的效果。选择供区时，考虑到胫骨为承重骨，且骨缺损长度较长，因此采用对侧小腿外侧皮瓣 - 腓骨瓣复合组织移植的方法进行修复。

（4）手术步骤

患者行硬膜下麻醉并取仰卧位。患肢给予充气式止血带，对胫骨残端及创面进行彻底清创。清创后给予过氧化氢（双氧水）、聚维酮碘及生理盐水冲洗。

设计对侧腓骨骨瓣，腓骨骨瓣位于腓骨头下 5cm，切取长度为 9cm；皮瓣位于小腿外侧，面积为 12cm×8cm［见图 7-103（d）］。切取时沿皮瓣前缘切开皮肤及皮下组织，骨瓣切取方法同前，将复合组织瓣取下移植到受区，将腓动静脉和受区胫前动静脉进行端侧吻合，腓骨瓣插入胫骨缺损两端，螺钉固定，使用外固定支架加压［见图 7-103（e）~（f）］。

（5）术后随访

术后患者骨瓣完全存活，6 周开始部分负重，术后 3 月开始完全负重，术后半年移植腓骨与胫骨两端愈合良好，腓骨重塑增粗，外观满意，下肢功能恢复良好［见图 7-103（g）~（t）］。

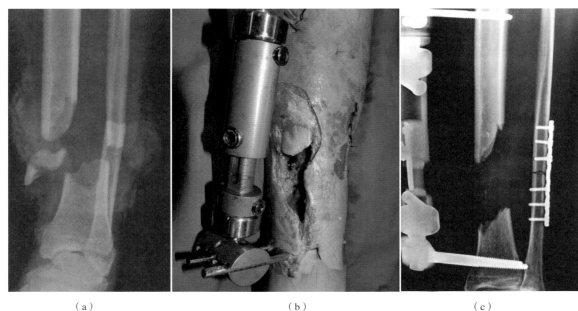

（a）　　　　　　　　　　　（b）　　　　　　　　　　　（c）

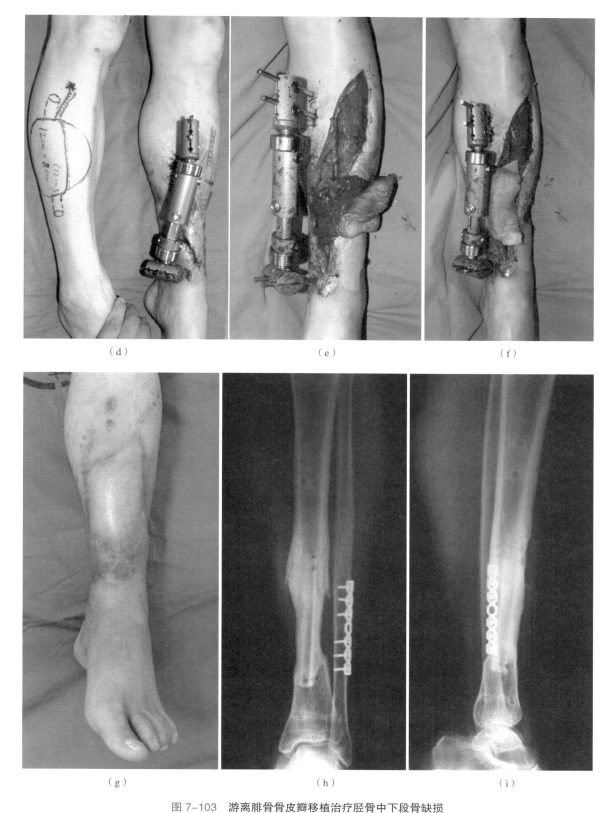

图 7-103　游离腓骨骨皮瓣移植治疗胫骨中下段骨缺损

（a）外伤后 X 线片；（b）术前外观；（c）术前 X 线片；（d）设计腓骨骨皮瓣；（e、f）腓骨骨皮瓣移植到受区；
（g）术后 8 年外观；（h、i）术后 8 年 X 线片

7.7.8.3　病例3　游离腓骨骨瓣双段并联治疗股骨远端骨缺损

（1）病例资料

患者，男性，32 岁，公司职员，已婚，无吸烟史。因车祸导致右股骨远端粉碎性骨折，伤后 3 小时送至外院就诊，急诊行清创骨折外固定手术，拟行二期植骨手术，转入我院继续治疗。入院查体：患者神志清醒，生命体征平稳，患者右大腿外固定支架固定中，VSD 覆盖创面，远端血运可。X 线片提示右股骨远端骨折术后，股骨远端缺损约 10cm［见图 7-104（a）］。

（2）面临问题

右股骨远端大段骨缺损，现已缺损 10cm，近端尚有部分坏死骨未切除。股骨远端缺损靠近关节面。

（3）手术方案

患者右侧股骨远端骨缺损骨段较长，不伴软组织缺损，宜采用带血运的腓骨游离骨瓣进行治疗。考虑到股骨远端是下肢的重要承重骨，而单根腓骨即使在塑形后也无法达到原股骨段的直径和强度。此处考虑采用对侧腓骨折成 2 根后并联植骨的方法来进行重建。

（4）手术步骤

患者行硬膜下麻醉并取仰卧位。患肢给予充气式止血带，首先对创面进行彻底清创，切除创面周围 0.5cm 皮缘。清创后给予过氧化氢(双氧水)、聚维酮碘及生理盐水冲洗创面。

设计对侧腓骨骨瓣，腓骨骨瓣设计紧邻腓骨头下，切取长度为 25cm［见图 7-104(b)］。腓骨骨瓣切取方法同前。将腓骨骨瓣取下移植到受区，将腓动静脉和受区股动静脉进行端侧吻合，将腓骨骨瓣折断后并联插入股骨远端缺损处，一根置于髓腔内，一根固定于股骨皮质上，使用钢板螺钉固定［见图 7-104（c）~（e）］。

（5）术后随访

术后 4 天骨瓣完全存活，6 周开始部分负重，术后 3 月开始完全负重，术后 1 年随访，骨瓣完全存活，外观满意，腓骨逐步增粗塑形。

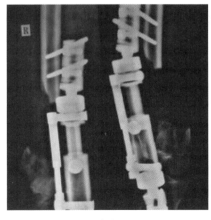
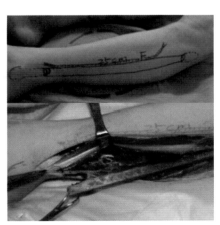

（a）　　　　　　　　　　　　　　　　　（b）

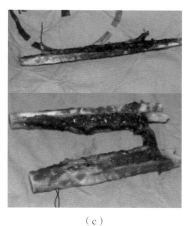
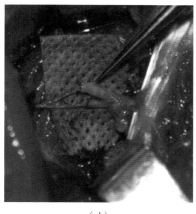
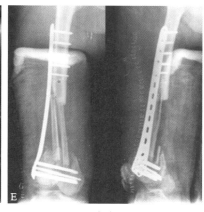

（c）　　　　　　　　　　（d）　　　　　　　　　　（e）

图 7-104　游离腓骨骨瓣移植治疗股骨远端骨缺损
（a）术前 X 线片；（b）设计并切取腓骨骨瓣；（c）腓骨骨柱折断并联；（d）血管吻合；（e）术后 2 周 X 线片

7.7.8.4　病例4　游离腓骨骨皮瓣重建第1跖骨缺损

（1）病例资料

患者，男性，52 岁工人，已婚，有吸烟史。因车祸导致左足开放性骨折，于急症行清创克氏针临时固定术。术后 2 月转至我院进一步治疗。门诊查体：左足足背大面积软组织缺损，面积约 9cm×5cm，伴第 1 跖骨、部分楔骨缺损，创面炎性肉芽组织生长［见图 7-105（c）］，足底感觉存在，1~5 足趾血运可。X 线片提示：左足第 1 跖骨、内侧楔骨缺损［见图 7-105（e）］。

（2）面临问题

① 左足第 1 跖骨骨缺损，长度达 4cm，远端尚有部分坏死骨未切除。

② 左足背内侧软组织缺损，缺损范围达 9cm×5cm。

（3）手术方案

第 1 跖骨是足部三个承重点之一，若采用不带血运的皮质骨移植，容易发生骨不连、术后骨折等并发症，且患者同时存在软组织缺损，应同时一期修复以保证移植物的存活率。考虑采用生物学修复能力较强的游离腓骨骨皮瓣进行重建治疗。

（4）手术步骤

患者行硬膜下麻醉并取仰卧位。患肢给予充气式止血带，首先对创面进行彻底清创，切除创面周围 0.5cm 皮缘。清创后给予过氧化氢、聚维酮碘及生理盐水冲洗创面。

设计同侧带蒂腓骨骨瓣，腓骨骨瓣位于腓骨头下 6cm，切取长度为 7cm。皮瓣位于小腿外侧，面积为 10cm×6cm［见图 7-105（a）］。复合组织瓣切取方法同前。将复合组织瓣取下转移覆盖到受区，注意保护血管蒂，腓骨瓣插入第一跖骨缺损两端，克氏针固定［见图 7-105（b）（d）］。

5）术后随访

患者术后 5 天骨皮瓣完全存活，6 周开始部分负重，术后 3 月开始完全负重；术后半年外观满意，拔除克氏针后，腓骨与第 1 跖骨远近端骨质融合良好［见图 7-105（f）］。患者行走功能恢复良好。

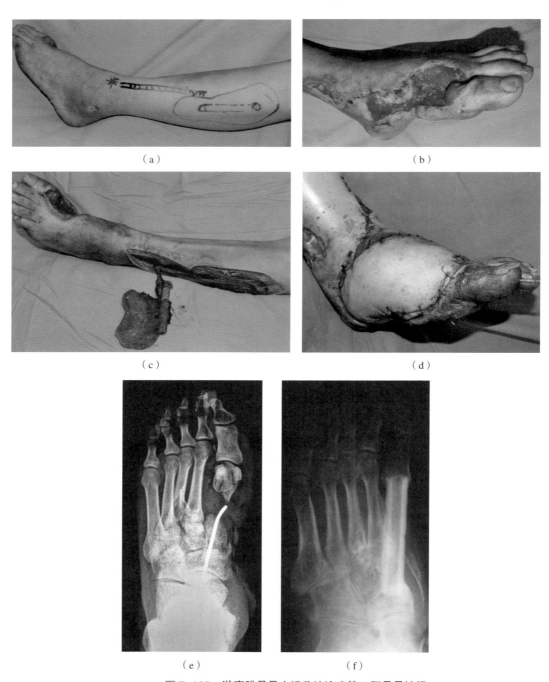

（a）

（b）

（c）

（d）

（e）

（f）

图 7-105　游离腓骨骨皮瓣移植治疗第 1 跖骨骨缺损

（a）腓骨骨皮瓣设计；（b）切取腓骨骨皮瓣；（c）术前外观；（d）术后外观；（e）术前 X 线片；（f）术后半年 X 线片

（病例 3 引自柴益民，张长青，曾炳芳 . 四肢显微修复外科学 [M]. 上海：上海科学技术出版社，2018.）

7.7.9　小结

本节介绍了腓骨骨瓣 / 骨皮瓣在下肢骨缺损治疗中的主要特点及应用案例。

腓骨骨瓣 / 骨皮瓣适应证广，一般应用于长骨缺损重建（如胫骨、股骨），也可二次塑形后重建不规则骨（如距骨、股骨颈、跟骨等）。此外，腓骨皮瓣切取范围大，旋转灵活性高，可应对复杂、严重或伴有感染的软组织缺损。腓骨骨瓣 / 骨皮瓣移植禁忌证主要包括腓骨骨质缺失、血管条件不足，以及术后感染风险过高等。

术前应通过 X 线、下肢彩超、下肢 CTA 检查确定骨缺损与血管分布情况，并尽可能降低感染风险以提高移植物的存活率。术中优先截取中段腓骨与解剖容易的肌间隔穿支。术后采用内、外固定手段增强腓骨稳定性。

腓骨骨瓣 / 骨皮瓣主要的并发症包括移植骨段骨折或骨不连、骨感染以及供区下肢活动与感觉障碍。术后应定期进行随访，通过 X 线片和皮肤外观评估骨质愈合与感染情况。

病例 1 为游离腓骨瓣治疗胫骨缺损的经典案例；病例 2 在胫骨缺损的基础上伴有大面积软组织缺损与感染，案例中采用腓骨骨皮瓣治疗，体现了复合组织瓣的抗感染存活能力。病例 3 采用双段并联腓骨治疗股骨远端骨缺损，展示了单段腓骨承重能力不足时的手术技巧；病例 4 中应用腓骨骨皮瓣治疗第 1 跖骨缺损，展现了短段腓骨在重建下肢不规则骨缺损中的适用性。

综上，腓骨骨瓣 / 骨皮瓣适应性广、抗感染能力强、存活率高，塑形后承重能力与生物学功能可观，是下肢创伤性缺损重建时应优先考虑的选择之一。

参 考 文 献

[1] Levin LS. New development in flap techniques[J]. J Am AcadOrthop Surg, 2006,14(10):S90-S93.

[2] Erdmann D, Giessler GA, Bergquist GE, et al. Free fibular transfer. Analysis of 76 consecutive microsurgical procedures and review of literature[J].Chirurg, 2004,75(8): 799-809.

[3] Levin LS. The reconstructive ladder. An orthoplastic approach[J]. Orthop Clin North Am, 1993,24(3): 393-409.

[4] Erdmann D, Bergquist GE, Levin LS. Ipsilateral free fibular transfer for reconstruction of a segmental femoral-shaft defect[J]. Br J Plast Surg, 2002,55(8): 675-677.

[5] Wang CY, Chai YM, Wen G, et al. One-stage reconstruction of composite extremity defects with a sural neurocutaneous flap and a vascularized fibular flap: a novel chimeric flap based on the peroneal artery[J]. Plast Reconstr Surg. 2013,132(3): 428e-437e.

[6] Levin LS. Orthoplastic reconstruction of the arms and legs[M]. Tissue Surgery. London: Springer, 2006.

[7] Malizos KN, Nunley JA, Goldner RD, et al. Free vascularized fibula in traumatic long bone defects and in limb salvaging following tumor resection:comparative study[J]. Microsurgery, 1993,14(6): 368-374.

[8] Yazar S, Lin CH, Wei FC. One-stage reconstruction of composite bone and soft tissue defects in traumatic lower extremities[J]. Plast Reconstr Surg,2004, 114(6): 1457-1466.

[9] Lee HB, Tark KC, Kang SY, et al. Reconstruction of composite metacarpal defects using a fibula free flap[J]. Plast Reconstr Surg,2000,105(4):1448-1452.

[10] Lin CH, Wei FC, Rodriguez ED, et al. Functional reconstruction of traumatic composite metacarpal defects with fibular osteoseptocutaneous free flap[J]. Plast Reconstr Surg, 2005,116(2): 605-612.

[11] 柴益民,张长青,曾炳芳. 四肢显微修复外科学 [M]. 上海:上海科学技术出版社,2018.

（柴益民　徐佳　汪文博）

7.8　带血管游离腓骨移植修复足跟缺损

随着交通和工程事故增加，足跟外伤逐年增加。由于足跟结构的特殊性，全足跟缺损或大部缺损后不可能有类同的材料修复，治疗较为复杂。对单纯皮肤软组织毁损，有多种达到一定厚度的感觉皮瓣可利用，足部或小腿部血管条件差的伤者尚可用吻合臀下皮神经的臀部皮瓣带蒂移植修复。但对于全足跟缺损，要把所有组织同期得到修复，供区受到严格限制。

解决足跟重建问题的关键是寻找出符合足部生物力学要求及能重建足跟功能相应的替代材料和技术方法，这种重建应达到下述要求：①每一种组织都要基本符合足跟的功能要求，如皮肤应有一定厚度，耐磨耐压，具备良好的浅表感觉；骨骼有足够的硬度，能够耐受一定的强度；在骨骼与皮肤之间有较厚的软组织充填，以分散压力，吸收震荡；②皮肤、皮下组织、跟骨应同期修复，力争恢复足跟解剖结构的完整性，以缩短疗程，提高疗效；③所有移植组织必须血供充足，尽可能同属一条动脉供应，以求整体移植。

临床实践证明，小腿外侧供区形成的逆行岛状复合瓣基本上可满足上述要求，且安全可靠。因为：①腓骨质地较硬，符合跟骨要求，为增加负载能力，将腓骨折成两段并排移植，并把远端断面磨圆，增加接触面积。移植时使骨干纵轴倾斜，符合跟结节角度数并恢复足的弓状结构；②小腿外侧皮肤较厚，切取范围基本可满足修复足跟皮肤缺损的要求；③再造足跟的感觉可通过腓肠外侧皮神经与近侧足背内侧皮神经或腓肠神经缝接来实现；④足跟部需较厚的皮下结缔组织层，用携带小腿部分踇屈肌肌腱或比目鱼肌替代，这样既能达到厚度要求，也可恢复足跟部饱满的外形；⑤在小腿外侧，上述移植组织同属腓动脉供应，血供丰富，可整体切取一起移植。

7.8.1　适应证

足跟是足的重要组成部分，如果没有足跟，整个足就不能发挥作用。一般来说，失去足跟的患者都具有再造足跟的适应证，但不是所有足跟缺损的患者都一定要接受足跟再造手术。因为再造足跟无论从功能，还是从外形上，都不可能与正常足跟完全一样，而且该重建方式有一定范围和程度的手术创伤。因此，尊重患者自己及家属的意见是不可缺少的。

7.8.2　禁忌证

（1）足部的缺损范围不能太大：全足跟缺损应用小腿外侧复合瓣移植方法完全可行，如果超出这一范围，连同小腿远侧及前足部分均有缺损，那么修复难度就较大，因为小腿外侧皮瓣所取最大宽度有限，只能达到前、后中线，如果再造足跟时不能全面封闭创面，术后会带来许多困难。

（2）距骨不完整：距骨必须完整、健康，或者虽有轻度骨感染，但经过切除能彻底清除病灶，腓骨可顺利插入并融合。

（3）小腿外侧皮肤缺失：小腿外侧皮肤应当没有瘢痕或者瘢痕很少，如果小腿外侧中1/3布满瘢痕，这种皮肤不可能作为替代耐压持重的足跟皮肤。

（4）腓肠外侧皮神经缺失：为了使再造足跟有良好的感觉功能，再造时一定要修复感觉神经，因小腿外侧为腓肠外侧皮神经支配，皮瓣区的腓肠外侧皮神经要能切取一定长度，需要保证具有完整的足背内侧皮神经或腓肠神经，以便能满足与腓肠外侧皮神经缝接的要求。

（5）血管条件差：作为组织移植，无论是吻合血管游离移植，或带血管蒂逆行转位移植，都要有良好的血管条件。由于腓动脉变异有一定比例，术前要仔细检查，多普勒超声探测可作为常规检查，必要时应做下肢血管造影检查。同时，作为组织移植术，还要求患者全身健康状况良好，糖尿病或下肢静脉炎等患者手术风险较大。手术者需有一定显微外科经验，具有小腿腓骨皮瓣操作的经验，特别是做逆行移植，需要向远侧游离腓血管，位置较深。所以，只有严格遵循显微外科手术原则，认真完成好每一个手术步骤，手术才能获得成功。

7.8.3　术前准备

以小腿外侧复合瓣的设计为例。

首先根据血管走行，用超声多普勒探测腓动脉行程及其皮穿支的部位，用甲紫（龙胆紫）标记，或标记出腓骨头至外踝的两点连线，此为腓动脉的走行线，即皮瓣的轴心线，其中皮支穿出点约在腓骨头下 9cm 和 15cm 处，为肌皮支进入皮肤的关键点。以这些分布点为中心设计所需复合组织皮瓣：①腓骨长度包括双排腓骨再造足跟所需的长度，插入洞穴所占的长度及腓骨对折时中间所需截除的长度。为保持踝关节稳定性，腓骨远侧至少要保留 5cm 长度；②皮瓣大小包括包裹足跟、修复足跟邻近挛缩瘢痕切除后的缺损范围及皮瓣切取后 20% 左右的回缩；③软组织切取范围，应包括充填残腔以及恢复足跟部软组织厚度和形态所需的总量；④腓动、静脉血管蒂的长度应保证逆转修复后没有张力；⑤腓肠神经外侧支的长度，应能满足逆转移植后近侧断端能与足背内侧皮神经顺利缝接。

7.8.4　手术要点与过程

7.8.4.1　麻醉选择与体位

（1）麻醉选择：持续硬膜外麻醉，也可用全身麻醉。

（2）体位：一般选用侧卧位，也可取半仰卧位，患侧抬高，大腿部上止血带（见图 7-106）。

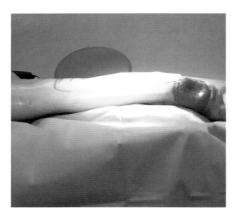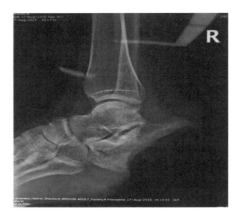

图 7-106　**体位：持续硬膜外麻醉，一般选用侧卧位，术前跟骨侧位片**

7.8.4.2　受区准备

足跟缺损者一般都遗留创面或挛缩瘢痕，彻底清除病灶及挛缩瘢痕组织是重建足跟的先决条件。手术一般在完全充气止血带下进行，创面的肉芽组织应彻底清除，同时应切除坏死的肌腱与骨骼，为使移植时能充分充填残腔，对创面基底部凹陷要修整并敞开。按足弓的要求，在创面基底部的距骨或跟骨残端打通两个植骨隧道以供植骨用。在足背内侧解剖出足背内侧皮神经分支。反复冲洗，彻底止血，并以健足为准，测出骨骼、皮肤、皮下组织等缺损的大小范围。

7.8.4.3　小腿外侧复合瓣的切取

（1）皮瓣切取

先沿皮瓣的后缘标记切开皮肤，直达深筋膜与肌膜之间，在深筋膜下向前游离皮瓣，在比目鱼肌与腓骨所形成的外侧间隙附近，游离比目鱼肌穿出的皮支（见图7-107），选择较粗的1~2条皮支或肌皮支作为皮瓣的轴心点，校正或重新设计皮瓣的远近及前后缘，以保证皮瓣的血供。按设计切开皮瓣四周，并在深筋膜下向皮支或肌皮支附近解剖分离皮瓣，沿皮支顺外侧肌间隙进行分离，如果较粗的皮支血管来自比目鱼肌、蹑长屈肌的肌皮支，在向深部解剖分离时应保留0.5~1cm肌袖于血管周围，以免损伤皮支血管。

（2）游离胫前间隙

沿前方的腓骨肌与后方的比目鱼肌之间的肌间隙作锐性解剖，直达腓骨（见图7-108）。在切口近侧，沿腓总神经旁组织间隙内插入蚊式钳，游离并牵开腓骨长肌，切断它在腓骨头上的附着部，然后向前、向内拉开，即完全显露围绕腓骨颈斜向前下方的腓总神经。游离腓总神经并向远

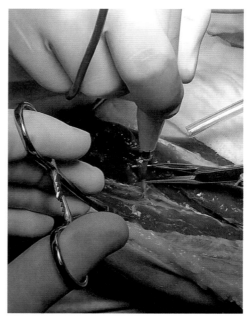

图 7-107　**游离比目鱼肌穿出的皮支**

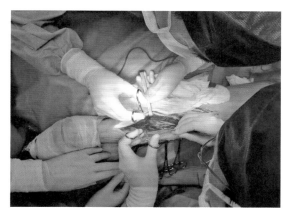

图 7-108　沿前方的腓骨肌与后方的比目鱼肌之间的肌间隙作锐性解剖，直达腓骨

侧分离，直到分为腓浅神经和腓深神经的部位。游离时，用一根橡皮条保护腓总神经，并将它拉向前方。手术者用左手握住小腿，用拇指向前内推开腓骨肌及腓浅神经，同时右手用解剖刀紧靠腓骨，切断腓骨肌在腓骨上的附着部，在腓骨上留下一薄层肌袖。这样边推边切，由近而远，直到切口远极。接着，再从近侧开始，以腓深神经为向导（它位于胫前血管的外侧），靠近腓骨切断趾长伸肌和踇长伸肌在腓骨前面的附着部，从而进入胫前间隙。

（3）分离切取部分比目鱼肌及部分长屈肌

在腓骨后方的浅层，从腓骨头部和上 1/3 部切断比目鱼肌的附着部，根据充填残腔和足跟塑形的需要，切取部分比目鱼肌和腓肠肌。将切断的比目鱼肌牵向后方，即到达位于深层的踇长屈肌。在切断踇长屈肌时，要稍远离腓骨，让肌袖保留在腓骨上，因为腓血管和腓骨的滋养血管就包含在靠近腓骨的肌肉之中，为恢复足跟饱满的外形也需要这一肌肉。

（4）截断腓骨

截断腓骨有利于血管的解剖和分离。分别在远侧和近侧预定截骨的部位，呈十字切开腓骨骨膜，作骨膜下剥离，宽度以能接纳骨膜剥离器为宜。在腓骨前后各插入一把骨膜剥离器，两者在腓骨的内后方相遇。用这两把骨膜剥离器保护周围的软组织，用钢丝锯或摆锯锯断腓骨。

（5）游离腓血管

用布巾钳夹住截取的腓骨两端，通过布巾钳，将其向外牵开，拉紧骨间膜，靠近骨间膜在腓骨上的附着部纵向切开，直视下切断胫骨后肌在腓骨上的附着部，将切断的肌肉连同骨间膜一起用拉钩牵向内侧，边切边拉，自远而近。逐层解剖，直到显露胫后血管神经束及腓血管为止。然后，从腓血管自胫后血管分权处开始，直视下剪开腓血管与胫后血管神经束之间的结缔组织。这样，游离后的腓血管及部分长屈肌的肌袖就很好地保留在腓骨上。以腓血管为铰链，向前内翻开腓骨，直视下纵形切开剩下的踇长屈肌，完成腓骨的游离。操作时要仔细保护腓血管。

（6）取下小腿外侧复合瓣

在切断近端腓血管之前，放松止血带，仔细检查皮瓣、肌瓣、腓骨髓腔和肌袖的渗血情况，确定游离的腓骨是否具有良好的血供。最后，靠近胫后血管，分别结扎切断腓动脉及其两条伴行静脉。血管近端结扎，切断后将整个复合组织瓣掀起（见图 7-109）。

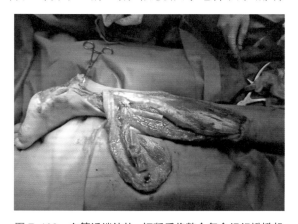

图 7-109　血管近端结扎，切断后将整个复合组织瓣掀起

如果血管长度不够，自近端继续向远端分离，腓动脉越至远端，分布位置较深，多在胫骨与腓骨之间，整个分离血管过程都在比较狭窄的腓骨与胫骨间隙进行，且有多个分支，切断结扎的操作都必须精准、轻柔。

7.8.4.4 对折腓骨并整修

整修包括 3 个步骤：首先要把截取的腓骨中央截除 2.5cm 一段，这是手术中非常关键的一步。为了保护好腓动脉对骨膜供血的连续性，在腓骨外侧面切开骨膜，然后小心地用骨膜剥离器剥开一周，用摆锯锯断中央 2cm 一段，从折断端向两侧端用小咬骨钳在骨膜下咬至所需要的长度，或者先从中央折断再用摆锯截至所需长度。在操作中，骨骼一定要用持骨钳固定妥善后再截骨，不能撕脱骨膜，也不能损伤腓动、静脉至腓骨的分支，然后对折腓骨使之平行。第二步修整负重远端断面，用咬骨钳和骨锉将其锉成钝圆，以增加负重时骨端接触面积。第三步修整插入端，插入端可以连骨膜一起插入，要根据预置好的洞孔深度重新修整骨瓣长度，一般尽量加深洞孔，使插入深度增加。

7.8.4.5 移植腓骨的定位与固定

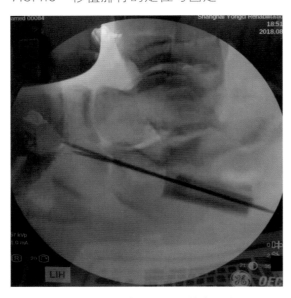

见图 7-110　**手术中用直径 2.5mm 的克氏针经髓腔固定腓骨**

正常人跟结角大约 42°，双排腓骨移植的角度应与之相当，以重建良好的足弓。移植的双排腓骨必须平行，否则在负重时偏高的一根就不能分担重量。由于腓骨插入隧道后，皮瓣闭合创面的牵拉有时不能保证两根腓骨完全平行排列，并始终维持一定的角度，因此手术中需要用经髓腔的克氏针固定，一般选择直径 2.5mm 的克氏针，从腓骨断端，经此穿刺到达腓骨髓腔，再继续向深处钻入，一般越过插入腓骨端 1~2cm。针尾留 4cm 一段作为观察调整骨移植角度及是否平行的标志（见图 7-110）。术后石膏置钢丝支架，并用橡皮筋与固定克氏针连接，根据两根腓骨平行和倾斜角度的需要调整松紧度，直至骨骼愈合为止。

7.8.4.6 足跟感觉功能重建

足跟底面和侧面感觉的恢复，对足跟功能十分重要。在组织瓣切取中已切取相应长度的腓肠外侧皮神经，逆行转位后，神经断端转位在外侧要与足背侧皮神经缝接，最邻近的神经是足背内侧皮神经，该神经在足背侧与断端一般有一段距离，为了能顺利地与复合瓣皮神经对接，需要从足背内侧做一切口，然后向远侧游离一段，测量其长度并与复合皮瓣已游离腓肠外侧皮神经试行对合，如果缝接后没有张力，表明长度均匀，即可切断。经皮下在切口处行外膜缝合，缝接对位一定准确、平整。如两断端不是在伤口或切内，而是在切口和伤口之间，可在对合处切一小口，然后把两神经端断从小口中引出，在显微镜下做缝接，神经缝好后退回到皮下，再缝合皮肤切口。如果内侧皮肤条件不好，或足背内侧皮神经已毁损，也可用腓肠神经。腓肠神经在小腿外侧向远侧游离长度有限，遇此情况，在游离切取皮瓣腓肠外侧皮神经时所留长度要足够，若长度不够则可移植一段神经。

7.8.4.7　术中静脉危象的处理

足跟再造动脉供血情况通过术前血管造影检查一般可以判断，但静脉回流情况的判断则比较困难。小腿外侧腓骨皮瓣游离中静脉回流问题较少发生，而在带动、静脉血管蒂逆行移植中可发生静脉回流不足，主要表现为皮瓣张力偏高，肤色偏暗，特别是腓静脉怒张。遇到上述情况，可将腓静脉从血管蒂中解剖出来，因为腓静脉通常有两根，解剖分离时应解剖较粗的一根，解剖后上好血管夹，可间断放血，减轻瓣压力。应把腓静脉与大隐静脉做吻合，因腓静脉距离大隐静脉最近，管径也相当，尽管大隐静脉有多种类型，一般在足内侧均可找到。从足背内侧游离解剖出大隐静脉，其长度要在转位后，顺利与腓静脉吻合且没有张力为宜。大隐静脉远端与腓静脉近端血管口径相差不是太大，一般腓静脉粗，但管壁薄。吻合时可将大隐静脉稍作扩张，然后做对端吻合。复合组织瓣刚游离时这种静脉回流不足多不明显，由于转位移植后血管蒂受到牵拉，再加上转位点角度形成方才发生。因此，在做静脉血管吻合前，要认真仔细检查血管旋转点是否扭曲，周围软组织包括筋膜有没有形成束带，血管通道中是否有压迫，这些因素全部去除后，再考虑做静脉血管吻合。

7.8.4.8　移植的肌肉软组织排布与固定

小腿外侧复合皮瓣转位后，应仔细止血，要把携带的肌肉及筋膜层按层分布，一是要把肌肉层铺盖在移植腓骨的断端，使该部软组织厚度包括皮肤在内达到 1cm 以上，这对于负重、减轻震荡与防止再造足跟皮肤磨破非常重要。如果在经髓克氏针穿针前安排得不够妥当，这时要重新安排，必要时拔出克氏针重新固定。二是要充分填好残腔，病灶清除不留残腔是一条重要的外科原则，也是保证再造跟成功的重要一步，要将肌肉组织紧贴骨骼创面。一般情况下肌肉组织抗感染力最强，在感染创面上做足跟再造也同样关键。如果充填肌肉有回缩张力，可将肌肉组织与周围软组织固定。三是足跟塑形，尽管再造足跟时用了两根腓骨，但仍比正常跟骨细得多，周围没有软组织充填，其外形不会像足跟。再造一个有功能，而且外形又逼真的足跟，其中主要依靠移植腓骨周围软组织充填，充填过程从某种意义上讲是个造形过程。如果软组织尚有富余，在上述 3 个步骤完成后可以修去，修剪时一定要进一步止血。

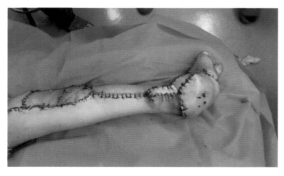

图 7-111　受区创面闭合骨骼、肌肉、筋膜移植安排好后缝合皮肤闭合创面

7.8.4.9　创面闭合

（1）受区创面闭合骨骼、肌肉、筋膜移植安排好后缝合皮肤闭合创面：一般来说，皮瓣的左右侧长度按要求设计，缝合时没有困难，但一定要注意血管蒂不要有张力，没有压迫，一般在皮瓣远端留成一个小三角形，如一个把柄，皮瓣转位后这个把柄即落在血管蒂部，以保证血管蒂没有张力（见图 7-111）。在闭合上下侧有时

会遇到问题，因小腿外侧皮瓣的宽度前后一般不超过中线，移植后如发生软组织肿胀可显得宽度不够。

（2）供区创面闭合仔细止血后逐层缝合关闭创面，将腓总神经置于原来位置，修复手术中切断的腓骨长肌起始部，小心避免压迫腓总神经，缝合腓骨肌与比目鱼肌肉膜，使之不留残腔。皮瓣切取在 7cm 以内可直接缝合，如果不能直接拉拢缝合，可在大腿取相应的断层中厚皮片，缝合后打包固定。这种植皮是在健康组织植皮，只要基底处理得当，完全成活通常没有问题。

7.8.5　手术注意事项

（1）无论哪一步骨骼修整都要保护好骨膜，要保证骨骼有绝对良好的血液供应，因为在足跟再造中，手术是在感染创面上进行的，保护好骨膜才能保证骨移植成功。

（2）再造足跟的近侧要穿鞋，要耐摩擦，应该完善修复，足跟底部负重面更是不可缺少。邻近足心，也就是在弓形结构顶端一般不负重，可用游离植皮来消灭创面，在创面完全关闭时皮下应置引流管，回病房后行负压引流。

（3）为保证植皮平整，并有一定压力，所植皮片不宜太大。如果出现较多引流，则需充分引流，以防术后发生血肿。

7.8.6　并发症

足底皮肤溃疡：术后 6 个月以内下地负重者均有磨破皮肤的可能，至术后 6 个月，足跟部所有移植组织神经营养改善，骨骼完全愈合，经过前期持拐训练，皮肤耐磨能力也有所改善，这时可穿软底鞋行走。在整个功能训练中，密切观察十分必要，如果待足底形成溃疡再去治疗，即使创面愈合，也是瘢痕组织，其负重耐磨能力均差，要恢复正常往往需要一个相当长的周期，甚至影响到再造足跟的最终结果。

7.8.7　术后处理及随访

7.8.7.1　足跟再造术后的功能训练

足跟再造术后，皮肤及其肌肉、骨骼血供良好，即可认为成活，但足跟作为功能器官，成活不等于就具备了功能，也不等于手术完全成功，要使用小腿骨骼、肌肉、皮肤营造出来的足跟具备行走负重等重要功能，则需进行功能锻炼。一般情况下，术后两周切口愈合就可以拆线，做一些理疗，促进侧支循环建立，消除肿胀，术后 2~3 个月 X 线片证实移植骨骼愈合，可持拐下地活动，伤足可穿软底鞋轻轻接触地面，但不宜负重，而后逐渐增加接触地面的时间和频度，并辅助理疗，经常观察足底负重时的情况，如果发现有磨破征象，立刻停止负重，待完全恢复与愈合后再开始进行锻炼。至术后 6 个月后方可完全弃拐负重行走。一般至 6 个月足跟部所有移植组织神经营养改善，骨骼完全愈合，经过前期持拐训练，皮肤耐磨能力也有所改善，这时可穿软底鞋行走。在整个功能训练中需要进行密切观察，如果待足底形成溃疡再去治疗，即使创面愈合，也是瘢痕组织，其负重耐磨能力均差，要恢复正常需要一个相当长的周期，甚至影响到再造足跟的最终结果。8 至 9 个月后当患者感觉使用再造足跟行走无特殊不适感，伤口瘢痕基本软化，足底感觉已经恢复，即可放心活动。

7.8.7.2　造足跟的功能评价

为便于统计比较，参照有关文献制订了功能评定指标，指标主要依据再造足跟的感觉和行走负重功能恢复情况进行综合评价，具体如下：

（1）根据感觉功能恢复划分

分为 6 级。

S0 级 : 完全无感觉。

S1 级 : 深痛觉存在。

S2 级 : 有痛觉及部分触觉。

S3 级 : 痛觉与触觉完全。

S4 级 : 触痛觉完全，且有两点辨别觉，但距离较大。

S5 级 : 感觉完全正常，两点辨别觉达正常。

（2）根据足跟行走负重功能恢复划分

分为 6 级。

W0 级 : 不能负重行走。

W1 级 : 可短距离徒步行走。

W2 级 : 可长距离行走。

W3 级 : 可持一般重物行走。

W4 级 : 可持重上、下山，或上、下楼梯。

W5 级 : 负重行走完全正常。

（3）根据综合评价划分

分为 4 级。

优 : W4、S4 或 S3 可从事重体力劳动

良 : W3、S3 可从事轻体力劳动。

可 : W2、S2 能满足日常生活需要。

差 : 有一项 1 级，不能满足日常生活需要。

7.8.8　经典病例

患者，男性，20 岁。左足跟被重物砸伤半年后入院。检查见全足跟缺损（见图 7-112），分泌物多，足僵直于跖屈位，X 线片示足跟大部缺损（见图 7-113），无法持重行走。

入院后用小腿外侧复合组织皮瓣转位移植修复。手术在硬膜外麻醉下进行，彻底切除坏死组织，切取皮瓣（见图 7-114），携带腓肠肌外侧皮神经和部分比目鱼肌、姆长屈肌，移植腓骨插入隧道，以克氏针经髓腔固定。移植复合瓣一期成活（见图 7-115）。术后 6 个月复查，再造足跟血供良好，骨骼愈合（见图 7-116），皮肤感觉恢复，色泽与温度正常，

伤足可负重行走（见图 7-117）。

随访情况：术后 1 年，患者恢复劳动，主要问题是负重劳动时特别是上山或穿鞋不合适时再造足跟皮肤局部常发生潮红及疼痛感，术后 7 年间，一直从事重体力劳动，无任何不适，足底皮肤痛触觉恢复，X 线片显示移植腓骨已跟骨化，移植腓骨远端桥式连接更坚固，在移植骨上方，跟结节处有楔形骨块形成，外形更接近跟骨（见图 7-118）。

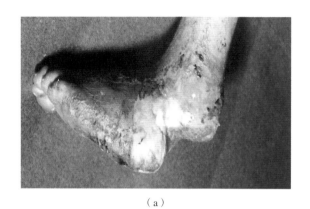

（a）　　　　　　　　　　　　　　（b）

图 7-112　左足跟被重物砸伤半年后入院，检查见全足跟缺损，踝关节裸露，分泌物多

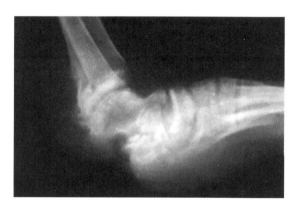

图 7-113　左足跟侧位片

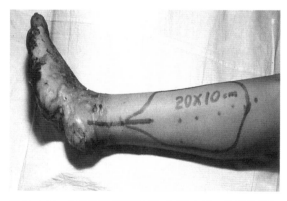

图 7-114　彻底切除坏死组织，切取皮瓣，携带腓肠肌外侧皮神经和部分比目鱼肌、姆长屈肌，移植腓骨

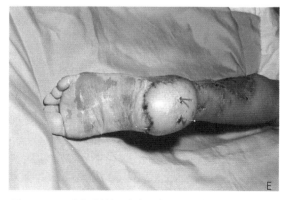

图 7-115　以克氏针经髓腔固定，移植复合瓣一期成活

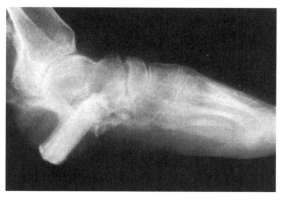

图 7-116　术后 6 个月复查，骨骼愈合

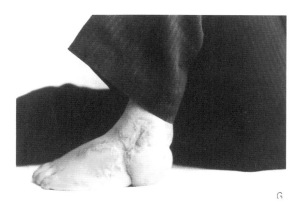

图 7-117 术后 6 个月复查，再造足跟皮瓣血供良好

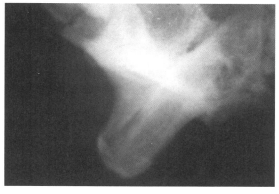

图 7-118 术后 7 年间，X 线片显示移植腓骨已跟骨化，移植腓骨远端桥式连接更坚固，在移植骨上方，跟结节处有楔形骨块形成，外形更接近跟骨

参 考 文 献

[1] 蔡锦方，刘晓平，潘冀清，等. 应用小腿外侧复合瓣治疗下肢慢性骨髓炎 [J]. 中华显微外科杂志，1990,30:20

[2] 蔡锦方，孙宝国，潘冀清，等. 足跟足底创伤缺损的修复与重建 [J]. 中华外科杂志，1991,29:631

[3] 蔡锦方，孙宝国，潘冀清，等. 足跟足底移植皮瓣的感觉功能重建 [J]. 中华显微外科杂志，1992,15:7

[4] 蔡锦方，孙宝国，潘冀清，等. 小腿外侧复合皮瓣修复足跟缺损 [J]. 中华整形烧伤外科杂志，1994,10(4):251

[5] 蔡锦方，刘晓平，潘冀清，等. 带骨复合皮瓣修复足跟与足底缺损 [J]. 中华显微外科杂志，1989,12(2):70

[6] 高士濂. 实用解剖图谱，四肢分册 (下肢)[M]. 上海：上海科学技术出版社，1987

（蔡锦方　蔡晓冰）

第8章

腓骨移植重建股骨头

8.1　股骨头缺血性坏死重建

股骨头缺血性坏死（avascular necrosis of the femoral head，ANFH）是骨科领域尚未解决的疾病之一，其病因和发病机制仍不完全清楚。非创伤性股骨头坏死患者高发于 25~45 岁中青年人群，如不治疗，70%~80% 的患者在 2~3 年内将出现股骨头塌陷，从而导致严重的髋关节疼痛，最终需行人工髋关节置换术。由于此类患者通常年龄较轻、活动量较大，髋关节置换后存在二次或多次翻修可能，如果能够通过保髋手术，阻止或延缓人工关节置换，将大幅度提高该类患者的远期生活质量。由于股骨头坏死的核心病理改变是血循环障碍导致的股骨头坏死塌陷，因此如何重建股骨头内的血供、避免关节面塌陷，是手术治疗的根本目标。

目前，最常使用的保髋手术是对股骨头采取带血运的骨移植。其治疗原理包括对股骨头进行减压和清除坏死骨，对股骨头负重区提供软骨下骨支撑，还可通过移植骨重建股骨头血运，从而诱导新生骨细胞，以最终实现股骨头生物重建。在该类手术中，吻合血管的游离腓骨移植术成功率最高，但该术式对术者保髋手术的经验及手术技术要求较高，其成功的关键在于把握以下要点：①手术指征的合理选择及对疾病分期的准确判断；②术中精准的手术操作，包括腓骨切取时血管蒂的保护、坏死区减压彻底性和腓骨植入的准确位置；③术后个体化的康复训练。

本节重点阐述吻合血管的游离腓骨移植术在股骨头缺血性坏死保髋治疗中的应用。

8.1.1　适应证

（1）Ficat Ⅱ 期或 Steinberg Ⅱ / Ⅲ 期股骨头尚未塌陷的成年股骨头坏死患者（年龄小于 50 岁）；Ⅰ 期患者，不论年龄大小，均以密切观察为主，辅以对症处理，或选择进行髓芯减压术。

（2）青少年股骨头坏死，如果有轻度关节面塌陷，也可尝试采用吻合血管的游离腓骨移植（free vascularized fibular grafting，FVFG）技术进行保髋治疗，部分患者股骨头外形可以实现重塑。

8.1.2 禁忌证

（1）Ficat Ⅲ 期或 Steinberg Ⅳ 期以上、已发生股骨头外形塌陷的成年患者。

（2）既往手术史、存在髋关节感染者。

（3）年龄超过 55 岁，原则上不考虑游离腓骨移植手术。

（4）因其他疾病仍需要服用激素患者，当泼尼松（强的松）服用剂量 ≤ 10mg/d，同时红细胞沉降率指标基本维持在正常水平者，可进行 FVFG 术；否则，暂不宜手术。

8.1.3 术前准备

术前常规拍摄骨盆正位和蛙式位 X 线片，判断股骨头有无塌陷。对怀疑塌陷的患者，CT 重建检测更为准确。磁共振检查主要用于明确患者是否为股骨头坏死，以及相关的鉴别诊断，但对股骨头塌陷的诊断不敏感。同位素扫描有助于其他髋关节疾患的鉴别诊断，对疑似感染的患者可通过三相骨扫描予以排除。怀疑感染时，还应常规检测 C 反应蛋白和红细胞沉降率。

针对术前仍在服用激素的狼疮患者，一般在术前一天需常规应用甲泼尼龙 50mg。

8.1.4 手术要点及过程

我们通过对手术器械及手术方法的改进，使整个手术过程更加简单、安全、节省时间，关键技术特点为：取带血管蒂腓骨时先显露腓骨再分离血管；通过髋关节前侧入路进行股骨头减压及腓骨移植，便于在直视下清除坏死病灶及吻合血管。

8.1.4.1 麻醉、体位

采用连续硬膜外阻滞麻醉或全身麻醉。患者仰卧，取腓骨时将膝关节屈曲、髋关节屈曲并内收，于大腿中上部置充气止血带；在髋关节伸直位进行股骨头病灶清理及腓骨移植。

8.1.4.2 游离腓骨的切取

切口起自腓骨头下 3~4cm，沿腓骨轴线向外踝方向延伸 8~10cm，切口长度取决于所需腓骨长度（见图 8-1）。取腓骨部位靠近近端对踝关节力学稳定性影响更小，但过于靠近近端时腓动脉分支增多，从而增加切取难度及术后出血风险。

切开皮肤及浅筋膜后，沿腓骨长肌、肌骨短肌与小腿三头肌间隙切开深筋膜，显露腓骨。自远端向近端用组织剪分离腓骨，切开腓骨长肌、腓骨短肌的筋膜及剥离在腓骨外侧的肌肉附着点，注意保留骨膜和部分肌袖组织。然后将腓骨肌向前牵开，注意勿损伤腓浅神经，该神经在小腿近端位于腓骨长肌和腓短肌之间，紧贴腓骨操作可以避免损伤。确定腓骨的部位，用两把骨膜剥离器将腓骨周围的软组织及腓血管推开，用线锯沿此间隙截断腓骨远、近两端。用两把巾钳在断端处夹持腓骨将其向外旋转，靠近腓骨依次切开小腿前肌间隔、趾长伸肌和踇长伸肌在腓骨上的附着部后，并打开骨间膜，于深面显露腓动脉及其伴行静脉（见图 8-1）。与内侧的胫后神经分离后钳夹并切断腓血管远端，沿腓动、静脉

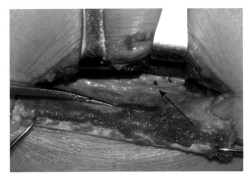
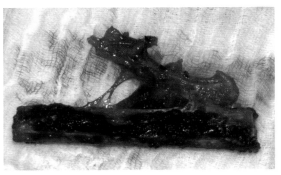

图 8-1　腓血管的显露（箭头所示为腓血管）　　　　图 8-2　取下的带血管蒂腓骨

内侧锐性分离、结扎肌支及与胫后血管的交通支。外侧自远而近，切断姆长屈肌、小腿三头肌附着于腓骨上的肌纤维，注意要让 1cm 左右的肌袖保留在腓骨上（见图 8-2）。

8.1.4.3　游离腓骨的处理

将取下的游离腓骨平放于温盐水纱布上，分离近端腓动脉和两条伴行静脉。用肝素生理盐水分别灌注血管，如在主要的血管侧壁出现明显渗漏时，则用 7-0 的无创伤缝线修补。选择动脉和一条静脉作为受体血管，结扎另外一条静脉。将近端的血管蒂向远端翻转，由近端向远端修剪血管蒂直至见到第一条进入腓骨的滋养血管。

8.1.4.4　股骨头病灶清除及游离腓骨移植

我们设计了髋部的前外侧切口，切口起自髂前上棘内侧、远端各 1cm，沿股骨长轴朝向髌骨外侧缘，长 8~10cm（见图 8-3）。依次切开皮肤、皮下组织至阔筋膜，沿缝匠肌与阔筋膜张肌之间的间隙分离，显露股直肌。注意保护股前外侧皮神经。此神经一般位于髂前上棘下 2.5cm 处的内侧，经缝匠肌浅面或深面或穿过该肌后再穿阔筋膜至股部。将股直肌向内侧牵开，显露深面的股中间肌、髂腰肌及前侧髋关节囊。辨认位于股直肌和股中间肌之间的旋股外侧动、静脉及其分支，予以钝性分离、保护后，结扎、切断作为供体血管备用（见图 8-4）。然后切开前侧髋关节囊前壁，于股骨颈上下缘及股骨大转子外侧各置一

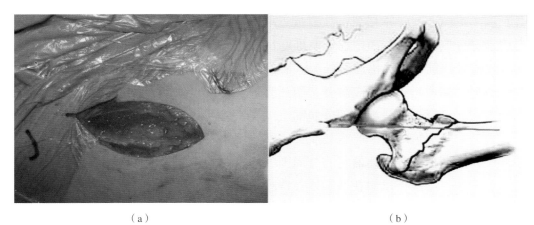

（a）　　　　　　　　　　　　　　（b）

图 8-3　髋前入路切口

把 Hohmann 拉钩，显露股骨颈前方。

利用骨凿在股骨颈前方开槽，宽度应与取下腓骨段的直径相当（见图 8-5）。于股骨大转子下约 4cm 处做 2cm 辅助切口，根据腓骨直径选择合适的磨头，经该切口沿骨槽向股骨头下磨锉，其方向对应股骨头负重区，通常需在透视下彻底清除坏死骨至关节软骨下 3~5mm。清理坏死骨完成后，将准备好的松质骨（可于转子部取松质骨或异体骨）通过开槽处均匀、致密地植入股骨头下承重区，并用专用器械压紧。然后将修剪后

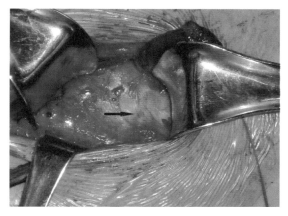

图 8-4　旋股外侧血管的显露（箭头所示）

的腓骨远端从股骨颈骨槽处插入股骨头内，并用专用打击器将腓骨轻轻打入骨槽内，注意血管蒂应朝向内侧以便吻合。

透视下证实植入腓骨位置良好后，用可吸收螺钉将游离腓骨段的近端固定于股骨颈。最后，在显微镜下将腓骨动、静脉与旋股外侧动、静脉以 6-0 或 7-0 无创伤线缝合（见图 8-6）。证实动、静脉通畅后，逐层关闭切口，患髋放置负压引流。

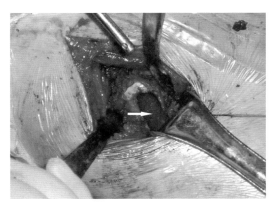

图 8-5　股骨颈前方开槽（箭头所示为开槽部位）

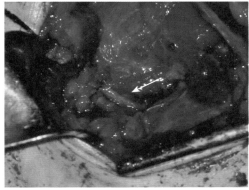

图 8-6　吻合旋股外侧血管（箭头所示）

8.1.5　手术注意事项

（1）约有 5% 的患者腓骨切取后术侧伸踇功能减弱，术前要与患者充分沟通，术中注意避免损伤支配踇长伸肌的腓深神经肌支。

（2）髋部手术完成后，关闭小腿供区切口之前，要再次仔细检查创面内有无活动性出血。

（3）股骨颈前方开槽的方向至关重要，要根据每位患者的颈干角及前倾角去设计，确定可以使磨头进入股骨头负重区的骨槽角度，必要时辅以术中透视。

（4）大多数移植的松质骨应位于腓骨顶端周围，以避免腓骨位置远离股骨头负重区。

8.1.6　并发症

（1）髋部并发症：主要包括股骨头进展性塌陷、髋关节感染、股前外侧皮神经损伤、深静脉血栓形成、异位骨化。

（2）供区并发症：主要包括伸踇受限、腓浅神经损伤。

（3）伤口并发症：包括感染、愈合不良等。

8.1.7　术后处理及随访

术后预防性应用抗生素 48 小时，低分子右旋糖酐及阿司匹林抗凝。术后 2 天即鼓励患者进行主被动屈髋，早期髋关节非负重活动有助于防止髋关节瘢痕粘连及僵硬。单侧手术者术后 2~4 周便可非负重（借助拐杖）简单行走，术后 6 个月可负重；双侧患者术后 6 个月内避免负重，然后拄拐部分负重。完全负重时间点需参照术后 X 线片随访情况而定。

吻合血管的游离腓骨移植术是治疗塌陷前股骨头坏死的有效手段。通过对切取腓骨和髋部手术入路的改进，可显著缩短手术时间，降低手术难度，对坏死病灶的清理更加直接，同时避免了骨隧道对移植腓骨血管蒂的压迫，从而进一步提高疗效，同时降低了手术并发症的发生。该手术的成功依赖于多方面因素，包括患者年龄、心理预期、职业特点、疾病分期、原发疾病、手术操作、术后护理、功能锻炼以及依从程度等。只有选择合适的手术指征，通过精准的手术操作，辅以合理的术后康复，才有可能使该类患者真正从这一复杂手术中获益。

8.1.8　经典病例

患者，男性，39 岁，因"右髋进行性疼痛伴活动受限 1.5 年"于 2009 年 2 月来我院就诊。患者 4 年前因肾病服用激素 1 年。术前 X 线片及 MRI 片示双侧股骨头缺血性坏死（右侧 Steinberg IV 期，左侧 II 期）（见图 8-7）。入院后右侧行吻合血管游离腓骨移植术，左侧行减压植骨术。术后 1 年右侧疼痛消失，病程无进展；左侧疼痛逐渐加重，X 线片及 CT 示左侧股骨头已轻微塌陷（见图 8-8、图 8-9）。遂于 2010 年 3 月行左侧 FVFG 术。术后右侧病程稳定，左侧疼痛明显好转，股骨头坏死无进展。

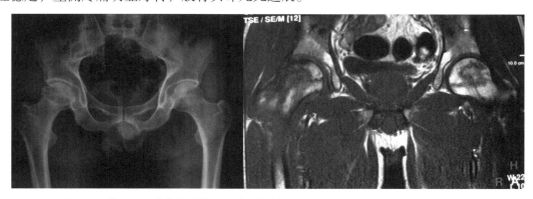

图 8-7　第一次手术前的影像（双侧股骨头坏死，右侧 Steinberg IV 期，左侧 II 期）

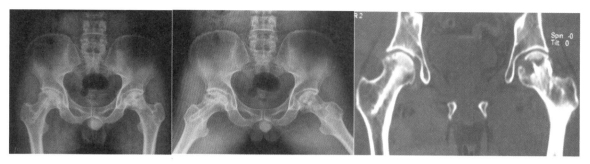

图 8-8　第一次手术后 1 年的影像（右侧股骨头塌陷无进展，左侧股骨头轻微塌陷）

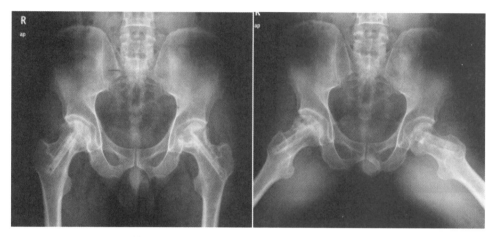

图 8-9　第二次手术后半年的影像（双侧股骨头坏死塌陷无进展）

参 考 文 献

[1] Urbaniak JR, Coogan PG, Gunneson EB, et al. Treatment of osteonecrosis of the femoral head with free vascularized fibular grafting. A long-term follow-up study of one hundred and three hips[J]. J Bone Joint Surg Am, 1995, 77(5): 681-694.

[2] Feng Y, Wang S, Jin D, et al. Free vascularised fibular grafting with Osteoset®2 demineralised bone matrix versus autograft for large osteonecrotic lesions of the femoral head[J]. Int Orthop, 2011, 35(4): 475-481.

[3] Kim SY, Kim YG, Kim PT, et al. Vascularized compared with nonvascularized fibular grafts for large osteonecrotic lesions of the femoral head[J]. J Bone Joint Surg Am, 2005, 87(9): 2012-2018.

[4] Zhang CQ, Sun Y, Chen SB, et al. Free vascularised fibular graft for post-traumatic osteonecrosis of the femoral head in teenage patients[J]. J Bone Joint Surg Br, 2011, 93(10): 1314-1319.

[5] Ding H, Gao YS, Chen SB, et al. Free vascularized fibular grafting benefits severely collapsed femoral head in concomitant with osteoarthritis in very young adults: a prospective study[J]. J Reconstr Microsurg, 2013, 29(6): 387-392.

[6] Gao YS, Chen SB, Jin DX, et al. Modified surgical techniques of free vascularized fibular grafting for treatment of the osteonecrosis of femoral head: results from a series of 407 cases[J]. Microsurgery, 2013, 33(8): 646-651.

[7] Berend KR, Gunneson EE, Urbaniak JR. Free vascularized fibular grafting for the treatment of postcollapse osteonecrosis of the femoral head[J]. J Bone Joint Surg Am, 2003, 85(6): 987-993.

[8] Gaskill TR, Urbaniak JR, Aldridge JM Ⅲ. Free vascularized fibular transfer for femoral head osteonecrosis: donor and graft site morbidity[J]. J Bone Joint Surg Am, 2009, 91(8): 1861-1867.

（张长青　黄轶刚）

8.2　股骨颈骨不连重建

股骨颈骨折是髋部最常见的损伤，如果发生于年轻人，通常为车祸或高处坠落伤等高能暴力所致，多为移位骨折，稳定性差，极易发生骨不连、股骨头坏死等致残性并发症。因此，需行内固定手术以恢复股骨颈正常的解剖结构，降低严重并发症的发生风险。尽管近年来内固定材料及技术取得了明显进展，但移位骨折骨不连的发生率仍可达 10%~30%。

股骨颈骨不连的治疗目的是在促进骨不连愈合的同时，尽可能保留髋关节的正常解剖结构。由于该部位骨不连发生包含复杂的力学-生物学机制，因此治疗时应充分考虑这两方面因素。目前，治疗股骨颈骨不连的保髋手术包括两大类：即改变骨折端负重力学方向的转子下外翻截骨术（解决导致骨不连的力学因素）和增加骨折端血运的翻修植骨术（解决导致骨不连的生物学因素）。前者手术相对简单，可使短缩肢体得到 2cm 左右的延长，但缺点是改变了股骨近端的力学结构，可能导致正常股骨头负荷增加或缺血性坏死，也增加了后期髋关节置换的困难。我们对该类患者通常采用改良吻合血管游离腓骨移植结合翻修固定术进行治疗。该术式操作较为复杂，且需要切取部分腓骨，但其优点在于为骨折端提供血液供应的同时能够预防和治疗股骨头坏死，同时不改变股骨颈的解剖结构，有助于提高患者的临床疗效，避免因力学结构改变导致的一系列远期并发症。

我们采用吻合血管的游离腓骨移植术，在股骨颈骨不连保髋治疗中取得了良好的成功率及疗效。本节就该手术的技术要求及术前、术后注意事项进行详细介绍。

8.2.1　适应证

主要适用于股骨颈骨折术后或陈旧性骨折骨不连。如果术（伤）后 3 月影像学表现没有股骨颈骨折愈合征象或者患者有持续疼痛症状，应诊断股骨颈骨折延迟愈合；如果术（伤）后 6 月影像学表现没有股骨颈骨折愈合征象或者患者有持续疼痛症状，应诊断股骨颈骨折不连接，可采用该手术治疗。术（伤）后 3 月影像学检查提示骨折线存在、断端硬化、断端间存在间隙或骨痂间无骨小梁通过，也可以确诊股骨颈骨折不连接。股骨颈不连接合并早期股骨头坏死也适用该手术。

8.2.2　禁忌证

（1）股骨头已发生坏死塌陷。
（2）合并髋关节骨关节炎或关节软骨广泛破坏。
（3）既往手术史、存在髋关节感染者。
（4）年龄超过 55 岁，原则上不考虑行游离腓骨移植翻修手术。
（5）相对禁忌证为骨不连时间较长、骨质缺损较多、骨质疏松严重的患者，如股骨近端骨块长度小于 2.5cm，或断端间隙超过 2.5cm。

8.2.3　术前准备

术前常规拍摄骨盆正位、蛙式位和髋关节侧位 X 线片。对骨不连存在疑问的患者，需行 CT 重建检测。磁共振检查可用于明确患者是否存在股骨头坏死。还需常规检测 C 反应蛋白和红细胞沉降率以排除感染性骨不连，三相同位素骨扫描也有助于感染的判断。既往行切开复位的患者还需评估受区的血管状况。

8.2.4　手术要点及过程

改良吻合血管游离腓骨移植治疗骨不连时，增加了骨折不连接处清理及重新复位固定的步骤，其余步骤与该技术治疗股骨头坏死时较为相似。如果股骨近端有足够的骨量，可以在复位后用 2~3 枚空心加压螺钉固定；如果取出原有内固定后没有充足的骨质用于把持空心螺钉，可采用锁定钢板内固定，但此时要注意充分植骨，消除骨折断端间隙，以防再次发生骨折不愈合。

8.2.4.1　骨折断端清理、复位及内固定

经原手术切口取出内固定后，取髋关节前方改良 Smith-Peterson 切口远侧端，显露髋关节。在股直肌深面显露旋股外侧动脉升支及其伴行静脉，在其远端切断、结扎备用。显露并切开前侧髋关节囊，于股骨颈上、下缘及大转子外侧各置入一把 Hohmann 拉钩，显露骨折不连接处。用骨刀截断骨折不连接处，此时通常可见大量增生的纤维瘢痕组织，要将其彻底清理，以显露骨折端骨质。纠正骨折畸形（通常为髋内翻及股骨头后倾畸形，可向股骨头内置入 2 枚克氏针作为操纵杆）后，多枚克氏针临时固定（见图 8-10）。经 C 臂透视确认骨折不连接复位良好后，在股骨颈下方和后方各置入 1 枚空心加压螺钉。如果股骨头内骨质欠佳，则在髋关节外侧置入锁定钢板固定股骨颈（一般是股骨远端锁定钢板倒置）。此时需将髋关节原外侧切口向近、远端适当延长，将股外侧肌牵向前内侧，将对侧股骨远端锁定钢板倒置贴附股骨近端，并且接骨板近端尽可能偏向近端及后侧，这样一是尽可能在骨折不连接近端有尽可能多螺钉固定，二是在股骨颈前方预留足够空间植入带血管蒂腓骨（见图 8-11）。

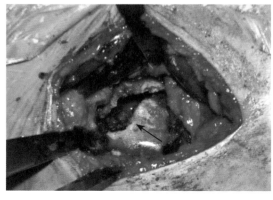

图 8-10　骨折端显露、复位及临时固定
（箭头所示为骨折端）

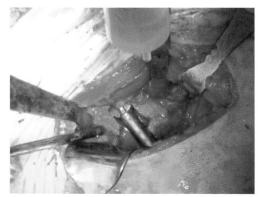

图 8-11　骨折端固定后股骨颈开槽、磨锉

8.2.4.2　腓骨植入

在股骨颈前方开槽，使之与将植入带血管蒂腓骨相匹配，再次彻底清理骨折后侧及内侧断端的瘢痕，此时骨槽内的松质骨不能用作植骨。在 C 臂透视下沿骨槽延向近端磨锉股骨头至软骨下骨（见图 8-11）。透视下见位置满意后植入腓骨后，用自体及异体骨进一步填充于断端间隙中。空心钉内固定时如果稳定性不足，此时可在近端置入第三枚螺钉。

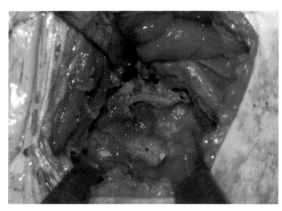

图 8-12　植入游离腓骨、吻合血管

8.2.4.3　血管吻合

自动拉钩牵开髋部前侧切口，显微镜下以 7-0 无损伤缝线将腓动脉与旋股外侧动脉升支行间断端端吻合，腓动脉伴行静脉与旋股外侧动脉升支伴行静脉行间断端端吻合（见图 8-12）。如果旋股外侧动脉升支已被破坏，需要将切口向远端延长，在股直肌深面找到旋股外侧动脉降支，向远端分离至足够长度后切断并翻向近端与腓血管吻合。

8.2.5　手术注意事项

为保障手术顺利完成，除了要注意与治疗股骨头坏死时相似的要点外，还要了解陈旧性股骨颈骨不连的游离腓骨移植在诸多细节上均有其特殊性。

（1）采用空心钉固定时，近端与远端螺钉的距离应尽可能大，且在不影响骨折不连接固定情况下尽可能偏向后方，这样才能预留出足够空间在股骨颈前方开槽后植入带血管蒂腓骨。

（2）髋部手术有时创面较大，特别是初次手术为切开复位的患者，瘢痕内渗血较广泛，关闭切口前要对髋部创面彻底止血。

（3）股骨颈缺损较多的患者为保证愈合，有时需牺牲部分股骨颈长度。

（4）旋股外侧动脉升支如果从瘢痕内分离出，常已无功能，需行降支吻合。

（5）有时断端大量广泛瘢痕增生，术中探查时见不到反常活动，此时应彻底去除增生纤维组织后再次判断，不能视为骨折已经愈合。

8.2.6　并发症

主要包括髋关节感染、股前外侧皮神经损伤、深静脉血栓形成、异位骨化及髋关节僵硬等。骨质疏松严重的患者采用空心钉固定有发生转子下骨折风险，术后应注意保护，或尽可能采用锁定钢板固定。

8.2.7　术后处理及随访

术后预防性应用抗生素 48 小时，低分子右旋糖酐及阿司匹林抗凝。术后第二天鼓励髋、膝关节主动及被动活动。术后每 3 月复查骨盆正位、髋关节侧位及蛙式位片以评估骨不连愈合情况。骨折初步愈合后即开始部分负重训练，直至骨折完全愈合。

　　吻合血管游离腓骨移植治疗股骨颈骨不连具有多重优势，骨折不连处清创及复位均可在直视下进行；髋关节前侧切口可在直视下吻合血管，避免了对血管吻合口压迫；股骨颈前方开槽避免了软组织对骨愈合的影响；带血管骨移植在改善骨折不连接处血供的同时也改善了股骨头血供，并能够通过支撑作用预防股骨头坏死塌陷。从生物力学上看，此手术属于解剖重建，避免了股骨转子下外展截骨术对股骨头血供、步态以及关节正常解剖结构的影响。该方法缺点主要是手术技术要求高，手术方式复杂，对创伤骨科及显微外科技术均有较高要求，学习曲线长，在一定程度上限制了该手术的推广。

8.2.8　典型病例

　　患者，男性，45 岁。右股骨颈骨折（Garden Ⅲ 型），行 3 枚平行加压螺钉固定术 6 个月后，骨折未见明显愈合（见图 8-13）。于我院行股骨颈骨折翻修 + 吻合血管游离腓骨移植术（见图 8-14）。术后骨折顺利愈合，未出现股骨头坏死（见图 8-15）。患者髋关节无疼痛，活

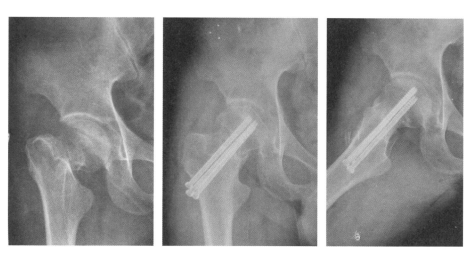

图 8-13　术前 X 线片
右股骨颈骨折（Garden Ⅲ 型）术后 6 月骨不连，断端骨折线清晰

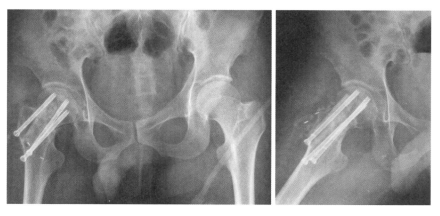

图 8-14　骨折翻修 + 吻合血管游离腓骨移植术术后即刻 X 线片

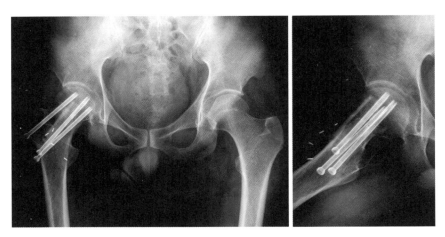

图 8-15　术后 3 年髋关节 X 线片

动功能良好。

参 考 文 献

[1] Lu-Yao GL, Keller RB, Littenberg B, et al. Outcomes after displaced fractures of the femoral neck: A meta-analysis of one hundred and six published reports[J]. J Bone Joint Surg Am, 1994, 76(1):15-23.

[2] Schoenfeld AJ, Vrabec GA. Valgus osteotomy of the proximal femur with sliding hip screw for the treatment of femoral neck nonunions: the technique, a case series, and literature review[J]. J Orthop Trauma, 2006, 20(7):485-491.

[3] Sandhu HS, Sandhu PS, Kapoor A.Neglected fractured neck of the femur: a predictive classification and treatment by osteosynthesis[J]. Clin Orthop Relat Res, 2005, (431):14-20.

[4] LeCroy CM, Rizzo M, Gunneson EE, et al. Free vascularized fibular bone grafting in the management of femoral neck nonunion in patients younger than fifty years[J]. J Orthop Trauma, 2002, 16(7):464-472.

[5] Xu J, Zhang CQ, Zhang KG, et al. Modified Free Vascularized Fibular Grafting for the Treatment of Femoral Neck Nonunion[J]. J Orthop Trauma, 2010, 24(4):230-235.

[6] Lin S, Jin DX, Zhang CQ. Combination of modified free vascularized fibular grafting and reverse Less Invasive Stabilization System (LISS) for the management of femoral neck nonunion in patients thirty years of age or younger[J]. Injury, 2015, 46(8):1551-1556.

（张长青　黄轶刚）

第 9 章

骨盆重建

9.1　骨盆肿瘤切除后重建

  骨盆由两侧髂骨、骶骨、尾骨以及骨间连结构成。骨盆主要由松质骨组成，其血供十分丰富，骨盆骨肿瘤较常见，占原发骨肿瘤的 3%~4%。骨盆良性肿瘤中骨软骨瘤最多，其次为软骨瘤、神经纤维瘤等。骨盆恶性肿瘤中以软骨肉瘤发病率最高，可达 30% 以上，其次为转移性肿瘤、骨肉瘤、尤文氏肉瘤、脊索瘤、多发性骨髓瘤等。骨盆瘤样病变以孤立性骨囊肿为多见，其次为嗜酸性肉芽肿、纤维结构不良和动脉瘤样骨囊肿等。

  骨盆肿瘤常常潜在发展，由于骨盆位置较深，骨盆环容积较大，骨盆肿瘤很难早期发现及诊断，当患者出现症状时，骨盆肿瘤的体积往往都较大。同样，由于骨盆毗邻空腔脏器，如直肠、膀胱和女性的子宫等，使得骨盆肿瘤手术治疗存在较大的难度。根据 Enneking 和 Dunham 对于原发肿瘤的分类方法，骨盆肿瘤根据肿瘤累及的部位可分为 4 种类型：Ⅰ区病变，即病灶仅局限于髂骨；Ⅱ区病变，即病灶涉及髋臼周围；Ⅲ区病变，即病灶主要涉及耻骨和坐骨；Ⅳ区病变，即髂骨病变累及骶骨。

  骨盆肿瘤治疗的原则是根据肿瘤性质、部位和范围，选择不同的手术方法，必要时配以放疗、化疗等综合治疗。骨盆肿瘤无论是良性，还是恶性均可采用手术治疗，手术治疗的目的是彻底清除肿瘤病灶，在挽救生命的前提下尽可能保留功能。大部分良性骨肿瘤经局部切除后可获痊愈，但有些良性肿瘤，如骨软骨瘤、软骨瘤等切除不彻底可以复发，甚至发生恶性变，因此，即使对于良性肿瘤，手术切除务必彻底，术后也需要进行规律性的随访。对恶性骨肿瘤更应积极、早期争取根治性治疗。根治性手术是主要的治疗手段，配合手术前后的化疗、放疗等综合疗法可大大提高恶性骨肿瘤的治愈率。

  骨盆肿瘤切除术常常会造成较大的骨缺损，使得骨盆的连续性中断，同时往往会损失周围的部分软组织。因此，骨盆肿瘤切除术后骨盆重建，维持骨盆环的稳定性就显得尤为重要。目前，常用的重建方式有髋关节移位术、骨融合术、结构性自体骨或异体骨移植术、人工假体重建术以及人工假体复合异体骨重建术等。对于仅仅局限于骨盆Ⅰ区的病变，如果切除后不影响骨盆环的稳定性，术后一般不需要进行重建。对于Ⅱ区的病变，早期在没有合适的人工假体时，常常采用的是旷置术，但由于旷置术后往往使患者丧失大部分患肢的功能；同时，患侧肢体会因为重力的作用出现无法控制的旋转、下垂等情况。所以，可以在旷置术的基础上采用人工材料重建关节囊，限制股骨头的活动范围，提高股骨头的稳定性。该种方法即为髋关节移位术。髋关节移位术虽然能够较好地解决患肢活动不受限制的问题，但患肢不具备任何功能，因此，骨融合术开始得到使用，髂股融合和坐股融合是最常见的两种手术方式。髂股融合是指在Ⅱ区肿瘤切除术后，采用股骨颈与髂骨残端进行融合。如果髋臼和股骨大粗隆同时被切除，则使用残留的股骨与坐骨进行融合。该手术方式能够保留患侧肢体极少的一部分功能。随着材料科学和3D打印技术的快速发展，人工假体重建术以及人工假体复合异体骨重建骨盆肿瘤切除术后骨盆环结构的方法已在临床上得到广泛应用，该种方法主要用于涉及Ⅱ区病变的患者。从初期的"马鞍形假体"，到后期的"冰淇淋假体"，再到后来的可调式或组装式人工假体，目前使用较多的3D打印的半骨盆定制假体、金属假体都具备早期坚强固定，能够较好地满足患者早期负重及早期功能锻炼的要求，但该类假体并不适用于骨盆Ⅰ区及Ⅰ区+Ⅳ区的患者。同时，金属假体存在着感染、排异、疲劳断裂、松动、关节脱位等并发症，因此，对于该类假体重建骨盆肿瘤术后的骨缺损仍然需要进一步加以改良。对于骨盆Ⅰ区同时涉及Ⅳ区的骨盆病变，在骨盆肿瘤切除术后，骨盆环的完整结构被破坏，由于金属假体存在较多的并发症，游离腓骨移植辅助钉棒系统重建骨盆环的稳定性逐渐成为一种新的手术方式。

9.1.1　适应证

（1）涉及Ⅰ区+Ⅳ区的骨盆良性肿瘤，特别是引起临床症状或容易发生恶变者。

（2）涉及Ⅰ区+Ⅳ区的骨盆恶性肿瘤，Ⅰ期或分化好的和对化疗敏感的Ⅱ期肿瘤应行局部广泛切除与修复重建术。

（3）涉及Ⅰ区+Ⅳ区的转移性骨盆肿瘤，如原发灶能切除，且骨盆为单一转移者，可行手术治疗。

（4）全身情况能够耐受手术的患者。

9.1.2　禁忌证

（1）多发性肿瘤，如多发性骨髓瘤等。
（2）原发性肿瘤已有其他多发部位部位转移者。
（3）虽为低度恶性肿瘤，已有转移或年龄大、全身健康情况过差者。

9.1.3　术前准备

9.1.3.1　影像学检查

骨盆X线片、CT片、MRI片、骨扫描以及肿瘤血管造影和双侧髂血管的MRI片或CTA片均是不可缺少的术前检查。对于血供丰富的骨盆肿瘤，如骨肉瘤等，术前需行肿瘤部位DSA检查，同时，需行双侧髂血管CTA或MRA检查，为术中经髂血管置入低位腹主动脉球囊栓塞止血做好充分的术前评估。同时，DSA检查可以明确肿瘤的血供，全身骨扫描可检查判断有无多发病灶和骨转移病灶。全血细胞计数、ESR、CRP和生化检查主要用于排除感染或其他并发症。

9.1.3.2　穿刺活检

原发性骨盆肿瘤需在术前行粗针穿刺活检，明确病理学诊断。位于Ⅰ区的病变患者可直接行粗针穿刺活检术，建议从髂前上棘或髂后上棘作为穿刺点，应尽量避开重要的血管神经。

9.1.3.3　确定手术方式

对于Ⅰ区 + Ⅳ区的骨盆病灶，均应采取根治性肿瘤切除术。

9.1.3.4　确定切除范围

根据术前影像学资料，规划手术范围。对于骨盆肿瘤，应根据术前影像学资料，尤其需要结合三维重建的影像学资料，必要时可行 3D 打印，设计肿瘤切除导板，规划肿瘤病灶以及周围软组织的切除范围；当骨盆肿瘤涉及Ⅳ区范围较广时，应充分游离骶神经，尽可能保留神经的完整性。若术前血管造影显示主要血管受到肿瘤侵犯，必要时可行半骨盆离断手术。

9.1.3.5　确定重建方式

当肿瘤位于Ⅰ区同时涉及Ⅳ区，在病灶切除术后，骨盆环完整性遭到破坏，根据切去病灶范围大小，测量残存髂骨与骶骨的距离，切取相应长度的游离腓骨；通过螺钉将腓骨固定于髂骨及骶骨上，再通过钉棒系统将残留髂骨与第 4 腰椎椎体和第 5 腰椎椎体连接，重建骨盆的稳定性。

9.1.4　手术要点及过程

9.1.4.1　置入腹主动脉球囊

对于骨盆Ⅰ区涉及部分Ⅳ区的肿瘤，在术前可根据动脉造影及 CTA 或 MRA 的检查，经髂动脉置入腹主动脉低位球囊。当下肢氧饱和度为 0 时，则表明腹主动脉球囊阻断彻底。

9.1.4.2　腓骨切取

在行肿瘤切除术前，可根据术前规划切取相应长度的腓骨，术中应避免损伤腓总神经。

9.1.4.3　手术入路的选择

术中，患者常取漂浮体位或者半侧卧位（45°），Ⅰ区肿瘤行Ⅰ型切除（髂骨切除），采用髂腹股沟入路。Ⅱ区（髋臼周围）的肿瘤采用"人"字切口，自髂后上棘沿髂嵴和腹股沟韧带至耻骨结节，通过大转子后侧再做一与上述切口垂直的切口，向下沿大腿外侧向下，下部稍向后弯曲，形成筋膜皮瓣。前侧切开腹外斜肌腱膜，小心分离保护精索（女性为圆韧带），从髂前上棘切断腹股沟韧带，拉向近侧，暴露股血管及腹膜，向上推开腹膜，暴露髂内外动脉，结扎髂内动静脉。下方识别并保护坐骨神经，分离外旋肌群，暴露髋关节囊，根据肿瘤侵犯范围决定髋关节囊外或囊内切断股骨。Ⅲ区肿瘤行Ⅲ型切除（耻坐骨切除），其中耻骨切除采用腹股沟 + 会阴旁切口；Ⅳ区采用前后联合入路，前侧采用下腹部正中切口，经腹显露盆腔，前正中切口经腹显露盆腔，牵开肠管，在腹膜后解剖腰骶部及盆腔，结扎双侧髂内动脉，缝扎骶中动脉，游离乙状结肠，解剖游离直肠，于直肠后放置纱布。后侧采用骶骨中线做一倒"Y"或"工"型手术入路，充分显露骶骨侧面及双侧骶髂关节后面，按预定的切除平面切断椎板，结扎切断硬膜，在髂骨及脊柱上安放后路内固定系统，用骨刀或线锯做骶骨截骨。

9.1.4.4　骨盆环的重建

对于Ⅰ区的肿瘤，尤其是涉及部分Ⅳ区的骨盆肿瘤，在肿瘤切除后，骨盆环的稳定性被破坏，因此，可以通过利用钉棒系统将游离腓骨与骨盆两端残留的骨折相连接的方法重建骨盆环的完整性。对于涉及Ⅱ区的肿瘤，目前可以通过3D打印的定制半骨盆假体重建髋关节的功能及骨盆环的稳定。

9.1.5　手术注意事项

（1）在术前置入球囊时，腹主动脉低位球囊需置于双侧肾动脉以下约2cm处，以保证双侧肾脏的血供，球囊的直径一般较腹主动脉宽1~2mm，以保证阻断彻底。通常可以通过测量下肢末端肢体的氧饱和度来确定球囊的直径。

（2）在切取腓骨时，应尽量保留下1/4的部位，以维持踝关节的稳定性，当切取部位较高时，应注意保护腓总神经，同时，术后需要采取措施预防下肢骨筋膜间室综合征。

（3）在切除骨盆肿瘤时，需要注意保护或结扎重要血管神经，如闭孔动脉、闭孔神经等。同时，由于盆腔内有较多的空腔脏器，如直肠、膀胱、女性的子宫等，在术中也需注意保护。

（4）在关闭伤口时需要做到不留无效腔，同时又要保证皮肤切口张力不宜过大，防止后期出现伤口缺血性坏死。

9.1.6　并发症

（1）感染及伤口延迟愈合。
（2）局部血肿。
（3）深静脉血栓。
（4）重要神经血管损伤，如坐骨神经、臀上动脉等。
（5）腹部脏器损伤，如膀胱、输尿管、男性的精索以及女性的子宫、附件等。
（6）腓骨坏死，继发性骨折。
（7）腓骨供区存在腓总神经损伤可能，若切取腓骨长度较长，存在膝关节或踝关节不稳可能。
（8）继发性骨盆倾斜。

9.1.7　术后处理及随访

术后需将肢体保持平衡悬吊位至少5天。患侧肢体需维持外展位3周，以减少臀中肌与腹壁肌肉之间的张力。患者术后远期肿瘤学评估与常规骨肿瘤术后随访相同，此外随访时要注意患者下肢的肌肉力量和关节活动度情况。

髂骨或骶骨，包括骶髂关节的肿瘤切除术后往往会伴有骨盆环的完整性被破坏，若不进行重建，患者负重行走后，髋臼会出现内倾、上移，严重时会继发脊柱侧弯，导致患者行走疼痛。为了维持骨盆环的稳定性，对抗负重行走对骶髂关节造成的负荷，目前常采用游离腓骨联合钉棒系统对肿瘤切除术后的骨盆环进行重建。现如今，利用游离腓骨来重建骨盆 Ⅰ 区 + Ⅳ 区肿瘤切除术后骨盆环的稳定性已经得到了普遍的认可，但该方法依旧存在着较多的问题，如骨盆环稳定性不够、游离腓骨不愈合以及继发性骨折等并发症。因此，为了加强骨盆环的稳定性，可以同时利用 2~3 根腓骨并列排布的方式加强移植腓骨的强度。同时，在腓骨两端的接触面可开 5mm 左右的交叉裂口，增加腓骨与髂骨和骶骨的接触面积。此外，为了保证腓骨的充分血供，手术中需保证腓骨两端必须与足够的松质骨相接触。对于腓骨截面接触面积较小、骨长入较差的患者，可以取对侧的髂骨植骨，同时利用钢丝或螺钉将其固定于缺损区，增加腓骨再血管化的概率。最重要的是，利用钛棒将腰椎与髋臼进行连接，从而可以满足将力学负荷从躯干传到四肢的需求，同时能够减少患者负重行走对腓骨的负荷，能够大大提高手术成功的概率。

总之，骨盆肿瘤治疗的原则是在彻底切除肿瘤，有效降低并发症的基础上，尽可能地保留肢体的功能。骨盆 Ⅰ 区 + Ⅳ 区的肿瘤切除术后如何简易有效地重建骨盆环的结构是目前面临的重要问题，游离腓骨联合钉棒系统的重建方式具有方法简单、效果可靠以及并发症可控等优点，是在临床工作中值得广泛推广的一种方法。

9.1.8 经典病例

9.1.8.1 病例1：游离腓骨重建 Ⅰ 区 + Ⅳ 区骨盆肿瘤切除术后骨盆环的完整性

（1）病例资料

患者，男性，37 岁，已婚，无吸烟史。体检发现左侧骨盆髂翼占位半月余。查体：左侧髂前上棘局部皮肤稍隆起，局部无红肿，无浅表静脉怒张，右侧髂前上棘可触及一实性包块，质硬，活动度较差，无压痛，下肢末端血运可，感觉可，活动良好。X 线片示左侧髂翼占位性病变。CT 片可见肿瘤主要位于骨盆 Ⅰ 区，涉及部分 Ⅳ 区，瘤内可见散在钙化灶；MRI 片提示骨盆肿瘤侵犯的范围及肿瘤与周围软组织存在较明显的界限。病理学穿刺活检证实为软骨肉瘤。该患者骨盆肿瘤位于 Ⅰ 区同时涉及 Ⅳ 区，肿瘤切除术后如何重建骨盆环的稳定性是手术的关键所在（见图 9-1）。

（2）手术方案

在完整切除肿瘤后，利用游离腓骨，将腓骨两端通过螺钉与骨盆环残留的骨性结构相连接，以达到维持骨盆环稳定性的目的；同时，利用椎弓根螺钉和钛棒系统，将重建好的骨盆环与下腰椎相连接，以维持骨盆环的平衡性；同时，可以将下肢负重的压力传导至腰椎，减轻移植腓骨的压力。

（3）手术步骤

① 对于该病例，手术切口应从髂前上棘起，腹股沟切口向内侧延伸至耻骨联合向后延伸至骶髂关节，由于后期需要植入腰 4、腰 5 椎弓根螺钉，后侧沿骶髂关节水平向近端扩至腰 4、腰 5 中线。切开皮肤及深筋膜后，向深部切开阔筋膜、臀大肌、臀中肌，暴露骶髂关节及坐骨大孔，注意需要保护臀上血管神经。内侧依次切开腹外斜肌、腹内斜肌和缝匠肌，将髂胫束从髂骨起点处切断。大部分 Ⅰ 区病灶常常突破髂骨外板，将臀

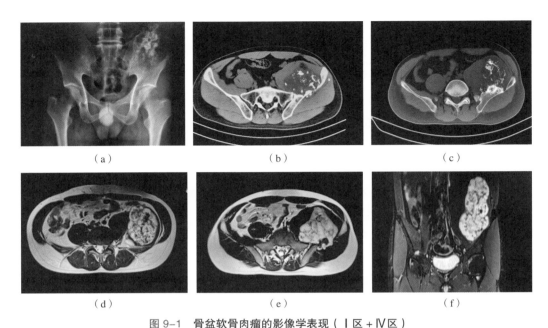

图 9-1　骨盆软骨肉瘤的影像学表现（Ⅰ区＋Ⅳ区）

（a）术前 X 线片见髂骨较大占位性病变；（b）（c）：CT 片可见肿瘤主要位于骨盆 Ⅰ 区，涉及部分Ⅳ区，瘤内可见散在钙化灶；（d）（e）（f）：MRI 片提示骨盆肿瘤侵犯的范围及与周围软组织的受累情况

中肌向外侧推移，因此将臀中肌在距离肿瘤下缘远端 3cm 处切断后需将残留的臀中肌与近端的腹壁肌肉进行缝合，但这两者之间的张力往往较大。因此，术后患肢常需要处于外展位。此外，可通过缝合阔筋膜张肌和缝匠肌来加强肌肉力量，以防止盆腔脏器及腹部脏器暴露。

②　在内外侧贯通坐骨大孔及骶髂关节，在保留股直肌起点及髋臼顶完整的基础上，通过线锯截骨，切除肿瘤（见图 9-2、图 9-3）。

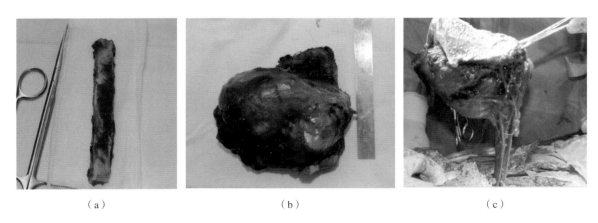

图 9-2　术中切取腓骨的大体照及完整切除肿瘤的大体照

（a）切取的游离腓骨；（b）（c）肿瘤完整切除

③　进行重建过程中，首先需在同侧腰 4、腰 5 置入两枚椎弓根螺钉，再于髋臼顶截骨处植入两枚椎弓根螺钉于髋臼的前后柱，钛棒塑形后连接。再在骶骨与髋臼上缘之间放置

截取的腓骨，两端分别利用螺钉固定于髋臼及骶骨上。值得注意的是，植入的腓骨两端需保证与残留的骨盆及骶骨的松质骨充分接触，以保证腓骨的愈合和骨长入。

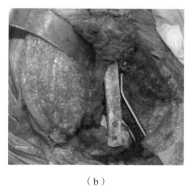
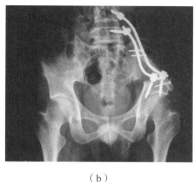
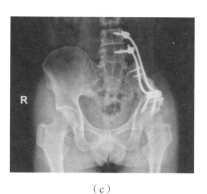

（b）　　　　　　　　　　　　（b）　　　　　　　　　　　　（c）

图 9-3　术中利用重建大体照及术后随访的影像学表现

（a）利用游离腓骨及钉棒系统重建骨盆环的稳定性，（b）术后影像学表现 ；（c）术后 1 年，X 线片可见游离腓骨明显增粗，双侧髋臼对称，骨盆未发生倾斜

参 考 文 献

[1] Hoffmann C, Gosheger G, Gebert C, et al. Functional results and quality of life after treatment of pelvic sarcomas involving the acetabulum[J]. Bone Joint Surg Am ,2006 ,88(3): 575-582.

[2] Satoshi Nagoya, Masamuchi Usui, Takuro Wada, et al. Reconstruction and limb sal-vage using a free vascularised fibular graft for periacetabular malignant bone tumours[J]. Journal of Bone and Joint Surgery ,2000; 82: 1121-1129.

[3] Christian.D, Xavier B, Benedicte B, et al. Pelvic Reconstruction with a Structural Pel-vic Allograft After Resection of a Malignant Bone Tumor [J] . Journal of Bone and Joint Surgery, 2007: 89: 579-587.

[4] Ufuk Aydinli, Selcuk Akin, Onur Tirelioglu .et al. A new autogenous graft choice in pelvic reconstructions: free vascularized rib[J]. Arch orthop Trauma Surg, 2006; 126: 57-62.

[5] Yukihiro Yoshida, Shunzo Osaka, Henry J.M. Hemipelvic allograft reconstruction af-ter periacetabular bone tumor resection[J]. J Orthop Sci,2000; 5: 198-204.

[6] Mayil V，Natarajan·J.C, Bose·V, et al. The Saddle prosthesis in periacetabular tumours [J]. International Orthopaedics (SICOT) ,2001; 25: 107–109.

[7] Fawzi Aljassir, Gordon P. Beadel, Robert E. Turcotte, et al. Outcome after Pelvic Sarcoma Resection Reconstructed with Saddle Prosthesis[J]. CLINICAL ORTHOPAE-DICS AND RELATED RESEARCH ,2005:438: 36-41.

[8] Y Kitagawa, ET Ek, PFM Choong. Pelvic reconstruction using saddle prosthesis following limb salvage operation for periacetabular tumour[J]. Journal of Orthopaedic Surgery, 2006;14(2): 155-162.

[9] Pascal Cottias, Cea Cile Jeanrot, Tho Son Vinh, et al.Complications and Functional Evaluation of 17 Saddle Prostheses for Resection of Periacetabular Tumors[J]. Journal of Surgical Oncology, 2001;78: 90-100.

[10] Hillmann.A, Hoffmann.C, Gosheger.G, et al. Tumors of the pelvis: complications after reconstruction[J]. Arch Orthop Trauma Surg 2003 123: 340-344.

[11] 李东升,冯峰,黄满玉,等。髋臼周围肿瘤切除人工假体置换术 [J]. 中国矫形外科杂志 ,2005; 13(21): 1615-1617。

[12] 徐万鹏,朱伟,王保仓,等。用特制人工骨盆重建髋臼周围肿瘤切除后的骨缺损 [J]. 中国骨肿瘤病学 ,2004; 3(4): 197-199。

（张春林　蔡　涛　张　雷　陈　佳　梅　炯）

9.2 骨盆环肿瘤切除后重建

骨盆环肿瘤彻底切除后，恢复下肢的基本长度，保持骨盆环稳定是恢复下肢功能的基础。除各种骨盆假体和 3D 打印假体外，有些病例应用生物重建骨缺损理论上可取得较好的远期功能。生物重建方法包括同种异体骨、自体灭活骨（包括冷冻、热力、放射线灭活等）、带血管蒂的自体髂骨条、游离自体腓骨和带血运的自体腓骨。同种异体骨的术后感染率、不愈合率、骨折等并发症发生率较高。Beadel 等报道 4 例患者应用异体腓骨重建骨盆环，只有 2 例获得骨愈合。自体灭活骨要求肿瘤破坏后残留有足够多的骨质和强度，而且处理后的残留骨的强度会明显减弱，手术并发症多，这些因素限制了其临床应用。Nishida 和 Nassif 等各自报道了 5 例和 6 例患者应用带臀中肌组织蒂（同侧）或游离血管蒂的自体髂骨结合椎弓根钉棒系统重建骨盆环稳定性，虽然两个报道的术后并发症（皮瓣坏死、伤口感染、金属固定物断裂）发生率分别为 20% 和 67%，但移植骨块均获得愈合。肿瘤切除后骨盆环骨缺损范围较小的病例可以考虑应用上述自体髂骨块。而对于骨缺损范围较大的病例，仍要考虑大段自体腓骨移植。

本节讲述自体腓骨在骨盆肿瘤切除重建骨缺损中的应用。主要是 Enneking 与 Dunham Ⅰ 区或 Ⅰ + Ⅳ 区骨盆缺损重建中的应用。全骶骨或半侧骶骨切除后，可以应用自体腓骨重建骨盆环连续性。成人髋臼周围肿瘤切除后的骨盆 Ⅱ 区缺损多选择各种骨盆假体进行重建。发育期的儿童髋臼周围切除后重建较为困难，选择旷置术的同时应用自体腓骨重建骨盆环连续性，可以有效阻挡股骨头向盆腔内移位。对于骨盆 Ⅲ 区肿瘤切除后，应重点重建软组织缺损、预防腹壁疝。

9.2.1 适应证

（1）骨盆肿瘤患者相对年轻，并且肿瘤学预后较好，能够耐受较长手术时间的患者。术后预计有足够的生存时间，移植骨能够愈合，患者可通过生物重建获益。

（2）骨盆 Ⅰ 区或 Ⅰ + Ⅳ 区骨缺损，配合椎弓根钉棒系统重建骨盆环完整性。

（3）全骶骨切除术者，采用两根自体腓骨支撑于腰 5 椎体和双侧残留骨盆骨之间，配合椎弓根钉棒系统加压固定，腓骨愈合后有望改善远期脊柱-骨盆稳定性。

（4）对于髋关节正在发育的儿童，髋臼肿瘤切除后也可以考虑自体腓骨移植，配合钢板螺钉系统，临时恢复骨盆环完整性，等儿童成年后行二期髋关节置换术。

9.2.2 禁忌证

（1）肿瘤切除无法达到安全切除边界，肿瘤学预后不佳。

（2）肿瘤巨大，切除过程中出血较多，无法保留供区动脉或创面渗血明显者，宜考虑尽快结束手术。必要时可行二期腓骨移植术

（3）为控制出血，术前行肿瘤供血血管栓塞者是带血管蒂自体腓骨移植的相对禁忌证。

（4）高龄、肥胖、糖尿病、血管动脉粥样硬化、先前手术区放疗等是带血管蒂自体腓骨移植的相对禁忌证。

9.2.3　术前准备

基本原则与其他部位的保肢手术相同。手术前拍摄高质量 X 线片、MRI 片、增强 CT 片，必要时需要拍摄全身 PET-CT 片。影像评估后安排穿刺或切开活检。为减少穿刺导致的肿瘤污染，活检应由最终实施手术的团队操作。根据肿瘤类型和分级、分期，决定是否行新辅助化疗。

手术前，血运丰富、体积较大的肉瘤考虑术前实施高选择性栓塞供瘤血管或术前留置腹主动脉球囊。

根据最新的影像学资料确认肿瘤的切除范围。骨盆肿瘤由于发现时肿瘤体积较大，解剖关系复杂，术前的影像学检查有时难以发现静脉系统内的肿瘤栓子；而肿瘤与膀胱、输尿管、血管、神经等重要结构的具体粘连程度只有在手术中才能判断。对大多数患者来说，建议在骨盆环肿瘤切除后，根据具体骨缺损范围、术中实际获得的肿瘤切除边界情况以及手术野内血管保留的完好程度决定是否取自体腓骨（带血管蒂或不带血管蒂）。

手术开始前 30 分钟建议应用广谱抗生素。

9.2.4　手术要点与过程

手术分两个主要步骤：①完整切除骨盆环肿瘤，获得满意的肿瘤切除边界；②自体腓骨移植联合内固定重建骨盆环完整性。

9.2.4.1　体位

骨盆肿瘤建议侧卧，漂浮体位。切口应用标准半骨盆切口。骶骨肿瘤根据具体情况采用前后联合入路手术或一期后路手术，患者可能需要仰卧、侧卧或俯卧几种体位组合。具体的肿瘤切除步骤建议参考《骨盆肿瘤手术学》。

需要说明的是，计划实施带血管蒂的腓骨移植的病例，手术团队在手术前需要明确受区需要保留的血管，并在肿瘤切除过程中加以保护，便于血管吻合。

在重建骨盆环缺损前应彻底止血，冲洗手术野。

手术时间超过 3 小时，超过静脉抗生素半衰期或出血大于 2 000ml 的病例，术中可以考虑追加抗生素。

9.2.4.2　截取自体腓骨

根据骨缺损情况，决定需要的自体腓骨长度。带或不带血管蒂自体腓骨移植物的准备同本书其他章节，本节不再赘述。

9.2.4.3　重建骨盆环

（1）重建 Ⅰ 区或 Ⅰ + Ⅳ 区骨缺损

可根据情况在下位腰椎和（或）第 1 骶椎椎弓根置入椎弓根螺钉，或在上述椎体内自前路置入椎弓根螺钉。前路置入椎体螺钉过程要注意保护和处理节段血管。

在髋臼顶置入 2~3 枚椎弓根螺钉。注意螺钉的进钉点和螺钉方向。要预留出腓骨（一段或两段）插入髋臼顶部骨质的区域。螺钉最好分别指向耻骨、坐骨支，不要进入髋臼。在保证髋臼软骨完整的前提下，尽量选择直径较大的螺钉。

在髋臼顶部截骨面和骶骨耳状面或骶骨截骨面上，沿骶髂关节力线方向确定腓骨移植物的插入点。应用磨钻或超声骨刀在相应的插入点循上述力线方向开出 0.5~1.5cm 深的孔槽。修建腓骨移植物至恰当长度，牵引患侧下肢，扩大骶骨和髋臼顶截骨面之间的距离，将一段自体腓骨或两段自体腓骨并排嵌入上述预制的孔槽中。残留骨盆环的弹性可以在骶骨和髋臼顶截骨面之间加压，维持移植物的位置。

塑形、折弯两根钛棒，分别连接髋臼顶部的椎弓钉和腰骶部的椎弓根钉或椎体内螺钉。锁紧钉帽前，对腓骨移植物适度加压。

确认整个重建系统坚固可靠，骨盆连续性和稳定性恢复后，需要吻合血管蒂的病例可以开始行血管吻合术。

（2）半侧骶骨或全骶骨切除后骨重建

半侧骶骨切除过程中，患侧骶髂关节常常随病变侧骶骨一并切除。应用钛棒连接健侧腰椎和骶骨椎弓根钉、髂骨钉，患侧腰椎弓钉和髂骨钉可以获得较好的临时稳定性。由于剪切力的存在，随访过程中，同侧的钛棒经常断裂，同侧髂骨会逐渐向头端移位，患者出现患侧肢体缩短，行走时腰骶部疼痛。可以在残留骶骨和患侧残留髂骨间循力线方向植入自体腓骨，以期维持远期骨盆环稳定性和完整性。

全骶骨切除后，残留骨盆环和脊柱的骨关节连续性完全丧失。如何实施骨关节重建是骨肿瘤领域的难题之一。应用全骶骨假体重建后，存在螺钉失效断裂、假体移位、伤口感染等并发症。配合椎弓根钉棒系统，应用自体游离腓骨或带血管蒂腓骨支撑于腰 5 椎体下缘和残留骨盆环骨性结构间，重建腰椎-髂骨之间的骨性连接也是一种可以尝试的方法。

腓骨口径较细、强度不够时，可以考虑配合钛笼（见图 9-4）。也有作者在同一病例中配合使用异体腓骨。

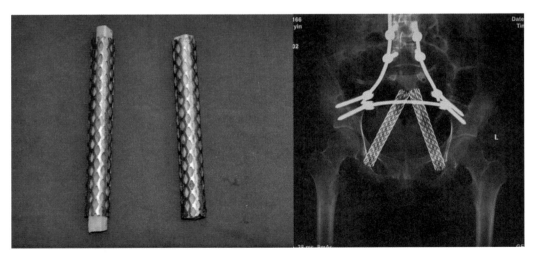

图 9-4　钛笼与自体腓骨联合重建全骶骨切除后骨缺损

（3）儿童Ⅱ区（髋臼周围）骨缺损重建

髋臼周围肿瘤切除后，多推荐骨盆假体结合全髋关节置换重建骨关节缺损。对于髋关节正在发育的儿童，Ⅱ区骨缺损重建比较困难。除了放弃髋臼重建、实施旷置术外，应用自体腓骨重建Ⅱ区缺损，可减少股骨头移位程度。

手术中可将自体腓骨桥接于残余骨盆Ⅰ区和Ⅲ区骨断面间，应用骨盆钢板螺钉系统加压固定，以后骨发育结束后，根据患者的跛行程度及对功能的要求，酌情二期重建骨盆及髋关节。

伤口闭合必须保证在重建各肌肉起止点的同时，尽量应用肌肉组织覆盖包裹植入物。手术野保证充分引流，不残留无效腔。具体操作技术参见参考《骨盆肿瘤手术学》。

9.2.5　手术注意事项

（1）失血休克。骨盆环肿瘤不同于肢体肿瘤。这个部位的肿瘤由于临床诊断时多数体积较大，加上骨盆环特有的解剖特点，肿瘤血供丰富。失血性休克为骨盆环肿瘤切除术中主要的并发症之一。部分高血供肿瘤，如骨巨细胞瘤、血管源性肿瘤、转移瘤（肾癌、甲状腺癌）等，出血尤为猛烈。偶尔可遇到出血达到 10 000ml 以上的病例，如处理不当，会出现凝血功能障碍、多脏器功能衰竭甚至死亡。

充分的术前准备和有效控制术中出血是预防失血性休克的关键。术前行肿瘤增强 CT、增强磁共振或血管造影检查，明确肿瘤血供情况。预计输血超过 4 000ml 以上的患者，必须与血库沟通，备足量红细胞、新鲜冰冻血浆、新鲜血小板及凝血酶原复合物等。高血供的肿瘤可以考虑经股动脉穿刺导管进行肿瘤供血动脉栓塞。术前的动脉栓塞能够有效减少术中出血，并使肿瘤发生缺血坏死，边界清楚，有利于肿瘤的彻底切除。栓塞术的局部并发症包括局部伤口周围皮肤坏死、神经缺血造成相应区域的麻痹等。如果术中预计实施带血管蒂的自体腓骨移植，栓塞时需要保留供区动脉完好。

术中麻醉医师与手术医师需要默契配合。手术开始前，建立多个输液通道，保证能够快速输血。切除肿瘤前，需要适当扩容并且稀释血液。切除肿瘤时，须及时、快速、有效地补充血容量，保证心、肾、脑等重要脏器的血流灌注，从而避免出现器官功能的受损。尽量避免大剂量应用去甲肾上腺素等强烈的缩血管药物。临时阻断腹主动脉是个有效的控制出血的办法。可以侧卧位，经腹膜外显露腹主动脉，应用阻断带或阻断钳临时阻断肾动脉开口水平以下腹主动脉，也可以应用血管介入法，通过腹主动脉球囊阻断腹主动脉血流。

肿瘤切除后的创面要确切止血后，根据情况选择恰当的重建方式。自体腓骨获取及重建的技巧与肢体手术相同，不再赘述。需要指出的是，如果肿瘤切除过程中出血较多，患者情况不稳定，应考虑选用简单方法重建，甚至不重建，尽早结束手术。情况稳定后行二期重建也是一种选择。

（2）应用腓骨重建骨盆环时，无论是骶骨肿瘤，还是骶髂关节周围的肿瘤切除后重建，都紧邻腰骶干、骶神经、坐骨神经及股神经等，手术中需要小心排布腓骨和内固定物，保证腓骨在被内固定物加压后，骨盆环能够保持稳固，而整个内固定系统及腓骨不卡压或牵扯上述神经。

在腰椎或骶椎体内拧侧方螺钉时，也需要注意腰骶干的走行，避免卡压神经的同时，最好避免金属内固定物与神经直接接触。

9.2.6 并发症

除了供区并发症外，还包括皮肤伤口坏死、感染、腓神经损伤、自体移植骨骨折或不愈合、踝关节不稳定等，骨盆环肿瘤切除后还存在其他特殊并发症。

（1）深静脉血栓：骨盆肿瘤压迫髂静脉，患者可在术前即存在下肢深静脉血栓。围手术期特别是术中游离肿瘤时，血栓脱落可导致肺动脉栓塞时。后者因局部血流阻断可引起肺组织出血或坏死，导致肺梗死，其病死率高达20%~40%。为了预防肺动脉栓塞与肺梗死，传统的外科手术方法是行下腔静脉缝合滤网术，或用滤网夹行紧急下腔静脉滤网术。此手术需要全身麻醉，手术病死率高。采用介入方法在局麻下经皮穿刺植入下腔静脉滤网，可有效截获来自下腔静脉系统的栓子，并可保持下腔静脉通畅，其并发症的发生率亦较低。

（2）盆腔脏器、血管及神经损伤：巨大的骨盆肿瘤可能会向盆腔内生长，推挤或者侵犯盆腔脏器如输尿管、膀胱、结直肠，女性患者还可能会累及子宫、附件和阴道。术前评估发现如果脏器受侵，需要多学科联合讨论确定手术切除范围。必要时，为了获得良好的肿瘤切除边界，需要有计划地将部分受累脏器连同肿瘤一同切除，再行相应的修补术或是造瘘术。

（3）伤口并发症：术中注意保护皮瓣血运，后皮瓣手术保护臀上动脉、前皮瓣手术注意避免股动脉被缝扎。尽量避免应用闭孔血管皮瓣。术后避免压迫皮瓣，导致其缺血坏死。感染患者需要清创手术，少部分皮瓣坏死患者需要转移皮瓣。

9.2.7 术后处理及预后

术后继续补充适当的胶体溶液和血液，直到手术24小时以后，患者的循环相对稳定，全身血液再分布完成。大量失血、输血的患者，要考虑输血后肺损伤的可能。特别是高龄患者，术后3~5天内可能会出现呼吸功能不全，需要呼吸机辅助呼吸，待各项指标达标后再脱机拔管。

对于伤口内无明显渗血的患者，术后推荐使用低分子右旋糖酐和低分子肝素保护吻合血管血流通畅和预防深静脉栓塞。

对于高度恶性骨肿瘤，术后的前两年中每隔3个月进行一次随访。第3年每4个月随访一次。第4年后每隔6个月进行一次。具体随访临床检查的内容依照病理而定。采用美国骨与软组织肿瘤学会（MSTS）的评分系统进行功能评估，该系统基于6个参数：疼痛，功能活动，情绪接受，外部支持的使用，步行能力和步态。

可以根据Hsu等人评估移植物近端和远端的愈合，移植物愈合定义为X线片上出现腓骨移植物和宿主骨之间的连续性骨痂，两个交界处的截骨线模糊或消失。随访过程中

^{99m}Tc-MDP 骨扫描可用于检测腓骨是否成活。

　　预后：肿瘤学预后取决于肿瘤病理、肿瘤体积、肿瘤分期和外科手术切缘情况。功能预后取决于内固定系统能否提供坚强的临时稳定，自体腓骨能否在内固定系统失效之前愈合，并能否在应力作用下不断塑形。

　　骨盆环肿瘤切除术后，理论上带血管蒂的腓骨移植在骨愈合率和愈合时间上优于自体游离腓骨移植。然而，骨盆环肿瘤切除不同于一般肢体骨肿瘤切除，即便是在拥有全套的综合治疗措施、完善的多学科（血管外科、麻醉、普通外科、泌尿外科、SICU 等）协作团队和上千例骨盆肿瘤切除经验的骨肿瘤中心，切除骨盆手术时间也较长，加上肿瘤切除后创面巨大，渗血明显，是否选用带血管蒂的腓骨移植需要根据具体情况决定。不带血管蒂的自体腓骨移植具有手术技术要求低、手术时间短、供区并发症少（供区软组织损失少）的优点。由于骨盆环部位软组织床血供丰富，不带血管蒂的自体腓骨移植也可以获得相对较好的生物学愈合。

9.2.8　典型病例

9.2.8.1　病例1

　　患者，女性，30 岁，臀部不适半年入院。术前检查可见骨盆 Ⅰ 、Ⅳ 区肿瘤。穿刺病理证实为软骨肉瘤 Ⅰ ~ Ⅱ 级。治疗方案为广泛切除肿瘤，重建骨盆环完整性。手术中彻底切除肿瘤后，应用椎弓根钉棒系统 + 自体腓骨重建 Ⅰ + Ⅳ 区缺损。手术顺利，术后半年患者 MSTS93 功能评分为 25 分。随访 2 年，无肿瘤复发，无内固定失效，考虑腓骨与骨盆环残留骨愈合（见图 9-5 ）。

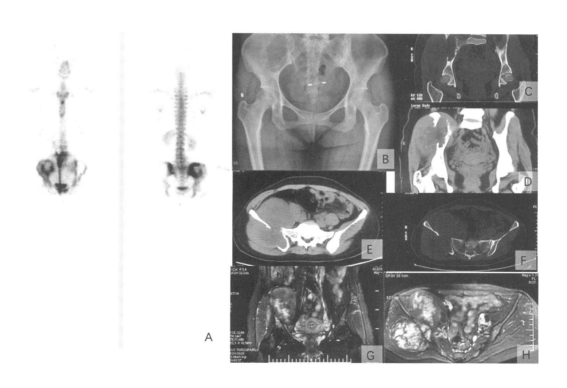

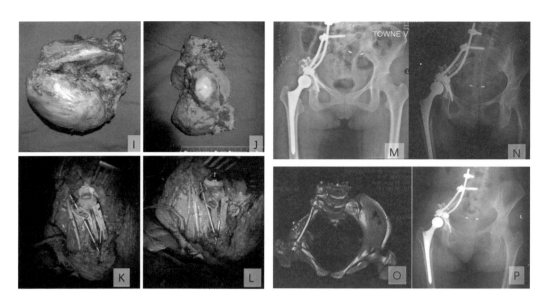

图 9-5　骨盆Ⅰ、Ⅳ区肿瘤切除、自体腓骨 + 椎弓根钉 – 棒系统重建术

A. 术前骨扫描可见髂骨部位核素浓聚；B. X线片可见骨质破坏；C~H.CT、MRI 片可见肿瘤包块大小及骨内累及范围；I、J. 整块切除肿瘤的标本照片；K、L. 术中应用椎弓根钉棒系统 + 自体腓骨重建 I-IV 区缺损；M. 术后照片，术后 6 月，患者 MSTS93 功能评分为 25 分；N、O. 术后 1 年随访平片及三维重建 CT 影像学；P. 术后 2 年随访影像

9.2.8.2　病例2

患者，男性，61 岁，因骶骨软骨肉瘤术后 2 年复发入院。手术行全骶骨切除术，获得良好切除边界，术中移植自体腓骨，同时应用椎弓根钉内固定系统重建脊柱–髂骨之间的连接。手术顺利，术后随访 3 年半，可下地行走，移植腓骨无移位。如图 9-6 所示。

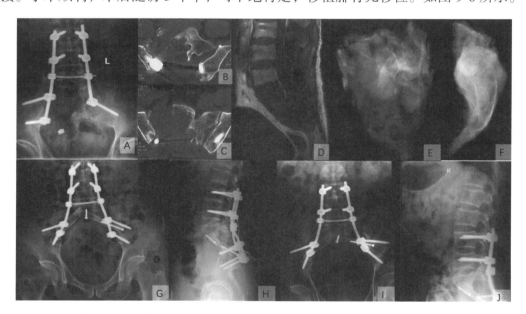

图 9-6　全骶骨肿瘤切除、腓骨 + 椎弓根钉 – 棒系统重建腰 – 髂连续性

A. 平片可见溶骨性病灶；B~D.CT、MRI 片可见病变范围，行全骶骨切除术；E、F. 术中标本 X 线片；G、H. 术后正侧位 X 线片；I、J. 术后 3 年半随访 X 线片

9.2.8.3 病例3

患儿，11岁。因左髋部疼痛3月伴跛行入院。术前穿刺病理髂骨考虑动脉瘤样骨囊肿，不排除继发可能。手术整块切除肿瘤，应用自体腓骨+钢板重建髋臼缺损，股骨头旷置。术后随访4年。术后两年患儿可不扶拐行走，但随访X线片发现钢板断裂，再次手术，术中发现移植的腓骨愈合良好，术中取出失效的钢板。目前，患儿可不扶拐行走，轻度跛行，无疼痛，如图9-7所示。

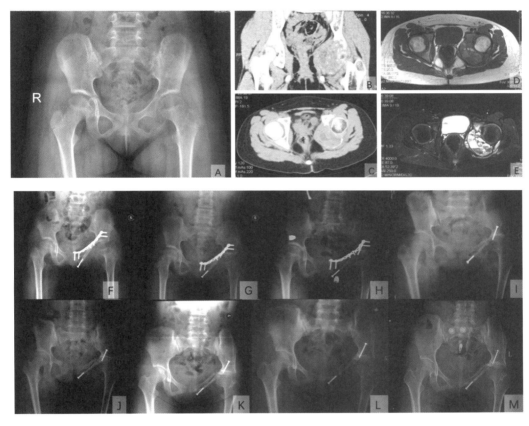

图9-7 髋臼肿瘤肿瘤切除、应用自体腓骨重建骨盆环连续性
A. 平片可见左侧髋臼骨质破坏；B、C. CT片可见病灶出现软组织包块；D、E. MRI片可见液液平；F. 为术后X线片，患者术后可见跛行，术后1年弃拐行走；G. 术后1年X线片；H. 术后两年零三个月，钢板断裂，手术取出钢板；I. 钢板取出术后X线片；J~M. 钢板取术后1~4年随访X线片

参 考 文 献

[1] Beadel GP, McLaughlin CE, Aljassir F, et al. Iliosacral resection for primary bone tumors: is pelvic reconstruction necessary?[J]. Clin Orthop Relat Res, 2005, 438:22–29.

[2] Langlais F, Lambotte JC, Thomazeau H. Long-term results of hemipelvis reconstruction with allografts[J]. Clin Orthop Relat Res, 2001, 388:178–186.

[3] Mankin HJ, Hornicek FJ, Raskin KA. Infection in massive bone allografts[J]. Clin Orthop Relat Res, 2005, 432:210–216

[4] Nishida J, Shiraishi H, Okada K, et al. Vascularized iliac bone graft for iliosacral bone defect after tumor excision[J]. Clin Orthop Relat Res, 2006, 447:145-151.

[5] Nassif NA, Buchowski JM, Osterman K, et al. Surgical technique: Iliosacral reconstruction with minimal spinal instrumentation[J]. Clin Orthop Relat Res, 2013, 471(3):947-955.

[6] Enneking WF, Dunham WK. Resection and reconstruction for primary neoplasms involving the innominate bone[J]. J Bone Joint Surg Am, 1978, 60:731–746.

[7] 郭卫. 骨盆肿瘤外科学 [M]2 版. 北京 :北京大学医学出版社,2015.

[8] Gillis CC1, Street JT, Boyd MC, et al. Pelvic reconstruction after subtotal sacrectomy for sacral chondrosarcoma using cadaveric and vascularized fibula autograft: Technical note[J].J Neurosurg Spine, 2014, 21(4):623-627.

[9] Hsu RW, Wood MB, Sim FH, et al. Free vascularized fibular grafting for reconstruction after tumor resection[J]. J Bone Joint Surg[Br], 1997, 79:36-42.

[10] Nagoya S, Usui M, Wada T,et al. Reconstruction and limb salvage using a free vascularised fibular graft for periacetabular malignant bone tumours[J]. J Bone Joint Surg Br, 2000, 82(8):1121-1124.

[11] Krieg AH1, Lenze U, Gaston MS, et al. The outcome of pelvic reconstruction with non-vascularised fibular grafts after resection of bone tumours[J]. J Bone Joint Surg Br, 2010, 92(11):1568-1573.

[12] Akiyama T, Clark JC, Miki Y, et al. The non-vascularised fibular graft: a simple and successful method of reconstruction of the pelvic ring after internal hemipel- vectomy[J]. J Bone Joint Surg [Br], 2010, 92-B:999-1005.

（李大森　汤小东　郭　卫）

第 10 章

腓骨移植重建脊柱骨缺损

过去几十年来，有多篇文献报道自体腓骨移植在脊柱手术中的应用。最早描述自体带血管蒂腓骨移植技术是在 1975 年，由 Taylor 报道，他介绍了"第一例在人体中通过显微外科血管吻合技术成功实现的游离腓骨移植"。从此之后，这项技术不断被推广和改良，几乎适用于所有骨与软组织部位。由于它在填补巨大缺损的同时，具有如众多文献所报道的促进生物重建和良好成骨作用的诸多优点，自体带血管蒂腓骨移植在脊柱手术中成为一项重要的技术。该项技术已广泛应用于多种原因导致的巨大骨缺损，诸如肿瘤根治术、由感染或者骨折导致的脊柱节段切除等，当然也适用于脊柱骨盆联合重建。本节将介绍带血管蒂腓骨移植重建脊柱骨缺损在脊柱外科的应用。

10.1 适应证

文献报道的适应证包括良性以及恶性脊柱肿瘤，复杂脊柱翻修手术，颈椎、胸椎、腰椎或者骶骨的融合手术，节段切除后重建，骨髓炎，神经纤维瘤病，腰椎滑脱，以及儿童矫形应用等。大量文献证明，带血管蒂自体腓骨移植应用广泛。总体来说，该项技术能够应用在脊柱所有部位，带来良好的生物学支撑并最终促进生物融合。通常它被应用在脊柱前柱，以填补椎体切除后导致的缺损。但是，该项技术也能够应用于腰骶部位及脊柱骨盆联合重建中。

10.2 禁忌证

相对禁忌证包括腓骨周围局部感染、由皮肤疾病导致的软组织损害、放疗术后，或者有局部血运障碍，以及其他能够阻碍手术后软组织愈合的因素。对于脊柱部位，相对禁忌证包括严重骨质疏松或者终板缺失，这将导致移植后，脊柱因无法承受腓骨两端压应力而致手术失败。

10.3　术前准备

患者术前评估包括病史采集，体格检查以及影像学检查。这些对于预估供区和受区并发症的发生至关重要。如果患者术后对于对侧肢体的依赖性较大我们就切取同侧腓骨，比如脊柱骨盆联合重建手术。如果手术不会导致对单侧肢体功能的依赖，比如处于中线的脊柱手术，我们在选择腓骨切取的时候，就应当基于患者的病史、体格检查及影像学资料。对于既往下肢的外伤病史，既往感染病史，皮肤疾病，踝关节、足、脚趾的功能或者感觉缺失，以及下肢疼痛，都应该在切取腓骨前仔细权衡。既往文献表明，腓骨供区在术后将出现一定概率的术后功能减退、感觉缺失以及长期疼痛。

影像学检查包括膝关节、胫腓骨以及踝关节的 X 线片，踝关节尤其要注意是否存在骨关节疾病、畸形、既往外伤以及其他可能造成切取和移植障碍的缺陷。受区脊柱的横断位影像学检查应当在评估患者疾病的同时进行 CT 以及 MRI 检查。这些影像学检查应当慎重评估，术前规划带血管蒂腓骨的切取，包括确认其长度。同时，这些检查也能评估患者骨量，确认受区脊柱能够承受移植腓骨。为排除患者骨质疏松，应当应用双能 X 线吸收测定法（DEXA）对骨密度进行检测；一旦发现骨质疏松，应当先行使用骨合成代谢药物诸如特立帕肽等进行治疗。

最后，应当评估患者的整体健康状况，以及供区和受区的愈合能力。在腓骨移植重建脊柱缺损后，许多患者都受累于并发症。因此，为避免出现并发症，术前对于手术风险和手术收益的权衡应当慎重评估，并与患者仔细讨论。这些并发症包括腓骨切取后供区长期的并发症、胫骨的下沉以及移植受区后的腓骨坏死。

10.4　手术要点及过程

10.4.1　解剖标志和入路

如要获取自体腓骨，手术入路的解剖标志有腓骨头和外踝。由腓骨头到外踝画一条垂直线，在此线后方 1.5cm 左右进入，截骨长度从腓骨头下 8cm 到外踝尖上 6cm。受区脊柱入路则采取受损节段的后方正中切口。

10.4.2　股骨上止血带

下肢消毒铺巾后，大腿近端绑缚消毒充气止血带。抬高患肢并驱血后，止血带压力设置为 350mmHg。

10.4.3　截取腓骨

如上所述，切口选择腓骨头与外踝连线后方约 1.5cm 处。切开范围上至腓骨头下 8cm，下至外踝尖上 6cm。打开深筋膜，从前往后牵开腓骨长短肌，找到外侧肌间隙。将腓骨长短肌从腓骨外缘剥离。腓骨内缘则剥离前间室肌肉至小腿骨间膜，切开骨间膜。从后往前掀开比目鱼肌筋膜，显露外侧肌间隙。分离比目鱼肌和趾长屈肌，在外踝上 8cm 截骨，然后外翻腓骨。胫后肌群筋膜切开并游离腓动静脉，在远端用 4 号丝线结扎动静脉。同理，趾长屈肌也与腓动静脉分离。向上分离腓动脉和两支伴行腓静脉至胫后动静脉分岔口。腓动静脉走行在胫后肌群和趾长屈肌之间，在腓骨的内后侧。在保护好腓动静脉下，在腓骨头下 8cm 截骨获得腓骨。腓骨上的肌肉应当锐性分离，并在腓骨上保留 1~2mm 的肌肉覆盖以保护腓骨血供。遇到的穿支血管予以结扎或者电刀烧灼。

10.4.4　腓骨植入

肿瘤切除后，游离带血管蒂腓骨经修剪后放置在椎体缺损处，以填充脊柱缺损或脊柱骨盆缺损。仔细调整腓骨以适配缺损。放好游离腓骨后，上内固定，然后再行显微血管吻合。应当仔细保护好血管蒂，避免被椎体挤压或者被内固定阻挡。为了固定游离腓骨，可以选择缝线固定，3.5mm 螺钉适当长度固定以及钢板联合螺钉固定。

10.5　手术注意事项

手术注意事项包括：①术前评估；②供区软组织条件评估以满足游离后腓骨成活及肌皮瓣成活；③供区软组织等评估，排除皮肤感染、血供异常等；④骨质疏松患者应当使用双膦酸盐等药物提高骨质后再行手术；⑤术中操作应当注意腓骨截取勿超出腓骨头下 6cm、外踝上 8cm 的切除范围，以免损伤腓总神经及踝关节稳定性；⑥受区移植时注意受区血管的选择，使得吻合后注意血管蒂的张力处于合适的位置；⑦行螺钉钉棒固定时注意器械等勿损伤血管蒂或者压迫血管；⑧放置引流管时注意避开游离腓骨及其血管蒂。

10.6　并发症

供区并发症发生概率极低，主要为同侧胫骨的压力性骨折、趾长屈肌腱挛缩、短暂的腓神经麻痹及骨筋膜室综合征。游离腓骨移植重建脊柱及骨盆缺损最主要的并发症，为受区手术复杂、解剖结构繁多、损伤严重所导致。游离腓骨自身可能出现腓骨坏死、应力性骨折或者皮瓣坏死。其他并发症主要涉及创面如伤口愈合不良、破裂、感染，脊髓损伤导致脑脊液漏出、下肢麻木伴肌力异常、会阴部感觉异常乃至截瘫，腹膜损伤导致小肠破裂、渗出、感染等。同时由于部分患者骨质骨量异常，尤其是骨质疏松，低于移植腓骨，导致周围椎体压力性骨折，游离腓骨移位，从而导致内固定失败。

10.7　术后处理及随访

围手术期各种并发症的预防和处理是该类手术患者术后管理的关键所在。骨肿瘤的切除方式包括整块切除和分块切除两种方式，对于术中出血量的预估是影响手术方式选择的重要因素。围手术期，对于患者的血红蛋白总量、红细胞比容、出血量及尿量需要进行严密检测，因为这些指标会对患者的病情及术后康复产生一定的影响。此外，肿瘤患者术后往往处于高凝状态，围手术期出现深静脉血栓和肺栓塞的可能性较大。因此，术后需要预防深静脉血栓。在条件允许的情况下，物理性的预防深静脉血栓的措施可在手术结束的即刻开始实施，抗凝药也应在术后第一天开始应用。在围手术期的过程中，仍然有伤口深部感染发生的可能性，因此，需要严密监测患者的体温及白细胞计数总量；同时，密切观察患者伤口情况和引流量。

对于腓骨供体部位而言，最主要的并发症包括局部的疼痛以及下肢无力（如足下垂、趾伸屈肌无力）等。因此，术后应对供区的血管和神经进行严密监测。如果带血管蒂的腓骨移植部位为负重部位，那么术后需要采取防护措施，使得移植腓骨有充分的时间增粗，这样可减少后续继发腓骨骨折的风险。一般脊柱肿瘤术后必须避免深度弯曲、扭转或过早负重大于10kg。

10.8 经典病例

10.8.1 病例1：带血管蒂自体腓骨移植在重建颈椎肿瘤切除术后的应用

患者，男性，33岁，无特殊既往史。12岁开始出现吞咽困难并逐渐加重，在过去的10年里，患者经常出现"食物卡在喉咙里"的感觉。颈椎MRI检查显示在颈4椎体周围有一51mm×51mm的信号不均的实体肿瘤。该肿瘤沿着椎体两侧向后膨胀性生长，后方侵犯至棘突，前方侵犯C3~C4和C4~C5神经孔，脊髓中度受压。右侧椎动脉被肿瘤完全包绕，左侧椎动脉也有部分被包绕。MRI的T1矢状位序列显示从C4椎体发出的膨大肿块，累及后方结构，导致该水平的脊髓压迫（见图10-1）。MRI的T1轴向序列显示C4椎体水平发出的低信号肿块，向前方食管侵犯，向后方扩张累及后方和椎动脉（见图10-2）。术前穿刺活检病理证实该肿瘤为脊索瘤。

（1）第一阶段

由于肿瘤体积较大，压迫气管导致气道狭窄，因此，术前由头颈外科行气管切开术。患

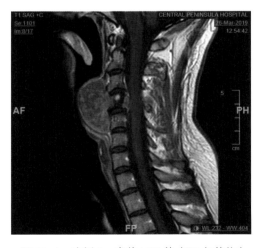

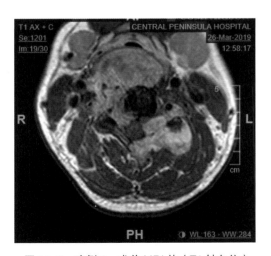

图10-1　病例1：术前MRI片（T1矢状位）　　图10-2　病例1：术前MRI片（T1轴向位）

者气管切开后，在双侧椎动脉内放置栓塞线圈，为第二阶段手术做好准备。在这一阶段，同时也要确定在双侧椎动脉都可能牺牲的情况下，患者是否有足够的前路血管来供应 Willis 环。

（2）第二阶段

在第一阶段手术结束后 2 天进行第二阶段手术。首先，通过后路行颈椎减压内固定术，同时结扎双侧椎动脉。手术切口从后枕骨延伸至上胸椎，充分暴露颈椎，术中可见颈椎几乎被一软组织肿物完全包绕，脊髓受压明显。依次在 C1 至 T2 植入椎弓根螺钉后完整切除颈椎后方附件，采用动脉瘤夹或血管夹结扎 C3 以上和 C5 处的双侧椎动脉，充分游离并保护好双侧神经根。

（3）第三阶段

在第二阶段手术结束后 7 天，患者接受第三阶段手术。首先在头颈外科医生的帮助下，进行了改良的根治性双侧颈部淋巴结清扫术，使得肿瘤左右两侧被充分游离。在 C2~C3、C5~C6 处行切开椎间盘，仔细分离肿瘤包膜与硬脊膜，在保证肿瘤包膜和硬脊膜完整的前提下彻底切除肿瘤（见图 10-3）。

整形外科团队切取了带有腓动脉和腓静脉的游离腓骨。肿瘤整块切除后，将带血管蒂的腓骨移植物上下倒置，使远端与 C2 椎体接合，近端与 C5 椎体接合。移植物被插入到 C2 和 C5 椎体之间并锤入原位。选择合适的颈椎前方钢板跨越 C2~C6，可以有充足的空间容纳移植腓骨血管蒂。然后进行血管吻合。解剖右侧面动脉，将其与腓动脉吻合。同样，最大的腓骨静脉向前向下穿过颈部，与右侧颈前静脉吻合。这样经过血管蒂至腓骨有良好的动脉流入，同时有良好的静脉流出。术后三维 CT 重建图像如图 10-4、图 10-5、图 10-6 所示。

（4）术后管理

若患者对手术耐受良好，最初可在重症监护室康复。一旦患者成功拔除气管插管和停止使用无创呼吸机，就可以进行物理治疗，以帮助患者加强下肢力量和行走能力。气管切开术后对于患者独立行走并不会产生影响。术后可见患者神经功能完好，上肢和下肢运动功能完好，无重大围手术期并发症。

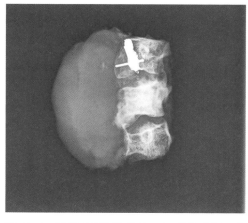

图 10-3　肿瘤以及切除的 C3-C5 椎体（图示内金属物为动脉线圈）

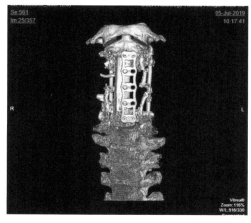

图 10-4　颈椎三维 CT 重建（前面观）

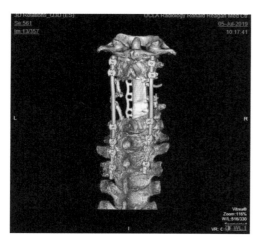
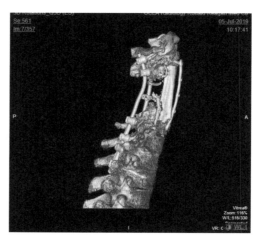

图 10-5　颈椎三维 CT 重建（后面观）　　　　图 10-6　颈椎三维 CT 重建（侧面观）

10.8.2　病例2

患者，男性，57 岁，右侧骨盆脂肪肉瘤病史，行脂肪肉瘤手术切除术 + 右侧全髋关节置换术，术后行规范放化疗。2 周后右髋部疼痛加重，行走困难。体格检查显示右侧髂翼有轻压痛。右侧髋部 MRI 片示髂骨骨质破坏，无相关软组织肿块及病理性骨折，提示骨放射性坏死（见图 10-7）。结合患者在该区域有放射史，因此怀疑存在放射性肉瘤可能性。腹部及骨盆 CT 片表现为右侧髂翼弥漫性硬化，伴肿瘤浸润（见图 10-8），PET 扫描显示右侧髂翼膨胀性生长的肿物。CT 引导活检后病理提示放射性肉瘤。治疗计划分期行盆腔肉瘤切除术。

（1）第一阶段

一期行切除时，做腰椎后路正中切口，延伸至右侧髋关节，游离并保护好坐骨神经。术中导航下，在右侧骶髂关节内侧行截骨术。在 L3、L4、L5 处依次植入椎弓根螺钉，在右侧髂骨上植入两枚粗大的髂螺钉，利用钛棒将椎弓根螺钉与髂螺钉相连，以重建骨盆与脊柱之间的连续性和稳定性。取下右侧的 L5 椎弓根螺钉，骨蜡封口，以便在此螺钉外侧进行截骨手术，为后续的腓骨移植留下充足的空间。

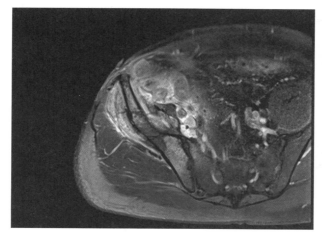
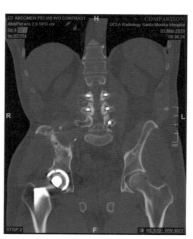

图 10-7　病例 2：轴位 T1 增强扫描　　　　图 10-8　病例 2：冠状位 CT

（2）第二阶段

在第一阶段手术结束后第 5 天，进行第二阶段手术。患者取侧卧位，自髂后上棘向髂前上棘做弧形切口，远端沿股骨外侧做直切口，术中充分暴露骨盆，见肿瘤位于髂骨内侧，由内而外呈膨胀性生长，仔细剥离，分离出肿瘤与正常髂骨和髋关节外展肌群的间隙。在术中导航的辅助下行骨盆截骨术，截骨范围是从上支开始，然后通过下支到达坐骨，远端到达髋臼环。后方沿着第一阶段的切口继续延伸剥离至第一阶段手术骶髂关节截骨处，从而完整切除肿瘤，病理结果分析提示肿瘤切缘为阴性。

接着，利用钉棒系统及同种异体骨结合带血管蒂的游离腓骨来重建骨盆。整形外科团队切取了带有腓动脉和腓静脉的游离腓骨。利用钉棒将同种异体骨与骨盆残留的骨性组织及腰椎相连，将带血管蒂的自体腓骨移植物纵向定位并固定于脊柱、同种异体骨内侧和耻骨上支上，以促进异体骨与自体骨之间的骨长入。最后将去除全髋关节假体，采用双动头的半髋关节假体重建股骨侧，复位髋关节，重建并加强关节囊，利用骨外侧肌瓣覆盖术腔，最终重构如图 10-9 所示。

（3）术后管理

该患者对术后耐受性很好。虽然术后第 7 天出现右下肢深静脉血栓及肺栓塞，延长了患者的病程，但肺栓塞并未导致患者右心功能不全，为了缓解患者的下肢静脉血栓，在患者的右下肢放置下腔静脉滤器。术后第 11 天，受到有炎症腹膜的牵拉作用，肠腔从回肠末端开始，均附着在游离腓骨上，因此患者出现了小肠梗阻。为了解决肠梗阻的问题，普外科采用了肠旁路手术。此外，患者术后出现了右髋关节不稳的情况，因此二期利用补片进行了右

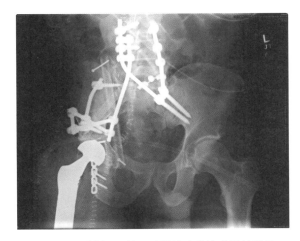

图 10-9　病例 2：第 2 阶段重建后的术后 X 线片

髋关节翻修术。患者远期切口愈合良好，未出现内固定及移植腓骨失败的情况。

脊柱和（或）骨盆恶性肿瘤的整块切除通常会导致需要重建的大段骨缺损。骨移植物的使用可以跨越骨生成的缺陷并提高结构的稳定性。恢复脊柱骨盆的连续性对于身体负荷往下肢传导至关重要。虽然既往临床上巨大的脊柱骨盆缺损已经采用同种异体移植物补充修复，但鉴于同种异体移植骨的无血管和"异物"性质，术后出现移植物骨折、不愈合以及感染的风险很高。非血管化骨移植的并发症包括移植物的再吸收、塌陷、死骨和假关节形成。在大于 4cm 的脊柱缺损中，有高达 50% 的非血管化移植物可能失败。

带血管骨移植物不经历再吸收，并且具有 2 倍于不带血管移植物的骨密度。与不带血管的移植物相比，带血管移植物的原始骨愈合更可能发生，而广泛骨重塑减少。同时，通过对比研究带血管与不带血管骨移植物在犬类脊柱切除重建中发现，带血管的骨移植物更易与其周围脊柱骨组织形成骨性愈合。稳定的移植物的支撑作用对于脊柱的稳定性是至关重要的。

若移植物无法提供脊柱稳定的支撑作用，可导致脊柱畸形加重以及相关的神经系统后遗症。游离的带血管的骨移植物在机械应力下可增生肥大，这为快速的骨性融合提供了良好的机械稳定性。此外，有报道称带血管的骨移植中，由于活的骨细胞的存在，骨折风险较低。

1967 年，首次在脊柱中使用肋骨作为带蒂血管的骨移植物，用于脊柱前路融合，以稳定严重的脊柱后凸。目前，血管化的腓骨移植物已经取代了肋骨移植物，原因是血管化腓骨移植物提供了长而直的骨骼，具有可靠的髓质和骨膜血供，允许多次截骨。游离血管化腓骨移植物（FVFG）的血供来源主要有两条：适当的营养动脉和进入骨膜层的血管。它们分别供应髓质和皮质结构。值得注意的是，只要保留骨膜的血供，就不需要髓质循环来维持移植物的存活。通过逆转骨膜血流可以重建髓质的循环。FVFG 在矫正脊柱后凸畸形中的应用已经被广泛报道。由于以往脊柱肿瘤病灶内切除的特征以及伴随而来的高风险局部复发率，最初在继发于肿瘤手术的脊柱缺损中，极少使用带血管的骨移植。然而，随着整块切除技术的应用大大降低了局部复发的风险，移植物的血供所导致的复发性肿瘤生长的可能风险很低。最近的系列研究表明，FVFG 是切除恶性脊柱肿瘤后脊柱重建的有效方法。由于其具有增生肥大的能力，FVFG 可以抵抗脊柱前柱的应力。在迄今为止最大的研究系列中，骨愈合的平均时间为 8 个月，6 个月的骨融合率为 69%。

在本节中，我们描述了两个病例。在第 1 个病例中，FVFG 用于重建整块切除颈 4 椎体脊索瘤后的颈椎；在第 2 个病例中，FVFG 与同种异体移植物联合使用，用于切除辐射相关的骨盆肉瘤后的脊柱骨盆重建。这两个病例说明了 FVFG 在切除原发性恶性肿瘤后重建脊柱和骨盆缺损的实用性和功能多样性，也强调了跨学科团队对于取得良好结果的重要性。骨肿瘤外科、脊柱外科、整形外科、耳鼻喉科、血管外科、病理科和放射科都在上述病例的治疗中发挥了重要作用。

同样重要的是，要注意该患者群体代表那些经历了多次分期手术以及大量术中失血的肿瘤患者。该类患者术后出现围手术期并发症的概率较高，术后需加强监测。鉴于这些患者在术后即刻的高凝状态和制动状态，其发生静脉血栓栓塞的风险较高。确保患者的充分复苏非常重要。怀疑有深部感染的迹象时，必须密切监测伤口的引流量和实验室相关检测值。最后，需优先鼓励患者进行早期活动。

由于现代整块切除技术的应用使患者无瘤生存率得到提高，原发恶性脊柱肿瘤外科治疗的目标是治愈该疾病。因此，成功重建脊柱或骨盆骨缺损以及随后的关节融合对于功能的恢复至关重要。腓骨移植物优越的生物力学和生物学特性使其成为脊柱和骨盆移植重建手术中理想和有效的方式。

参 考 文 献

[1] Taylor GI, Miller GD, Ham FJ. The free vascularized bone graft. A clinical extension of microvascular techniques[J]. Plast Reconstr Surg, 1975, 55:533-544.

[2] Houdek MT, Rose PS, Bakri K, et al. Outcomes and complications of reconstruction with use of free vascularized fibular graft for spinal

and pelvic defects following resection of a malignant tumor[J]. J Bone Joint Surg Am, 2017, 99(13):e69.

[3] Saltzman BM, Levy DM, Vakhshori V, et al. Free vascularized fibular strut autografts to the lumbar spine in complex revision surgery: a report of two cases[J]. Korean J Spine, 2015, 12(3):185-189.

[4] Addosooki AI, Alam-Eldin M, Abdel-Wanis M,et al. Anterior cervical reconstruction using free vascularized fibular graft after cervical corpectomy[J]. Global Spine J, 2016, 6(3):212-219.

[5] Asazuma T, Yamagishi M, Nemoto K, et al. Spinal fusion using a vascularized fibular bone graft for a patient with cervical kyphosis due to neurofibromatosis[J]. J Spinal Disord, 1997, 10(6):537-540.

[6] Meyers AM, Noonan KJ, Mih AD, et al. Salvage reconstruction with vascularized fibular strut graft fusion using posterior approach in the treatment of severe spondylolisthesis[J]. Spine (Phila Pa 1976), 2001, 26(16):1820-1824.

[7] Vail TP, Urbaniak JR. Donor-site morbidity with use of vascularized autogenous fibular grafts[J]. J Bone Joint Surg Am, 1996, 78(2):204-211.

[8] Tang CL, Mahoney JL, McKee MD, et al. Donor site morbidity following vascularized fibular grafting[J]. Microsurgery, 1998, 18(6):383-386.

[9] Jones NF, Swartz WM, Mears DC, et al. The "double barrel" free vascularized fibular bone graft[J]. Plast Reconstr Surg, 1988, 81(3):378-385.

[10] Shah AA, Pereira NRP, Pedlow FX, et al. Modified en bloc spondylectomy for tumors of the thoracic and lumbar spine: surgical technique and outcomes[J]. J Bone Joint Surg Am, 2017, 99(17):1476-1484.

[11] Yanamadala V, Rozman PA, Kumar JI, et al. Vascularized fibular strut autografts in spinal reconstruction after resection of vertebral chordoma or chondrosarcoma: a retrospective series[J]. Neurosurgery, 2017, 81(1):156-164.

[12] Tomita K, Tsuchiya H. Total sacrectomy and reconstruction for huge sacral tumors[J]. Spine (Phila Pa 1976), 1990, 15(11):1223-1227.

[13] O'Connor MI, Sim FH. Salvage of the limb in the treatment of malignant pelvic tumors[J]. J Bone Joint Surg Am, 1989, 71(4):481-494.

[14] Krishnan KG, Muller A. Ventral cervical fusion at multiple levels using free vascularized double-islanded fibula – a technical report and review of the relevant literature[J]. Eur Spine J, 2002, 11:176-182.

[15] Bradford DS, Ganjavian S, Antonious D, et al. Anterior strut-grafting for the treatment of kyphosis. Review of experience with forty-eight patients[J]. J Bone Joint Surg Am, 1982, 64(5):680-690.

[16] Bradford DS, Daher YH. Vascularised rib grafts for stabilisation of kyphosis[J]. J Bone Joint Surg Br, 1986, 68(3):357-361.

[17] Lonstein JE, Winter RB. Long multiple struts for severe kyphosis[J]. Clin Orthop Relat Res, 2002, 394:130-138.

[18] Saraph VJ, Bach CM, Krismer M, et al. Evaluation of spinal fusion using autologous anterior strut grafts and posterior instrumentation for thoracic/thoracolumbar kyphosis[J]. Spine (Phila Pa 1976), 2005, 30(14):1594-1601.

[19] Yelizarov VG, Minachenko VK, Gerasimov OR,et al. Vascularized bone flaps for thoracolumbar spinal fusion[J]. Ann Plast Surg, 1993, 31(6):532-538.

[20] Shaffer JW, Davy DT, Field GA, et al. The superiority of vascularized compared to nonvascularized rib grafts in spine surgery shown by biological and physical methods[J]. Spine (Phila Pa 1976), 1988, 13(10):1150-1154.

[21] Shin AY, Dekutoski MB. The role of vascularized bone grafts in spine surgery[J]. Orthop Clin N Am, 2007, 38:61-72.

[22] Wuisman PI, Jiya TU, Van-Dijk M, et al. Free vascularized bone graft in spinal surgery: indications and outcome in eight cases[J]. Eur Spine J, 1999, 8:296-303.

[23] McChesney GR, Mericli AF, Rhines LD, et al. The future of free vascularized fibular grafts in oncologic spinal and pelvic reconstruction[J]. J Spine Surg, 2019, 5(2):291-295.

[24] Rose GK, Owen R, Sanderson JM. Transposition of rib with blood supply for the stabilization of a spinal kyphosis[J]. J Bone Joint Surg Br, 1975, 57:112.

[25] Berggren A, Weiland AJ, Dorfman H. Free vascularized bone grafts: factors affecting their survival and ability to heal to recipient bone defects[J]. Plast Reconstr Surg, 1982, 69:19-29.

[26] Berggren A, Weiland AJ, Dorfman H. The effect of prolonged ischemia time on osteocyte and osteoblast survival in composite bone grafts revascularized by microvascular anastomoses[J]. Plast Reconstr Surg, 1982, 69:290-298.

[27] Hubbard LF, Herndon JH, Buonnano AR. Free vascularized fibula transfer for stabilization of the thoracolumbar spine. A case report [J]. Spine (Phila Pa 1976), 1985, 10(10):891-893.

[28] Kaneda K, Kurakami C, Minami A. Free vascularized fibular strut graft in the treatment of kyphosis[J]. Spine (Phila Pa 1976), 1988, 13(11):1273-1277.

[29] Minami A, Kaneda K, Satoh S, et al. Free vascularised fibular strut graft for anterior spinal fusion[J]. J Bone Joint Surg Br, 1997, 79B(1)43-47.

[30] Noorda RJ, Wuisman PI, Fidler MW,et al. Severe progressive osteoporotic spine deformity with cardiopulmonary impairment in a young patient[J]. A case report. Spine (Phila Pa 1976), 1999, 24(5):489-492.

（Howard Park，Akash A. Shah，Francis Hornicek）

第11章

腓骨移植重建颌面骨缺损

经过半世纪以上的研究和演进，在修复及重建困难骨缺损时，游离骨皮瓣逐渐扮演着越来越重要的角色。对于直径超过 6cm 以上骨缺损、同时合并软组织缺损的骨缺损、周围环绕瘢痕纤维组织的骨缺损或是骨髓炎所造成的骨缺损，游离性骨皮瓣移植当属首选而且可能是保留肢体的最后选择。由于移植骨皮瓣拥有自身的血供，因此保有骨细胞的生物特性，让移植骨具有像活骨样的愈合能力。游离腓骨皮瓣最早在 1975 年由 Taylor 首先发表用于胫骨缺损的重建。它是拥有长管状的皮质骨，早期游离腓骨皮瓣移植只有单纯的骨骼移植，并不带有皮肤皮瓣，因此在术后难以观察其是否存活。1983 年，Yoshimura 提到关于小腿外侧皮肤的血供，似乎可以用作提供腓骨皮瓣移植时观察的前哨站。1986 年，Wei 把腓骨皮瓣进一步发展成可以同时带着小腿外侧皮肤的复合型皮瓣，让游离腓骨皮瓣更容易被临床所运用。1989 年，Hidalgo 报道称，应用游离腓骨皮瓣重建下颌骨能加速下颌骨愈合与功能恢复，并可降低术后并发症。应用于放射治疗后的下颌骨缺损与慢性伤口，重建结果也是很理想的。

大约有 92.2% 的人的腓骨动脉源自胫后动脉，腓骨动脉一开始从胫后肌的筋膜后方降下，然后外转向腓骨的方向走在姆长屈肌的前方，随后就并行在腓骨的后方，并发出 4~6 个环形分支，营养腓骨、骨膜及附近的肌肉。这些分支会穿过肌肉或者是穿过比目鱼肌及腓骨肌之间的后室间隔膜，向后穿行至小腿的外侧皮肤。此外，腓骨动脉也会发出一至数个营养支，供应腓骨的血液循环。依据解剖学的基础，游离腓骨皮瓣不但可以有一块可靠的皮肤皮瓣，也可以依据需求携带一小块的比目鱼肌。

11.1　适应证

腓骨移植颌面重建的适应证如下。

（1）口腔癌切除后上下颌骨缺损重建。

（2）上下颌骨或牙槽骨良性肿瘤切除后重建。

（3）上下颌骨放射性骨坏死切除后重建。

（4）上下颌骨或牙槽骨外伤后缺损重建。

（5）先天性下颌骨发育不全重建。

11.2　禁忌证

腓骨瓣移植重建的禁忌证如下：

绝对禁忌证：下肢小腿血运不良（血管病变或外伤导致），下肢小腿动脉血管阻塞疾病（PAOD），巨大腓动脉（Peronea magna），先天变异（小腿的胫前动脉与胫后动脉均先天性缺损或发育不良，足部血运以腓动脉供应为主），近期发生的脑梗死或心肌梗死。

相对禁忌证：小腿有骨折外伤病史，下肢有深静脉栓塞病史，下肢足背动脉与内踝胫后动脉物理检查发现无脉搏，糖尿病足慢性伤口，下肢淋巴水肿，肝功能严重异常等。

轻微的心、肺功能异常，肾透析病患、单纯糖尿病与下肢静脉曲张并非腓骨瓣显微移植的禁忌证，只需小心地追踪与控制病情即可。

11.3　术前准备

（1）术前谈话、解说与签同意书（主要是了解病患是否具有充分的认知与心理准备，说明使用腓骨瓣重建的优缺点、成功率、可能的并发症、其他替代治疗选择等）。

（2）完成术前相关检查（凝血功能、血液常规检查、肝、肾、心、肺功能检测，供区肢体组织与血运状况物理检查，全牙X线造影等）。

一般而言，无特殊内科病史与外伤病史者，只需简单地做抽血与物理检查即可。若发现有相关病史与物理检查异常，则需安排进一步的检查（例如，血管造影、周围循环超声波检查等），以排除可能的腓骨瓣移植禁忌证。供区小腿一般不须特别的术前准备，只需标注为手术区域，避免放置静脉导管等治疗。如果选择使用 3D 计算机辅助下颌骨重建的患者，另需于术前完成头部与小腿供区的计算机断层扫描（CT）检查。

11.4　手术过程

11.4.1　体位

手术时，平躺姿势；腓骨皮瓣供区的下肢膝关节弯曲；有时也可在同侧髋部利用布单垫高，这可使同侧下肢向内旋转，方便手术分离腓骨皮瓣。

11.4.2　腓骨截取

（1）一开始先将腓骨的外形在小腿外侧面勾勒出来，并利用笔形多普勒仪先检测位于后室间隔膜附近穿通支的位置；通常会保留腓骨近端及远端至少各 6cm 避免取用（见图 11-1）；如果需要较长的血管蒂时，可以考虑将腓骨皮瓣尽量往远端一点设计。

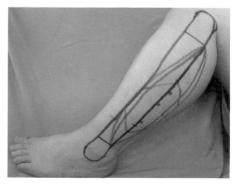

图 11-1　手术前先勾勒出腓骨，利用笔形多普勒先在腓骨后缘找出皮支的位置，腓骨的近端及远端 6cm 都将被保留于供区

（2）一开始皮肤切口可以深到皮浅筋膜，顺着筋膜从前侧、后侧将皮肤皮瓣往后室间隔的方向剥离。然后在腓骨长、短肌及比目鱼肌处切开筋膜，如此可以减少对腓浅神经的损害。

（3）当肌间隔血管可以被确认，就不需要去剥离穿出比目鱼肌的穿通支，但如果在后室间隔无法辨认到血管，就有必要顺着穿通支血管做肌内剥离（见图11-2）。

（4）确认完血管之后，将腓骨长肌、腓骨短肌、趾长伸肌、蹈长伸肌从腓骨上剥离下来。

（5）近端及远端腓骨以骨锯断离，并将腓骨往外侧牵引方便继续分离（见图11-3）。图11-3图的左边是足踝，骨钳夹住腓骨往外牵引，可以清楚看到腓骨动静脉血管于小腿远端处（红色箭头）。

（6）切开骨间膜，游离并显露胫后动脉及腓骨动静脉，顺着腓骨动脉往远端及近端做剥离，在远端将血管做断离后，往近端将蹈长屈肌自腓骨剥离下来，自此腓骨皮瓣就只剩下腓骨动静脉的根蒂与小腿连结（见图11-4）。

（7）一般在小腿近端1/3的腓骨动脉穿通支，会穿过比目鱼肌，如果有需要携带一点肌肉在腓骨皮瓣时，建议在近端1/3切取。

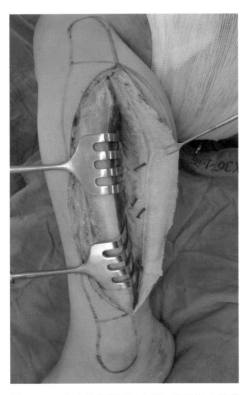

图11-2　由皮瓣前缘下刀之后，顺着肌肉筋膜往后翻，遇到腓骨肌（爪形勾钩住处）时切开筋膜，由筋膜下往小腿后肌间隙剥离，在这个案例中可以清楚地看到4个皮支（红色箭头）

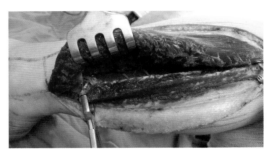

图11-3　图的左边是足踝，骨钳夹住腓骨往外牵引，可以清楚看到腓骨动静脉血管于小腿远端处（红色箭头）

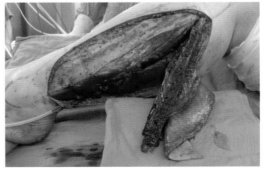

图11-4　此腓骨皮瓣剩下近端腓骨动静脉的根蒂与小腿连结，供区肌肉已完成缝合

11.5　腓骨皮瓣植入重建下颌骨缺损

（1）对于下颌骨缺损处的两端，需先以植入型或暂时型重建钢板将下颌骨的外形先复位固定好（见图 11-5）。

这个步骤很重要，而且要做到理想并不容易；钢板长度、轴线旋转、固定高度的稍微改变，就有可能造成咬合不正、张口受限或偏移、颞下颌关节脱位（见图 11-6）等不良结果。

图 11-6 全牙 X 线片显示：复位不良造成双侧颞下颌关节脱臼、咬合不正。

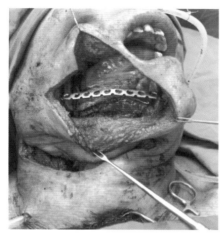

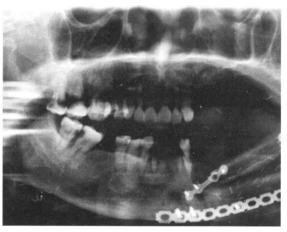

图 11-5　植入型下颌骨重建钢板，可根据缺损的长度与形状折成弧形或多角形

图 11-6　全牙 X 线片显示：复位不良造成双侧颞下颌关节脱臼、咬合不正

可以根据缺损的原因、牙齿的有无，选择一些辅助方式提高下颌骨复位的精准度；包括上下颚间钢丝固定辅助、骨病灶切除前两端桥接固定辅助、软性金属板辅助、计算机断层 3D 模型（见图 11-7a、b）或镜像模拟辅助（3D CAD-CAM）、计算机断层 3D 辅助个性化钢板与切骨导引板辅助等。借助科技可以帮助重建医师达到较精准的骨骼复位，然而附加的额外费用、设计中缺乏软组织缺损与血供方位的一并考虑以及可能发生的手术中计划改变，都是使用 3D 计算机辅助前必须加以考虑的。

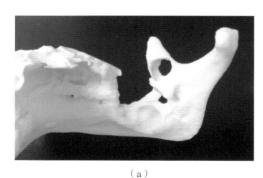

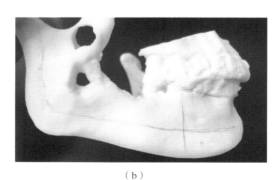

（a）

（b）

图 11-7　计算机断层 3D 打印模型范例：右侧下颌骨齿釉细胞瘤，肿瘤切除、钢板复位与重建计划均可根据此立体模型而设计得更精准

（a）内侧面；（b）外侧面

（2）腓骨截取后即可置入下颌骨缺损部位，然后以螺丝钉固定于重建钢板上（或者使用小型钢板分段桥接固定）；固定面一般选用腓骨长肌附着面，可以避免压迫血管蒂影响血供。[见图 11-8（a）（b）]

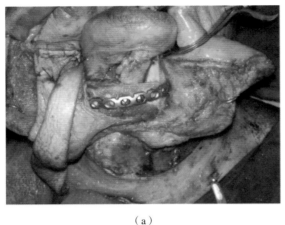 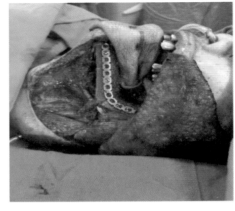

（a）　　　　　　　　　　　　　　　　　　　　（b）

图 11-8　腓骨置入下颌骨缺损部位范例

（a）置入下颌骨前联合区（symphysis）；（b）置入下颌骨体部（mandible body）与支部（mandible ramus），每一骨段各以两根螺丝钉固定于重建钢板上

腓骨一般使用中段及远段，可以根据下颌骨缺损及形状加以裁切成多段，但是必须适当地保留每一段的血供，每段最好不要小于 2.5cm。近端的腓骨将部分切除不用，以获得所需的血管蒂长度（见图 11-9）。

图 11-9 完成骨段裁切取与血管蒂分离的游离腓骨皮瓣，使用远程的两段腓骨段，近端的腓骨段已移除，获得约 10cm 长度的血管蒂。

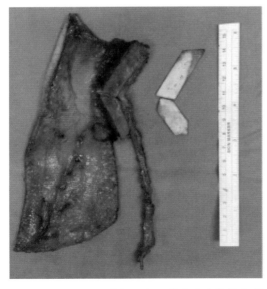

图 11-9　完成骨段裁切取与血管蒂分离的游离腓骨皮瓣，使用远程的两段腓骨段，近端的腓骨段已移除，获得约 10cm 长度的血管蒂

腓骨截取可以在血管蒂断离前于小腿边执行，目的是为了缩短腓骨瓣的缺血时间；也可以先断离血管蒂，再执行骨段截取与血管蒂分离，执行如此较精细的设计和操作，也可以降低血管损伤的风险。有时，可应用 3D 计算机辅助个体化切骨导引板来辅助截取，有可能提高精准度与缩短骨骼安置的时间。

如果考虑到腓骨宽度不足，而下颌骨高度较大或有后续重建牙齿的植牙需求时，下颌骨体区及联合区可以考虑采取双节段腓骨皮瓣设计；不过因供区能提供的骨长度有限，而且受限于受区血管的选择限制，有时会因此而需要行静脉管桥接吻合；双节段腓骨设计也可能增加血管压迫而阻断血供的风险。因此，在运用此设计时，需仔细考虑其适应证与优缺点。

应用腓骨瓣附带的皮瓣修补口腔黏膜缺损或颜面下颌的皮肤缺损时，附带皮瓣的血供多数来自腓骨中下 1/3 区段，受限于血管长度以及骨膜附着，皮瓣的覆盖区域与方向有相对安全范围。过度拉扯、扭曲至非自然方位容易造成血管压迫与栓塞。因此，下颌骨的骨缺损、软组织缺损、黏膜缺损与皮肤缺损，还有血管的走向方位，在手术开始前就必须做好整体考虑与计划，才能降低并发症，并且同时达成理想的伤口覆盖与结构重建。例如，使用左侧腓骨皮瓣重建右侧下颌骨缺损，如果设计腓动脉血管蒂走向中线方向，则附带皮瓣的自然覆盖方位即为外侧脸颊皮肤，如果强行拉扯或翻转拉入口腔内做修补覆盖，就有可能增加血管压迫栓塞与皮瓣组织坏死的并发症概率。

如果附带皮瓣的血管来自中段或上段腓动脉，因血管相对较长、自由度较大，自然覆盖的范围较广，就没有太多方位的限制。然而，选用近端皮支血管当附带皮瓣的血供会面临两个问题。

（1）多数近端皮支血管来自比目鱼肌，有时在做血管肌肉分离后才发现血管并非发自腓动脉，而是来自更高的位置。此时就必须做更复杂的联合皮瓣设计，或是把附带皮瓣当第 2 块皮瓣，两者皆需多显微吻合一套血管。

（2）近端皮支血管太靠近血管蒂吻合区，有时会导致附带皮瓣无法覆盖相对较远端的缺损。

若口腔内外均有缺损，可以考虑一块皮瓣同时修补黏膜与皮肤，中间部位则需去除上皮。或者如果附带皮瓣有两套皮支血管，也可以考虑分成两块分离的岛型皮瓣，方便做更理想的覆盖。如果有少量软组织缺损，腓骨皮瓣也可以再附带一块比目鱼肌肉瓣来填塞重建。但是如果有复合黏膜、皮肤缺损以及大量软组织缺损，此时建议取第 2 块软组织皮瓣（例如，前大腿外侧皮瓣），结合腓骨皮瓣与第 2 块软组织皮瓣的双皮瓣可以提供足够的软组织，以达到较理想的伤口覆盖与结构重建。

有时固定好的腓骨段会影响附带皮瓣的口腔内缝合修补，此时，可以暂时拆卸一端的下颌骨端骨钉，等口内皮瓣缝合完成再把骨钉固定回去。血管蒂放置方向要适当，避免弯折、扭转和压迫，然后再吻合动、静脉血管。确认每段腓骨段以及附带皮瓣均有血供恢复，并置入引流管以减少血肿与降低感染。最后缝合脸部与颈部伤口，完成重建。

11.6　手术注意事项

腓骨切取分解步骤：① 切开前缘皮肤；② 切开筋膜层；③ 确认肌间隔膜皮支血管；④ 分离外侧腔室肌肉；⑤ 切断上下端腓骨；⑥ 旋转腓骨继续分离前腔室肌肉；⑦ 切开骨间膜；⑧ 拉出腓骨，确认并截断远端腓动静脉血管；⑨ 将深后腔室肌肉与腓骨分离；⑩ 将深后腔室肌肉与腓动静脉分离；⑪ 切开腓骨皮瓣后缘皮肤；⑫ 分离浅后腔室肌肉；⑬ 完成腓骨皮瓣切取。

（1）通常会保留腓骨近端及远端至少各 6cm 避免取用，用以维持膝关节与踝关节的稳定。

（2）切开前缘皮肤时不要直接同时切开筋膜层，否则可能伤到腓浅神经，也可能造成腓肠肌肌腱外露而导致后续植皮部分坏死。

（3）确认肌间隔膜皮支血管的位置与大小后，才可初步评估可切取的皮片大小。

（4）分离外侧间室肌肉（腓骨长短肌）时，要尽量不要切开肌间隙膜以避免伤到皮支血管。

（5）切断上下端腓骨时，要小心不要伤到腓骨后端的血管与神经，最好沿着骨膜剥离并确认隔开周边组织后，才进行腓骨切断。

（6）骨间膜尚未切开时，无法外拉腓骨，只可稍旋转腓骨而继续附着肌肉的剥离。

（7）切开骨间膜时，近端可尽量沿着腓骨边缘切开，远程则要小心不要伤到后方的腓动静脉血管。

（8）截断远端腓动、静脉血管时，要小心不要伤到营养远端腓骨的血管分支，否则会造成远端腓骨段的血运不良。

（9）深后间室肌肉与腓骨分离（包括胫后肌、趾长屈肌等），可由近端向远端逐渐剥离，直到蹈长屈肌为止。

（10）深后间室肌肉与腓动静脉分离（包括胫后肌、趾长屈肌与蹈长屈肌），可由远端向近端逐渐剥离。剥离蹈长屈肌时要小心不要伤到皮瓣的皮支血管。

（11）切开腓骨皮瓣后缘皮肤后，可小心保留小隐静脉与腓肠神经。

（12）分离浅后间室肌肉（包括腓肠肌、比目鱼肌）时，要小心确认皮瓣皮支血管有正确的保留。

（13）在腓骨皮瓣的血管蒂断离前，需要放开止血带至少30分钟，可让腓骨皮瓣获得适当的血液灌流、减少皮瓣移植的缺血时间，同时可以检测腓骨与附带皮瓣的血供情形是否正常，以及进行适当的止血。

11.7　并发症

理想的下颌骨重建必须达成：①伤口覆盖；②感染控制；③并发症有效管控；④功能保留与再造；⑤外形修补与复位。不理想的结果来自未能达成这5项主要目标的最基本要求。尤其若前三项目标没达成，就会产生并发症，造成治疗时间延长甚至影响功能与外观的复原。腓骨皮瓣相对于软组织皮瓣，皮瓣的切取、设计与安置均比较困难与复杂，如果没有严密小心的术前规划与术中调整，并发症的产生就会相对较高。

小腿供区的急性期并发症有：供区伤口愈合不良、术后伤口出血及血肿形成、植皮区部分坏死或感染、部分小腿肌腱外露或肌肉坏死感染等。处理方式为清创、积极伤口换药，大部分伤口可于1~2月内慢慢愈合，只有少部分患者需要进一步植皮处理。

小腿供区的慢性期并发症有：蹈长屈肌纤维化并大蹈趾屈侧挛缩，组织粘连导致第2、第3脚趾屈侧挛缩。处理方式为在足底近端趾节区域做挛缩长肌腱切断术，如此即可松解挛缩，患者会减弱足趾的抓地力，但不影响正常行走与跑步。术前注意检测患者供区下肢是否为巨大腓动脉或末梢血运障碍，可以避免术后造成供区下肢血运危象以及截肢的问题；供区伤口缝合时，蹈长屈肌近端应重新与骨间膜缝合，术后并使用支具固定，配合康复治疗，可以减低术后蹈趾屈曲挛缩的现象。

下颌骨重建区的急性期并发症有：血管吻合处栓塞、腓骨皮瓣坏死或只有附带皮瓣坏死、术后伤口出血及血肿形成、缝合伤口裂开、伤口感染及溃疡形成等。急性期并发症的处理必须迅速而及时，才能防止严重度扩大。例如，当皮瓣发现血供异常，怀疑吻合的血管栓塞形成，必须立即做血管探查并解决问题，才能抢救皮瓣避免皮瓣坏死。如果有伤口裂开或感染情形，需要积极评估是否会影响到血管蒂，适时的伤口引流与清创修补，才能避免造成血管破裂出血或栓塞等更严重的并发症。

下颌骨重建区的慢性期并发症有：骨骼固定钢板外露或感染、口腔皮肤瘘管形成、放射性骨坏死、骨愈合不良、下颌偏移与咬合不正、口腔下颌缺损或变形等。

11.8 术后处理及随访

由于腓骨皮瓣移植时，利用皮支或穿通支携带小腿外侧的皮肤皮瓣之后，就可以观察皮肤皮瓣的颜色、温度、饱满度及微循环恢复的速度来判断移植腓骨皮瓣的血液循环。最近有利用植入式微型多普勒检测仪抑或以激光多普勒检测仪监测血管畅通情形或是皮肤皮瓣血运情形，也都可以辅助增加临床上的判断能力。术后前三天要密切观测腓骨皮瓣的血运状况，有血运不良情形要积极处理。口腔需常常清洗保持干净才可减少伤口感染，术后即可开始做简单的张口训练，随后每周加强训练的强度，建议至少康复训练 3 个月。如果需要放射治疗，则需延长康复训练时间以减少放射治疗后遗症。

供区在术后第 1 天要观察远端脚趾的血运状况，小腿植皮伤口一般一天换药一次，要观察植皮生长状况。另外需放置石膏或塑料支具来维持脚踝 90°垂直以及维持脚趾伸直状态，一般建议放置 2 个月。术后 2 周可以开始训练用拐杖辅助行走。

11.9 预后

使用腓骨皮瓣重建颌骨，因为是带有血循的骨瓣与皮瓣，骨愈合与口腔颜面的伤口愈合大多没有问题。骨愈合的追踪，可分别于术后 3~6 周、3~6 月以及 1 年时安排全牙 X 线检查。

在下肢重建时，Lin 等之前有做过比较不同的骨骼皮瓣的预后分析（见表 11-1）。

表 11-1　不同的骨骼皮瓣的预后

	整体存活率（%）	部分皮层失败率（%）	骨愈合率（%）	压力型骨折率（%）
腓骨皮瓣	95.3	10.9	82	13.1
肋骨皮瓣	86.4	4.5	73.7	15.8
髂骨皮瓣	72.7	9.1	75	12.5

Lin 等针对不同骨骼皮瓣术后骨骼是否增粗做了 2 年期的随访，发现腓骨皮瓣与肋骨皮瓣并没有太大的差异（186.7%：150.91%）。

11.10　经典病例

11.10.1　病例1：右侧颊癌切除后下颌骨的重建

右侧颊癌术后 3 年，右下齿龈第 2 癌肿瘤切除后，右下颌骨（体区至中央联合区）缺损（见图 11-10）。

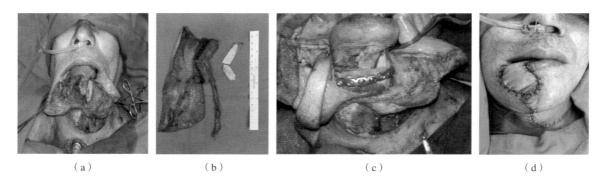

（a）　　　　　（b）　　　　　（c）　　　　　（d）

图 11-10　（a）左侧腓骨皮瓣，根据骨缺损模板切取远端腓骨，切除近端腓骨获得所需的血管蒂长度；（b）小心保留供应皮瓣部位的穿通支血管；（c）将切取的腓骨段安置于重建钢板内并以螺钉固定，皮瓣部位用于舌底、颊黏膜与下唇缺损重建；（d）重建后外观

11.10.2　病例2：左侧颊癌切除后下颌骨的重建

左侧颊癌切除后重建（见图 11-11）。

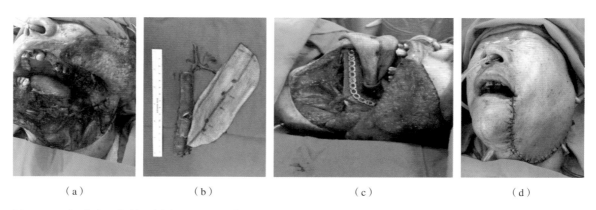

（a）　　　　　（b）　　　　　（c）　　　　　（d）

图 11-11　（a）左下颌骨（左侧髁下区至骨体区犬齿部位）缺损；（b）左侧腓骨皮瓣，根据骨缺损模板切取远端腓骨，切除近端腓骨获得所需的血管蒂长度。小心保留供应皮瓣部位的穿通支血管；（c）将切取的腓骨段安置于重建钢板内并以螺钉固定；皮瓣部位用于软腭后臼齿区、舌底、颊黏膜与颊软组织缺损重建；（d）重建后外观

左侧下颌骨重建后长期结果（见图 11-12）

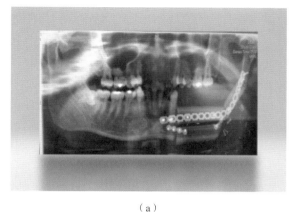

（a）

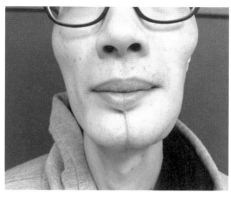

（b）

图 11-12 全牙 X 线片显示

（a）左侧下颌骨骨体区采用双层腓骨瓣设计，复位良好，颞下颌关节与牙咬合正常；（b）重建后 3 年外观

参 考 文 献

[1] Taylor GI, Miller GD, Ham FJ. The free vascularized bone graft. A clinical extension of microvascular techniques[J]. Plast Reconstr Surg, 1975, 55(5):533-544.

[2] Yoshimura M, Shimamura K, Iwai Y,et al. Free vascularized fibular transplant. A new method for monitoring circulation of the grafted fibul[J]a. J Bone Joint Surg Am, 1983, 65(9):1295-1301.

[3] Wei FC, Chen HC, Chuang CC, et al. Fibular osteoseptocutaneous flap: anatomic study and clinical application[J]. Plast Reconstr Surg, 1986, 78(2):191-200.

[4] Kim D, Orron DE, Skillman JJ. Surgical significance of popliteal arterial variants. A unified angiographic classification[J]. Ann Surg, 1989, 210(6):776-781.

[5] Yazar S, Cheng MH, Wei FC,et al. Osteomyocutaneous peroneal artery perforator flap for reconstruction of composite maxillary defects[J]. Head Neck, 2006, 28(4):297-304.

[6] Ceruso M, Falcone C, Innocenti M, et al. Skeletal reconstruction with a free vascularized fibula graft associated to bone allograft after resection of malignant bone tumor of limbs[J]. Handchir Mikrochir Plast Chir, 2001, 33(4):277-282.

[7] Wei FC, Seah CS, Tsai YC, et al. Fibula osteoseptocutaneous flap for reconstruction of composite mandibular defects[J]. Plast Reconstr Surg, 1994, 93(2):294-304; discussion 305-296.

[8] Deek NF, Wei FC. Computer-Assisted Surgery for Segmental Mandibular Reconstruction with the Osteoseptocutaneous Fibula Flap: Can We Instigate Ideological and Technological Reforms? [J] Plast Reconstr Surg, 2016, 137(3):963-970.

[9] Chang YM, Wallace CG, Hsu YM, et al. Outcome of osseointegrated dental implants in double-barrel and vertically distracted fibula osteoseptocutaneous free flaps for segmental mandibular defect reconstruction[J]. Plast Reconstr Surg, 2014, 134(5):1033-1043.

[10] Al Deek NF, Tsao CK, Wei FC. The Surgeon's Fist with the Thumb Up to Guide the Design and Inset of the Osteoseptocutaneous Fibula Flap in Mandibular Reconstruction[J]. Plast Reconstr Surg, 2017, 140(6):1259-1262.

[11] Al Deek NF, Kao HK, Wei FC. The Fibula Osteoseptocutaneous Flap: Concise Review, Goal-Oriented Surgical Technique, and Tips and Tricks[J]. Plast Reconstr Surg, 2018, 142(6):913e-923e.

[12] Cheng MH, Saint-Cyr M, Ali RS, et al. Osteomyocutaneous peroneal artery-based combined flap for reconstruction of composite and en bloc mandibular defects[J]. Head Neck, 2009, 31(3):361-370.

[13] Wei FC, Yazar S, Lin CH, et al. Double free flaps in head and neck reconstruction[J]. Clin Plast Surg, 2005, 32(3):303-308, v.

[14] Lin CH, Wei FC, Chen HC, et al. Outcome comparison in traumatic lower-extremity reconstruction by using various composite vascularized bone transplantation[J]. Plast Reconstr Surg, 1999, 104(4):984-992.

（曹中侃　林有德　魏福全）